护考单科随堂笔记与习题

妇产科护理学

主　编　杨小玉

副主编　郭晓敏　尹　霞

编　者（以姓氏笔画为序）

马永辉（天津医学高等专科学校）

王博巧（天津医学高等专科学校）

尹　霞（包头医学院职业技术学院）

刘　萍（天津医学高等专科学校）

李晓静（内蒙古科技大学包头医学院）

李　超（红河卫生职业学院）

杨小玉（天津医学高等专科学校）

郭晓敏（楚雄医药高等专科学校）

潘爱萍（泰州职业技术学院）

中国健康传媒集团

中国医药科技出版社

内 容 提 要

本书为"护考单科随堂笔记与习题"系列之一，由多年从事护士执业资格考试培训的专家以及护理专业教学的一线教师精心编写而成。每章节前设有"考前划重点"板块，设计思维导图，使知识立体化，脉络清晰，考试重点内容以表格式呈现，条理清晰。每章节设有"考前必刷题"板块，结合执业考试大纲，甄选同步练习题，设置 A1、A2、A3/A4 型选择题，其中的"护考传真"部分，收录了近年的护考实战题，能帮助学生即学即测，提升应试能力，后附答案与解析，主要针对考题所涉及的知识点展开分析，举一反三。本书不仅可以作为护理、助产专业学生参加护士执业资格考试的辅导用书，也是护生在自学考试、专升本考试及在校学习时的辅助资料。

图书在版编目（CIP）数据

妇产科护理学 / 杨小玉主编. —北京：中国医药科技出版社，2019.8
护考单科随堂笔记与习题
ISBN 978-7-5214-1226-0

Ⅰ. ①妇…　Ⅱ. ①杨…　Ⅲ. ①妇产科学–护理学–资格考试–自学参考资料　Ⅳ. ①R473.71

中国版本图书馆 CIP 数据核字（2019）第 118275 号

美术编辑　陈君杞
版式设计　易维鑫

出版　**中国健康传媒集团丨中国医药科技出版社**
地址　北京市海淀区文慧园北路甲 22 号
邮编　100082
电话　发行：010-62227427　邮购：010-62236938
网址　www.cmstp.com
规格　787×1092mm　$\frac{1}{16}$
印张　17 ¼
字数　429 千字
版次　2019 年 8 月第 1 版
印次　2021 年 3 月第 2 次印刷
印刷　北京市密东印刷有限公司
经销　全国各地新华书店
书号　ISBN 978-7-5214-1226-0
定价　**49.00 元**

获取新书信息、投稿、为图书纠错，请扫码联系我们。

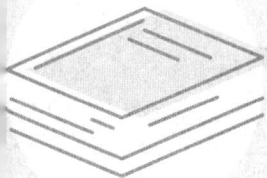

前　言

纵观近年的护士执业资格考试变化，考试题目越来越灵活，越来越贴近临床工作，考察范围越来越广，各个系统的知识内容均有涉及，护士执业资格考试不再是单纯的复习好考试大纲就可以取得良好的成绩，掌握好平时所学内容才是顺利过关的保障。

"护考单科随堂笔记与习题"是以全国护士执业资格考试大纲为指导，以中、高等（包括本科、高职、中职）护理专业教材内容为基础，结合编者多年来全国护士执业资格考试辅导的成功经验组织编写，本着"在教材中提炼精华，从学习中夯实基础，在练习中把握规律，从成长中迈向成功"的宗旨，不仅可以帮助考生在随堂学习中扎实基础，巩固所学内容，还可以为考生顺利通过护士执业资格考试助一臂之力。

本丛书包括《内科护理学》《外科护理学》《儿科护理学》《妇产科护理学》和《基础护理学》5个分册。特点为：一是每章节前设有"考前划重点"板块，设计思维导图，使知识立体化，脉络清晰，内容以表格式呈现考试重点，内容精练，条理清晰，便于考生迅速把握考试关键词。二是每章节设有"考前必刷题"板块，结合执业考试大纲，甄选同步练习题，设置A1、A2、A3/A4型选择题，帮助学生通过学练结合，巩固知识点，其中的"护考传真"部分，收录了近年的护考实战题，能帮助学生即学即测，提升应试能力，后附答案与解析，主要针对考题所涉及的知识点展开分析，进一步拓展学生的视野，起到举一反三的作用。

本丛书准确定位为护考的同步辅导书及护生在校期间的学习伴侣，根据教材章节进行布局，可以有针对性地帮助学生进行平日的学习与考前系统复习，提高知识运用能力，有效提升学习成绩和护考通过率。

在编写本丛书过程中得到了中国医药科技出版社及所有参编作者大力支持和帮助，在此深表谢意！编写期间参阅了相关书籍和教材，在此一并致谢！

本丛书虽经多次修改和审校，但限于编者水平，书中难免存在缺点和不当之处，恳请广大读者在使用中提出宝贵意见。

编　者
2019 年 7 月

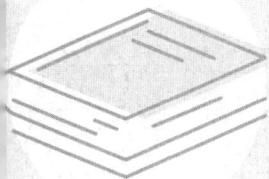

目　录

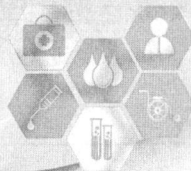

第一章 女性生殖系统解剖和生理

❤ 考前划重点

第一节 女性生殖系统解剖

一、女性生殖器解剖

分类	组成	特点
外生殖器（指女性生殖器的外露部分，又称外阴，包括两股内侧从耻骨联合到会阴之间的组织）	阴阜	为耻骨联合前面隆起的脂肪垫，皮下有丰富的脂肪组织。青春期开始生长**阴毛，呈尖端向下的倒三角形分布，是女性的第二性征之一**
	大阴唇	为两股内侧的一对纵行隆起的皮肤皱襞，起自阴阜，止于会阴。大阴唇外侧面为皮肤，青春期长出阴毛并有色素沉着，内含皮脂腺和汗腺；内侧面湿润似黏膜。**大阴唇皮下为疏松结缔组织和脂肪组织，内含丰富的血管、淋巴管和神经，当局部受伤时，易发生出血，形成血肿。**未产女性两侧大阴唇自然合拢，遮盖阴道口及尿道口；经产妇受分娩影响，大阴唇向两侧分开；绝经后妇女的大阴唇呈萎缩状，阴毛稀少
	小阴唇	系一对位于大阴唇内侧的薄皱襞，表面湿润、色褐、无毛。两侧小阴唇在前端融合，并分成前后两叶，分别形成阴蒂包皮和阴蒂系带，其后端与大阴唇后端汇合，形成阴唇系带
	阴蒂	位于两侧小阴唇顶端下方，**类似男性的阴茎海绵体组织，有勃起性。富含神经末梢，极敏感**
	阴道前庭	其上方有尿道口，下方有阴道口。阴道口覆有一层薄膜为处女膜，中央有一孔，经血由此流出。**前庭大腺又称巴氏腺，**位于大阴唇后部，如黄豆大小的一对腺体，开口位于阴道前庭后方小阴唇与处女膜间的沟内，性兴奋时，分**泌黄白色黏液起润滑作用。感染时腺体开口被堵塞，形成脓肿或囊肿**
内生殖器（包括阴道、子宫、输卵管及卵巢，后两者合称为子宫附件）	阴道	上端包绕子宫颈阴道部，下端开口于阴道前庭后部。子宫颈与阴道之间的圆舟状隐窝，称为阴道穹窿，可分前、后、左、右4部分，**后穹窿较深，与盆腔最低的直肠子宫陷凹紧密相邻，临床上可经此穿刺或引流，具有重要意义** **阴道黏膜层由非角化复层鳞状上皮覆盖，无腺体，阴道上端1/3处黏膜受性激素影响发生周期性变化。**阴道壁富有许多皱襞及弹力纤维，伸展性大。**幼女及绝经后妇女因雌激素水平低下致阴道黏膜上皮甚薄，皱襞少，伸展性小，容易发生创伤而感染**
	子宫	①子宫位于骨盆腔中央，**膀胱与直肠之间，呈前后略扁的倒置梨形** ②成人非孕时子宫长7～8 cm，宽4～5 cm，厚2～3 cm ③宫腔容量约5 ml，重约50～70 g

分类	组成	特 点
内生殖器（包括阴道、子宫、输卵管及卵巢，后两者合称为子宫附件）	子宫	子宫上部较宽称为**子宫体**，其顶部为**子宫底**，宫底两侧为**子宫角**，与输卵管相通。子宫下部较窄呈圆柱形，称**子宫颈**。子宫体与子宫颈之间形成的**最狭窄部分称为子宫峡部** （1）**子宫峡部**：在非孕期长约 **1 cm**，子宫峡部的上端因在解剖上较狭窄又称**解剖学内口**，下端因黏膜组织在此处由子宫内膜转变为子宫颈黏膜，又称**组织学内口** （2）**子宫颈**：内腔呈梭形称宫颈管，成年妇女长 2.5～3.0 cm，其上端为子宫颈内口，下端为子宫颈外口，宫颈下端伸入阴道内的部分称宫颈阴道部 ①子宫颈管黏膜为单层高柱状上皮，子宫颈阴道部为复层鳞状上皮，**宫颈外口柱状上皮与鳞状上皮交接处，是子宫颈癌的好发部位** ②未产妇（仅指未经阴道分娩）的子宫颈外口为圆形，经产妇的宫颈外口因分娩裂伤而形成横裂 ③子宫体与子宫颈的比例，青春期前为 1:2，生育期妇女为 2:1，绝经后为 1:1 （3）**子宫体**：子宫体壁分 3 层 ①内为子宫内膜层，中为肌层，外为浆膜层。子宫内膜表面 2/3 受卵巢性激素的影响而发生周期性变化，称**功能层**；靠近肌层的 1/3 内膜无周期性变化，称**基底层** ②肌层是最厚的一层，由平滑肌束和弹力纤维与胶原纤维组成（内环外纵中交叉），含有丰富的血管，子宫收缩时，血管被压缩，可有效止血。 ③浆膜层是脏层腹膜，在子宫体前面形成**膀胱子宫陷凹**，在子宫体后面形成**直肠子宫陷凹**
		子宫韧带有 4 对，即圆韧带、阔韧带、主韧带、宫骶韧带 ①**圆韧带**：维持子宫呈前倾位置 ②**阔韧带**：保持子宫位于盆腔中央的位置，限制子宫向两侧倾斜 ③**主韧带**：起到固定宫颈位置的作用，是保持子宫不下垂的主要韧带 ④**宫骶韧带**：间接地保持子宫前倾位置
	输卵管	全长 **8～14 cm**，内侧连接子宫角，外端游离。**输卵管由内向外分为 4 部分：间质部、峡部、壶腹部和伞端**。外覆浆膜，中为平滑肌层，内为黏膜层
	卵巢	为一对**性腺器官**，具有生殖和内分泌功能。位于输卵管后下方，卵巢组织由外向内分为皮质和髓质两部分，皮质内有原始卵泡及致密结缔组织，髓质居中央，含有血管、神经、淋巴管及疏松结缔组织。**卵巢表面无腹膜**，由单层立方上皮覆盖。生育期妇女卵巢约 **4 cm×3 cm×1 cm**，重 **5～6 g**，青春期前卵巢表面光滑，青春期后因排卵，表面逐渐凹凸不平，**绝经后萎缩变小变硬**
邻近器官（有尿道、膀胱、输尿管、直肠和阑尾。它们相互毗邻，相互影响）	尿道	由于女性尿道短而直，且与阴道邻近，易引起泌尿系统上行感染
	膀胱	膀胱充盈可影响子宫及阴道而妨碍盆腔检查，手术时易受损伤，故妇科检查及手术前必须排空膀胱
	输尿管	在施行附件切除或结扎子宫动脉时，避免损伤输尿管
	直肠	盆底肌肉与筋膜受损伤，常与阴道后壁一并脱出。阴道分娩时应保护会阴，避免损伤肛管
	阑尾	妇女患阑尾炎时有可能累及右侧附件及子宫，并且如果发生在妊娠期，增大的子宫将阑尾推向外上侧，容易延误诊断

分类	组成	特 点
血管、淋巴及神经	血管	女性内、外生殖器官的血液供应主要来自卵巢动脉、子宫动脉、阴道动脉及阴部内动脉。各部位的静脉均与同名动脉伴行，但在数量上比动脉多，并在相应器官及其周围形成静脉丛，且互相吻合，故盆腔感染易于蔓延
	淋巴	①女性生殖器官有丰富的淋巴管及淋巴结，均伴随相应的血管而行，淋巴液首先汇集进入沿髂动脉的各淋巴结，然后注入沿腹主动脉周围的腰淋巴结，最后汇于第二腰椎前方的乳糜池 ②女性生殖器官淋巴分为外生殖器淋巴与盆腔淋巴2组。当内外生殖器发生感染或癌瘤时，往往沿各部回流的淋巴管扩散或转移，导致相应部位的淋巴结肿大
	神经	支配外生殖器的神经主要为阴部神经，系躯体神经（运动神经和感觉神经）。支配内生殖器的神经主要是交感神经和副交感神经。子宫平滑肌有自主节律的活动，完全切除其神经后仍能有节律性收缩，还能完成分娩活动。临床上可见高位截瘫孕妇仍能顺利分娩

二、骨盆及盆底组织

要点		内 容
组成		骨盆由骶骨、尾骨及左右两块髋骨组成
分界	大骨盆（假骨盆）	测量其径线可间接了解真骨盆的大小
	小骨盆（真骨盆）	3个假想平面，即入口平面、中骨盆平面和出口平面 ①入口平面是大小骨盆的分界面。入口前后径：也称真结合径。耻骨联合上缘中点至骶岬前缘正中间的距离，平均值约为11 cm ②中骨盆平面是骨盆最小平面，具有产科临床重要性。中骨盆横径：也称坐骨棘间径。两坐骨棘间的距离，平均值约为10 cm ③骨盆出口平面由两个在不同平面的三角形组成。出口横径：即坐骨结节间径。平均值约为9 cm。若出口横径较短，而出口后矢状径较长，两径之和>15 cm时，正常的胎头可通过后三角区经阴道娩出
相关概念	骨盆轴/产轴	为连接骨盆各假想平面中点的曲线称骨盆轴。分娩时，胎儿沿此轴完成分娩机制，助产时也应按骨盆轴方向协助胎儿娩出
	骨盆倾斜度	当妇女直立时，骨盆入口平面与地平面所形成的角度，称骨盆倾斜度。一般为60°。若骨盆倾斜度过大，影响胎头衔接和娩出
骨盆底组织		由多层肌肉和筋膜构成，封闭骨盆出口，承托并保持盆腔脏器（如内生殖器、膀胱及直肠等）于正常位置，分为3层 狭义的会阴是指位于阴道口和肛门之间的楔形软组织，厚3~4 cm，又称为会阴体。是骨盆底组织的一部分。会阴伸展性大，妊娠后期会阴组织变软，有利于分娩。分娩时需要保护会阴，以免发生裂伤

第二节　女性生殖系统生理

一、妇女一生的分期和各阶段的生理特点

	分期	特　点
胎儿期	从卵子受精至胎儿娩出	—
新生儿期	出生后 4 周内	女性胎儿在母体内受到胎盘和母体卵巢所产生的女性激素的影响,在生后数日内,由于女性激素水平下降,阴道可有少量血性分泌物排出,称为**假月经**;乳房可稍隆起,甚至分泌少量乳汁。这些均为正常生理现象,短期内可自然消失
儿童期	出生 4 周到 12 岁左右	**8 岁以后,卵巢内有少量卵泡发育,但不能发育成熟。**
青春期	从月经初潮至生殖器官发育成熟的过渡时期	世界卫生组织（WHO）规定青春期为 10~19 岁 乳房和内外生殖器开始发育,**逐渐出现女性的第二性征** **月经初潮是青春期的标志**
性成熟期	自 18 岁左右开始,历时约 30 年	此期卵巢功能成熟,并有性激素分泌及周期性排卵,也称生育期,具有旺盛的生殖功能
绝经过渡期	一般始于 40 岁,历时长短不一,短者 1~2 年,长者 10~20 年	**指从开始绝经趋势直至最后一次月经的时期** 绝经指月经永久性停止
绝经后期	一般为 60 岁以后	卵巢功能完全衰竭,雌激素水平低落,生殖器进一步萎缩老化骨代谢失常引起骨质疏松,易发生骨折

二、雌、孕激素的生理作用

生理作用		雌激素	孕激素
相互拮抗	宫颈	使宫颈口松弛、扩张;宫颈黏液分泌量多,质地稀薄、拉丝度增加,涂片干燥后呈典型羊齿植物叶状结晶	使宫颈口闭合;宫颈黏液分泌减少,质地黏稠、拉丝度降低,涂片干燥后呈类圆形小体
	子宫肌层	促进发育,使肌层变厚,收缩力增强,增加子宫平滑肌对缩宫素的敏感性	降低子宫平滑肌兴奋性及其对缩宫素的敏感性,抑制宫缩
	输卵管	促进输卵管肌层发育及上皮的分泌活动,加强输卵管肌节律性收缩的振幅	抑制输卵管肌节律性收缩的振幅
	阴道上皮	促进上皮细胞增生角化、**糖原增多**	促进上皮细胞脱落
	水钠代谢	促进水钠潴留	促进水钠排泄
相互协同	子宫内膜	使子宫内膜腺体和间质增生、修复	使增殖期的子宫内膜转化为分泌期内膜,为受精卵着床做好准备
	乳房	促使乳腺管增生,乳头、乳晕着色	促进乳腺腺泡发育

续表

生理作用	雌激素	孕激素
反馈作用	通过对下丘脑和垂体的正负反馈调节，控制促性腺激素的分泌	在月经中期具有增强雌激素对垂体LH排卵峰释放的正反馈作用；在黄体期对下丘脑、垂体有负反馈作用，抑制促性腺激素分泌
其他	促进第二性征发育；降低血胆固醇水平；维持和促进骨基质代谢	使基础体温在排卵后升高 0.3 ℃～0.5 ℃，可作为判定排卵日期的重要标志
	协同 FSH 促进卵泡发育	—

三、女性生殖系统性周期性变化

要点	内容	表现
性周期（女性生殖系统性周期性变化）	卵巢的周期性变化	卵泡的发育、成熟、排卵，黄体形成及退化
	雌孕激素的周期性变化	①**雌激素分泌有两个高峰**：卵泡发育初期，雌激素分泌量很少，在排卵前卵泡成熟雌激素分泌达高峰；排卵后暂时下降，排卵后 7～8 日黄体成熟出现第二次高峰，峰值低于第一高峰。黄体萎缩，雌激素水平迅速下降，在月经期达最低水平 ②**孕激素分泌只有一个高峰**：卵泡期卵泡不分泌孕酮，排卵前成熟卵泡的颗粒细胞黄素化，开始分泌少量孕酮，排卵后黄体分泌孕酮逐渐增加，至排卵后 7～8 日，分泌量达最高峰，随着黄体萎缩，孕酮水平逐渐下降，至月经来潮时降至卵泡期水平
	子宫内膜的周期性变化	以 28 天月经周期为例：增殖期（月经周期第 5～14 日），分泌期（月经周期第 15～28 日），月经期（月经周期第 1～4 日）
	宫颈黏液的周期性变化	卵泡期随雌激素水平增加，宫颈黏液分泌量增多，至排卵期黏液质地稀薄透明，拉丝度可达 10 cm 以上，有利于精子通过宫颈，进入宫腔。取黏液作涂片检查，干燥后可见羊齿植物叶状结晶，排卵前最为典型。排卵后在孕激素影响下，宫颈黏液分泌量减少、质地黏稠浑浊，拉丝易断，不利于精子穿透。涂片检查结晶逐渐模糊，至月经周期第 22 日左右完全消失，出现排列成行的椭圆体。**临床通过宫颈黏液检查可了解卵巢功能**
	输卵管的周期性变化	在卵巢卵泡期，受雌激素影响，输卵管黏膜上皮纤毛细胞生长，输卵管蠕动增强，有利于孕卵的输送；排卵后受孕激素影响，输卵管黏膜上皮纤毛细胞生长受抑制，同时抑制输卵管的收缩
性周期的标志	月经	①月经是生殖功能成熟的外在标志之一，是女性性周期的标志 ②月经第一次来潮称月经初潮。初潮年龄多在 13～14 岁之间。初潮年龄的早或晚受气候、体质、营养等因素的影响 ③**两次月经第 1 日的间隔时间称一个月经周期**，一般为 28～30 天，提前或延后 3 天左右属于正常。月经周期的长短取决于卵泡期的长短 ④行经日期称经期。**正常月经持续 2～7 天，一般 3～5 天，月经量 30～50 ml** ⑤月经血的特点：月经血呈暗红色，主要为血液，尚有子宫内膜碎片、宫颈黏液及脱落的阴道上皮细胞。月经血为不凝血。这是因为月经血含有大量纤溶酶，由于纤溶酶对纤维蛋白的溶解作用所致 ⑥月经期的临床表现：多数妇女在月经期无特殊症状，有些妇女可有下腹及腰骶部下坠感、头痛、失眠、精神抑郁、易激动、恶心、呕吐、便秘和腹泻，一般不影响工作和学习，需要注意经期卫生和休息

续表

要点	内容	表现
性周期的调节	是在大脑皮层的调控下，下丘脑–垂体–卵巢的相互作用的结果	①下丘脑分泌促性腺激素释放激素（GnRH），促进垂体合成、释放卵泡刺激素（FSH）和黄体生成素（LH） ②垂体分泌卵泡刺激素和黄体生成素，能促进卵巢中的卵泡发育、成熟，刺激排卵，形成黄体，产生孕激素与雌激素 ③卵巢分泌雌激素对下丘脑、垂体产生正、负反馈作用，分泌孕激素在黄体期对促性腺激素的脉冲分泌产生负反馈抑制作用 ④随雌激素和孕激素的变化，生殖器官发生周期性变化。子宫内膜周期性剥脱，产生月经

考前必刷题

【A1 型题】

1. 健康女性直立时，骨盆倾斜度正常值是
   A. 60°　　　　　　　B. 70°
   C. 75°　　　　　　　D. 80°
   E. 85°

2. 女性的外生殖器不包括
   A. 阴蒂　　　　　　　B. 阴道
   C. 阴阜　　　　　　　D. 大阴唇
   E. 前庭大腺

3. 关于子宫峡部的叙述，错误的是
   A. 位于子宫颈外口与子宫颈内口之间的狭窄部分
   B. 位于子宫体与子宫颈之间的狭窄部分
   C. 非孕期长约 1 cm
   D. 临产后形成子宫下段
   E. 上端为解剖学内口，下端为组织学内口

4. 关于内生殖器邻近器官的叙述，正确的是
   A. 内生殖器官的邻近器官包括尿道、膀胱、输尿管、乙状结肠
   B. 膀胱位于子宫后方
   C. 妇科检查前应排空膀胱
   D. 直肠下 1/3 段与子宫前壁紧贴
   E. 阑尾炎时可累及左侧输卵管

5. 关于内生殖器的解剖，叙述错误的是
   A. 阴道前壁比后壁长
   B. 阴道后穹窿顶端的子宫直肠陷凹是盆腔最低部位
   C. 子宫腔为一上宽下窄的三角形
   D. 输卵管表面有腹膜覆盖
   E. 卵巢皮质内含有数以万计的卵泡

6. 骨盆的组成包括
   A. 骶骨、尾骨及坐骨
   B. 髂骨、坐骨及尾骨
   C. 髂骨、骶骨及坐骨
   D. 髂骨、骶骨及尾骨
   E. 骶骨、尾骨及髋骨

7. 关于正常骨产道的叙述，正确的是
   A. 骨盆入口前后径比横径大
   B. 中骨盆平面横径比前后径大
   C. 坐骨棘间径代表骨盆出口横径
   D. 中骨盆平面是骨盆最小平面
   E. 站立时骨盆入口平面与地平面所形成的夹角为 90°

8. 不属于骨盆底外层肌肉的是
   A. 球海绵体肌　　　　B. 坐骨海绵体肌
   C. 会阴浅横肌　　　　D. 肛门外括约肌
   E. 肛提肌

9. 青春期开始的重要标志是
   A. 卵泡开始发育　　　B. 月经初潮
   C. 出现周期性排卵　　D. 第二性征出现
   E. 第一性征开始发育

10. 属于雌激素生理作用的是
   A. 降低妊娠子宫对催产素的敏感性

B. 使子宫颈黏液减少、变稠

C. 使阴道上皮细胞脱落加快

D. 使子宫内膜呈增殖期变化

E. 通过中枢神经系统有升温作用

11. 与月经调节机制无关的是

 A. 大脑皮层   B. 下丘脑

 C. 垂体   D. 卵巢

 E. 子宫

12. 能够使排卵后基础体温升高的激素是

 A. 催乳素   B. 雌激素

 C. 雄激素   D. 催产素

 E. 孕激素

13. 随着月经周期发生周期性变化的是子宫内膜的

 A. 致密层   B. 海绵层

 C. 基底层   D. 功能层

 E. 黏膜层

14. 关于孕激素的生理作用，叙述正确的是

 A. 使子宫内膜增生

 B. 使子宫肌层增殖

 C. 使宫颈黏液易拉成丝状

 D. 使阴道上皮细胞脱落加快

 E. 有助于降低血循环中胆固醇水平

15. 子宫内膜最适于受精卵着床的时期是

 A. 月经期   B. 分泌期

 C. 增殖期   D. 月经后期

 E. 月经前期

【A2 型题】

16. 患者女，28 岁。平素月经规律，月经周期为 30 天，现在是其月经周期的第 14 天，其子宫内膜处于哪一期

 A. 增殖期   B. 分泌期

 C. 黄体期   D. 月经期

 E. 卵泡期

17. 患者女，30 岁。高处摔落，呈骑跨式，伤及外阴部，疼痛难忍，医师诊断为外阴血肿。外阴血肿最易发生的部位是

 A. 大阴唇   B. 小阴唇

C. 阴阜   D. 阴蒂

 E. 阴道前庭

18. 患者女，48 岁。月经紊乱 2 年，周期 20～50 天，经期长短不一，经量少。基础体温单相型，宫颈黏液涂片可见典型羊齿植物结晶。此时子宫内膜为

 A. 增殖期

 B. 分泌期

 C. 增殖期+分泌期

 D. 分泌期分泌功能不足

 E. 蜕膜变

19. 维持宫颈位于正常水平位置的韧带主要是

 A. 圆韧带   B. 阔韧带

 C. 主韧带   D. 骶结节韧带

 E. 宫骶韧带

20. 患者女，13 岁。社区护士向其讲述月经的相关知识。下列小王的理解中，错误的是

 A. 月经第一次来潮，称月经初潮

 B. 月经血中含有抗凝物质，因而月经血不凝

 C. 规律性月经的出现是生殖功能成熟的标志

 D. 月经期一般无特殊症状

 E. 经期长短因人而异，但有规律

【A3/A4 型题】

（21～23 题共用题干）

 患者女，28 岁。妊娠 20 周后进行全面体检，检查结果提示其骨盆形态及各径线均正常。

21. 骨盆入口平面前后径为

 A. 8 cm   B. 9 cm

 C. 10 cm   D. 11 cm

 E. 13 cm

22. 中骨盆平面横径约为

 A. 8 cm   B. 9 cm

 C. 10 cm   D. 11 cm

 E. 13 cm

23. 出口平面横径为

 A. 8 cm   B. 9 cm

 C. 10 cm   D. 11 cm

E. 13 cm

C. 宫骶韧带

D. 卵巢悬韧带

E. 主韧带

（24～26 题共用题干）

患者女，26 岁。妊娠 28 周，咨询阴道分娩的问题，护士对她进行骨产道及分娩机制等相关知识的讲授。

24. 枕左前位衔接在骨盆入口平面的径线是

A. 入口横径　　　　　B. 入口左斜径

C. 入口右斜径　　　　D. 入口前后径

E. 中骨盆前后径

25. 判断胎先露下降的重要标志是

A. 坐骨棘间径　　　　B. 坐骨结节间径

C. 出口前后径　　　　D. 耻骨弓

E. 中骨盆横径

26. 若出口横径稍短，应进一步测量的径线是

A. 入口前后径　　　　B. 坐骨棘间径

C. 坐骨结节间径　　　D. 出口前矢状径

E. 出口后矢状径

【护考传真】

27. 卵巢动静脉通过的韧带是（2017）

A. 卵巢固有动脉

B. 子宫圆韧带

28. 女性尿路感染的发病率高于男性，是因为女性尿道较男性尿道（2017）

A. 短而直

B. 长而窄

C. 扁而平

D. 宽而长

E. 短而窄

29. 月经初潮后，女性的一级预防保健重点是（2015）

A. 避孕指导

B. 经期卫生指导

C. 婚前检查指导

D. 孕前优生指导

E. 月经病治疗指导

30. 输卵管结扎的部位是输卵管的（2016）

A. 间质部

B. 峡部

C. 壶腹部

D. 伞部

E. 漏斗部

【答案与解析】

1. A　解析：当妇女直立时，骨盆入口平面与地平面所形成的角度，称骨盆倾斜度。一般为 60°。若倾斜度过大，常影响胎头的衔接与下降。

2. B　解析：女性生殖器官外露部分为外生殖器，又称外阴，包括阴阜、大阴唇、小阴唇、阴蒂、阴道前庭。阴道属于内生殖器。

3. A　解析：子宫体与子宫颈之间形成的最狭窄部分称为子宫峡部。子宫峡部在非孕期长约 1 cm，其上端因在解剖上较狭窄又称解剖学内口，下端因黏膜组织在此处由子宫内膜转变为子宫颈黏膜，又称组织学内口。妊娠末期可达 7～10 cm，形成子宫下段。

4. C　解析：内生殖器邻近器官有尿道、膀胱、输尿管、直肠和阑尾。膀胱位于子宫的前方，充盈时可妨碍盆腔检查，手术时易受损伤，故妇科检查及手术前必须排空膀胱。直肠下 1/3 与阴道后壁紧贴，阑尾炎时可累及右侧输卵管。

5. A　解析：阴道处于外阴和子宫颈之间，是一上宽下窄的管道，前壁长 7～9 cm，后壁长 10～12 cm。

6. E　解析：骨盆由骶骨、尾骨及左右两块髋骨组成。

7. D　解析：中骨盆平面是骨盆最小平面，具有产科临床重要性。

8. E　解析：骨盆底外层由浅层筋膜与肌肉组成，为盆底的浅层。肌肉组织包括肛门外括约肌、左右成

对的球海绵体肌、坐骨海绵体肌和会阴浅横肌。

9. B　**解析**：月经初潮是青春期开始的标志。

10. D　**解析**：雌激素使宫颈黏液分泌量多，增加子宫平滑肌对缩宫素的敏感性，使子宫内膜增生变厚，呈增殖期改变，促进阴道上皮细胞增生角化、糖原增多。

11. E　**解析**：月经周期是在大脑皮层的调控下，通过下丘脑-垂体-卵巢三者之间的相互作用和相互影响进行调节。

12. E　**解析**：孕激素使基础体温升高 0.3 ℃～0.5 ℃，可作为判定排卵日期的重要标志。

13. D　**解析**：子宫内膜的功能层受卵巢激素的影响而发生周期性变化。基底层修复功能层。

14. D　**解析**：孕激素使宫颈黏液分泌减少，质地黏稠、拉丝度降低，使增殖期的子宫内膜转化为分泌期，促进阴道上皮细胞脱落、水钠排泄。

15. B　**解析**：分泌期是指月经周期的第15～28天，此时的子宫内膜厚且松软，营养丰富，适于受精卵的植入和发育。

16. A　**解析**：排卵在下次月经前14天，排卵前子宫内膜为增殖期，排卵后为分泌期。月经周期是30天，排卵应在本周期的第16天，现在是第14天，该患者子宫内膜处于增殖期。

17. A　**解析**：大阴唇皮下为疏松结缔组织和脂肪组织，内含丰富的血管、淋巴管和神经，当局部受伤时，易发生出血，形成血肿。

18. A　**解析**：48岁，月经紊乱，基础体温呈单相，宫颈黏液可见典型羊齿状结晶，可以诊断为无排卵性异常子宫出血。子宫内膜受到单一雌激素作用呈增殖期变化。

19. C　**解析**：主韧带起到固定宫颈位置的作用，是保持子宫不下垂的主要韧带。

20. B　**解析**：月经血为不凝血，是因为月经血含有大量纤溶酶，纤溶酶对纤维蛋白有溶解作用。故小王理解月经不凝是因血中含有抗凝物质是错误的。

21. D　**解析**：骨盆入口前后径也称真结合径，指耻骨联合上缘中点至骶岬前缘正中间的距离，正常值平均约为11 cm。

22. C　**解析**：中骨盆横径也称坐骨棘间径，指左右两侧坐骨棘间的距离，正常值平均约为10 cm。

23. B　**解析**：骨盆出口横径，即坐骨结节间径，正常值平均约为9 cm。

24. C　**解析**：本题主要考核胎头的衔接，以枕左前位为例，胎头以枕额径衔接，呈半俯屈状态进入骨盆入口，因枕额径大于骨盆入口前后经，胎头矢状缝坐于骨盆入口右斜径上。

25. A　**解析**：坐骨棘间径是判断先露下降程度的重要标志。先露最低点在坐骨棘平面上1 cm用"-1"表示；平坐骨棘时用"0"表示，在坐骨棘平面下1 cm，用"+1"表示。

26. E　**解析**：本题主要考核骨盆出口径线的长短对分娩的影响。若出口横径较短，应测量出口后矢状径，如两径之和大于15 cm 时，正常的胎头可通过后三角区经阴道娩出。

27. D　**解析**：阔韧带外1/3部包绕卵巢动、静脉，形成骨盆漏斗韧带，又称卵巢悬韧带。

28. A　**解析**：由于女性尿道短而直，且与阴道接近，易引起泌尿系统上行感染。

29. B　**解析**：由于经期盆腔充血、宫颈口松弛等因素，易发生生殖器官的炎症，所以月经期应注重健康教育，加强经期保健。

30. B　**解析**：输卵管峡部在间质部外侧，细而较直，管腔狭窄，长2～3 cm。输卵管结扎多在输卵管峡部实施。

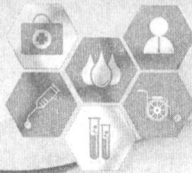

第二章　妊娠生理

第一节　受精与着床

要点	内　容
相关概念	①妊娠是胚胎和胎儿在母体内生长发育的过程 ②成熟卵子受精是妊娠的开始，胎儿及其附属物从母体排出是妊娠的终止。**临床上，通常是以末次月经第 1 日作为计算妊娠的开始，妊娠全过程约需 40 周（280 日）** ③整个妊娠过程可分为 3 个时期：妊娠未达 14 周称**早期妊娠**，妊娠第 14～27^{+6} 周称**中期妊娠**，第 28 周及其后称**晚期妊娠**
受精、受精卵的发育和输送	①受精为获能的精子与卵子（次级卵母细胞）结合形成受精卵的过程 ②受精一般在排卵后的 12 小时内。多位于输卵管壶腹部与峡部的连接处 ③受精后 30 小时：孕卵即开始有丝分裂，同时借助输卵管蠕动和上皮细胞纤毛摆动，向宫腔方向移动 ④约在受精后第 3 日：分裂成由 16 个细胞组成的实心胚，称桑椹胚，随后早期囊胚形成 ⑤约在受精后第 4 日：早期囊胚进入宫腔 ⑥受精后第 5～6 日：早期囊胚的透明带消失，在宫腔内继续分裂发育成晚期囊胚
着床	（1）着床是晚期囊胚植入到子宫内膜的过程，也称孕卵植入 （2）**着床约在受精后 6～7 日开始，第 11～12 日结束。包括定位、黏附和侵入 3 个过程** （3）着床的条件包括：①透明带消失。②囊胚滋养细胞分化出合体滋养细胞。③囊胚和子宫内膜同步发育且功能协调。④孕妇体内分泌足量的雌激素和孕酮
蜕膜形成	受精卵着床后，迅速发生蜕膜变时的子宫内膜称为蜕膜。 ①底蜕膜：是囊胚着床处的子宫内膜，与叶状绒毛膜相贴，以后发育成胎盘的母体部分 ②包蜕膜：覆盖在囊胚表面的蜕膜，约在妊娠 12 周与真蜕膜逐渐融合 ③真蜕膜：底蜕膜及包蜕膜以外覆盖子宫腔其他部分的蜕膜

第二节　胎儿附属物

要点	内　容
组成	**胎盘、胎膜、脐带和羊水**

要点		内　容
胎盘	结构	①足月妊娠胎盘呈圆盘状或椭圆形，**直径 16～20 cm，厚度 1～3 cm，重量 450～500 g**，中间厚，边缘薄 ②可分为胎儿面和母体面。胎儿面光滑，**中央或偏侧有脐带附着**，母体表面粗糙，呈暗红色，由 18～20 个胎盘小叶构成。胎儿面覆有羊膜，光滑半透明、呈灰白色，脐带附着在其中央或稍偏处
	组成	①羊膜：最内层，无血管、神经及淋巴，构成胎盘的胎儿部分 ②叶状绒毛膜：**胎盘的胎儿部分，是胎盘的主要部分** ③底蜕膜：**胎盘的母体部分**
	功能	（1）物质交换功能 ①气体交换：利用胎血与母血中氧分压差，吸收氧而排出二氧化碳。**替代胎儿呼吸系统的功能** ②营养物质供应：供应胎儿在宫内生长发育所需要的营养物质，包括葡萄糖、氨基酸、脂肪酸、水、电解质和水溶性维生素等。**替代胎儿消化系统的功能** ③排出代谢产物：胎儿的代谢产物如尿素、尿酸、肌酐等，均通过胎盘进入母血，由母体排出体外。**替代胎儿泌尿系统的功能** （2）防御功能：胎盘具有一定的屏障作用，阻止有害物质进入胎儿血中。**母体中的一些免疫球蛋白，如 IgG，可通过胎盘进入胎儿体内，使胎儿出生后短时间内获得被动免疫。胎盘的屏障作用是有限的** **（3）合成功能：胎盘主要合成激素、酶和细胞因子** ①人绒毛膜促性腺激素（hCG）：受精后约 10 天左右即可用放射免疫法自母亲血清中测出，是诊断早孕的最敏感方法之一。至妊娠第 8～10 周分泌达高峰，持续 1～2 周后逐渐下降，正常情况下产后 2 周内消失。**hCG 主要功能是使月经黄体转变为妊娠黄体，增加甾体激素的分泌以维持妊娠** ②人胎盘生乳素（hPL）：约妊娠 5 周即可在母体血浆中测出，产后迅速下降。**hPL 的主要功能是促进母亲乳腺腺泡的生长发育** ③雌激素和孕激素：早期由卵巢妊娠黄体产生，自妊娠 8～10 周起，由胎盘合成。主要功能是共同参与妊娠期母亲各系统的生理变化 ④酶：包括缩宫素酶、耐热性碱性磷酸酶等
胎膜	组成	①平滑绒毛膜：位于外层 ②羊膜：位于内层，与覆盖胎盘、脐带的羊膜层相连
	功能	**①维持羊膜腔的完整性，保护胎儿** **②维持羊水的平衡** ③在分娩发动上可能有一定作用
脐带	结构	一端连于胎儿腹壁脐轮，另一端附着于胎盘胎面。妊娠足月的脐带长 **30～100 cm**，平均约 **55 cm**，直径 0.8～2.0 cm。是**连接胎儿与胎盘的纽带**，外层羊膜覆盖，内有两条脐动脉、一条脐静脉及胶样结缔组织
	功能	**胎儿与母体间气体交换、营养物质供应及代谢产物排出的通道**
羊水	成分	①概念：指羊膜腔内的液体 ②量：妊娠 38 周达高峰，约为 1000 ml，妊娠 40 周约 800 ml ③性状：呈**弱碱性**，pH 约为 7.20。妊娠早期为无色澄清液体，足月时略显混浊，不透明 ④成分：内含胎脂、胎儿脱落上皮细胞、毳毛、毛发、激素、酶和少量无机盐及有机物质等。**抽取羊水可行产前诊断，可早期发现某些先天性畸形**

续表

要点	内 容	
羊水	来源和去路	羊水是不断更新而非静止的 ①来源：妊娠早期来源于母体血清的透析液。妊娠中期以后胎儿的尿液为羊水的主要来源 ②去路：胎儿吞咽是羊水吸收的主要方式。羊水与胎儿间的交换量较少。主要通过胎儿消化管、呼吸道、泌尿道以及角化前皮肤等
	功能	（1）保护胎儿：①防止胎儿肢体粘连。②维持子宫腔内恒温。③缓冲外界压力。 ④有利于胎儿体液平衡。⑤临产宫缩时避免胎儿局部受压 （2）保护母体：①减少胎动时母体不适感。②临产后前羊水囊可扩张宫颈口及阴道；破膜后羊水可冲洗和润滑阴道，以减少感染的发生

第三节　胎儿发育及生理特点

一、概述

要点	内 容
胚胎	受精后 8 周内的人胚称胚胎，是器官分化、形成时期
胎儿	受精后 9 周起称胎儿，是生长、成熟的时期

二、胎儿的发育特征

时间	身长	体重	发育特征
8 周末	—	—	胚胎初具人形，心脏已形成，超声可见心脏搏动
12 周末	约 9 cm	约 20 g	外生殖器已发育，可初辨性别
16 周末	约 16 cm	约 110 g	从外生殖器可确认胎儿性别。部分孕妇可自觉胎动
20 周末	约 25 cm	约 320 g	胎儿开始出现吞咽、排尿功能。经孕妇腹壁能听到胎心
24 周末	约 30 cm	约 630 g	各脏器均已发育，皮下脂肪开始沉积
28 周末	约 35 cm	约 1000 g	胎儿有呼吸运动，皮肤表面有胎脂，眼睛半张开。出生后经过加强护理可存活，易患特发性呼吸窘迫综合征
32 周末	约 40 cm	约 1700 g	面部毳毛脱落，指（趾）甲全部出现，娩出后可存活，并发症较 28 周明显减少
36 周末	约 45 cm	约 2500 g	皮下脂肪较多，毳毛明显减少，指（趾）甲已达指（趾）端。出生后能啼哭、可吸吮，生活能力良好，出生后基本能存活
40 周末	约 50 cm	约 3400 g	发育成熟，皮下脂肪多，皮肤呈粉红色；外观体形丰满，男性睾丸已降至阴囊内，女性大小阴唇发育良好。出生后哭声响亮、吸吮力强，能很好存活

注：妊娠前 20 周的胎儿身长（cm）=妊娠月数的平方。妊娠后 20 周的胎儿身长（cm）=妊娠月数×5。可依据胎儿身长判断胎儿月份

三、胎儿的生理特点

要点	内 容
循环系统	①脐静脉：**一条**。来自胎盘，含氧量高、营养丰富，通过胎盘经脐静脉注入胎儿 ②脐动脉：**两条**。含氧量低，带有来自胎儿氧含量较低的混合血，通过脐动脉和母血进行物质交换 ③动脉导管：位于肺动脉及主动脉弓之间，肺动脉血液大部分通过动脉导管流入主动脉。**出生后动脉导管闭锁成动脉韧带** ④卵圆孔：位于左、右心房之间。于生后数分钟开始关闭，多在生后 6 个月完全闭锁 ⑤胎体血液为动静脉混合血，各部分血含氧量不同，流入肝、心、头部及上肢的血液含氧和营养较高，流入肺及身体下部的血液含氧量和营养较少
血液系统	①红细胞：足月儿的红细胞数约为 6.0×10^{12}/L。妊娠早期由卵黄囊生成；妊娠中期主要来自肝，亦可来源于骨髓、脾；妊娠晚期由骨髓生成 ②白细胞：妊娠 8 周开始出现，形成第一道防线；妊娠 12 周由胸腺、脾产生淋巴细胞，形成第二道防线；妊娠足月白细胞计数可达到 $(15\sim20)\times10^{9}$/L
呼吸系统	母儿血液通过胎盘进行气体交换。胎儿呼吸 30～70 次/分。妊娠 11 周超声检查可见胎儿胸壁运动，妊娠 16 周出现能使羊水进出呼吸道的呼吸运动
消化系统	胎儿能吞咽羊水。胆红素氧化成胆绿素使胎粪呈黑绿色。妊娠 11 周小肠出现蠕动，妊娠 16 周胃肠功能基本建立
泌尿系统	妊娠 11～14 周胎儿肾有排尿功能 **妊娠中期后，胎儿尿液成为羊水的主要来源**
内分泌系统	①甲状腺：是**最早发育的内分泌腺**。妊娠 6 周开始发育，妊娠 12 周开始合成甲状腺素 ②胰腺：妊娠 12 周胎儿胰腺开始分泌胰岛素 ③肾上腺：活跃的内分泌器官，能产生大量类固醇激素

第四节　妊娠期母体身心变化

要点	内 容	
生殖系统	子宫（是变化最大的器官）	子宫体：明显增大、变软，早期子宫略呈球形且不对称，妊娠 12 周时，子宫增大并超出盆腔，在耻骨联合上方可触及。妊娠晚期子宫多呈不同程度右旋，与盆腔左侧为乙状结肠有关。宫腔容量由非孕时的 5 ml 增至妊娠足月时的约 5000 ml。子宫大小由非妊娠时的 7 cm×5 cm×3 cm 增至妊娠足月时的 35 cm×25 cm×22 cm。重量约为 1000 g，增加近 20 倍 自妊娠 12～14 周起，子宫出现不规则的无痛性收缩，由腹部可触及。其特点为稀发、不规律和不对称。因宫缩时宫腔压力低，故无疼痛感觉，称之为 **Braxton Hicks** 收缩
		子宫峡部：宫体与宫颈间最狭窄的组织机构，非孕时约长 1 cm。临产后伸展至 7～10 cm，形成子宫下段，为软产道一部分
		子宫颈：外观肥大、变软，呈紫蓝色。宫颈黏液分泌增多，形成较稠的黏液栓。防止细菌侵入宫腔

续表

要点		内　容
生殖系统	卵巢	**停止排卵**。一侧卵巢可见**妊娠黄体，分泌雌、孕激素**以维持妊娠。妊娠 10 周后，黄体功能由胎盘取代，**妊娠黄体开始萎缩**
	输卵管	**充血、水肿、伸长**，有时黏膜可见到蜕膜反应
	阴道	黏膜变软，**充血水肿呈紫蓝色**，皱襞增多，伸展性增加。分泌物增多，呈**白色糊状，pH 降低**，不利于致病菌的生长
	外阴	有**色素沉着**，组织松软，伸展性增加
乳房		①妊娠早期乳腺开始增大，孕妇自觉乳房发胀 ②乳头增大，着色，易勃起，乳晕着色，乳晕上出现皮脂腺肥大并形成散在的结节状隆起，称蒙氏结节 ③妊娠期胎盘分泌的雌、孕激素分别刺激乳腺腺管和腺泡发育，垂体生乳素和胎盘生乳素等多种激素参与乳腺发育，为产后泌乳作准备。妊娠期无泌乳主要与雌、孕激素抑制垂体生乳素分泌有关。在妊娠后期，近分娩期，挤压乳房时可挤出少许黄色乳汁，称为初乳。分娩后，随胎盘娩出，雌、孕激素水平迅速下降，新生儿吸吮乳头时，乳汁正式开始分泌
循环及血液系统	心脏	①妊娠后期子宫增大而使膈肌上抬，心脏向左前上方移位并使大血管扭曲，出现心尖部左移 **1～2 cm** 和心浊音界稍扩大 ②心脏容量增加，**心率每分钟增加约 10～15 次** ③血流量加速以及心脏移位使大血管扭曲，多数孕妇的心尖区及肺动脉瓣区可闻及柔和的吹风样收缩期杂音，产后逐渐消失
	心排出量和血容量	①心排出量自妊娠 10 周开始增加，至妊娠 32～34 周达到高峰，维持此水平直至分娩。临产后，尤其是第二产程期间，心排出量显著增加 ②妊娠期6～8周血容量开始增加，至32～34周达高峰，约增加40%～45%，其中血浆量的增加多于红细胞增加，使血液稀释，出现生理性贫血 **妊娠合并心脏病的孕妇，在妊娠 32～34 周、分娩期（尤其第二产程）、产褥期的 72 小时内，因心负荷增加，易发生心力衰竭**
	血压	①妊娠早期及中期血压**偏低**、妊娠晚期**轻度升高**。一般收缩压没有变化，舒张压因为外周血管扩张等因素轻度降低，**脉压略增大** ②孕妇长时间处于仰卧位时，增大的子宫压迫下腔静脉，使回心血量和心排出量减少而致血压下降。称仰卧位低血压综合征。孕妇侧卧位时能解除对子宫的压迫，改善血液回流，减轻症状，为纠正右旋的子宫，因此妊娠中晚期应鼓励孕妇**左侧卧位休息**
	静脉压	①由于妊娠期盆腔血液回流至下腔静脉的血量增加，右旋增大的子宫压迫下腔静脉使血液回流受阻，使孕妇下肢、外阴和直肠的静脉压升高，孕妇容易发生**下肢水肿、静脉曲张或痔疮** ②妊娠后期，孕妇出现踝部及小腿下半部轻度浮肿，休息后消退为正常现象
	血液成分	①红细胞：妊娠期骨髓不断产生红细胞，网织红细胞轻度增多，但在**妊娠中、晚期**由于血液稀释，红细胞计数减少，血红蛋白值下降，**应注意补充铁剂**，以预防缺铁性贫血 ②凝血因子：Ⅱ、Ⅴ、Ⅶ、Ⅷ、Ⅸ、Ⅹ均增加，**血液处于高凝状态** ③白细胞：计数轻度增加，约为（5～12）×10⁹/L，有时达 15×10⁹/L ④血沉：增快 ⑤血浆蛋白：妊娠早期血浆蛋白开始降低，主要是**白蛋白减少**，直至分娩

要点	内　　容
泌尿系统	①肾脏负担加重，肾小球滤过率增加，而肾小管对葡萄糖再吸收能力未相应增加，致部分孕妇饭后可出现生理性糖尿 ②**妊娠前 3 个月及后 3 个月**，由于增大的子宫及胎先露进入盆腔，压迫膀胱引起**尿频** ③受孕激素影响，肾盂及输尿管轻度扩张、蠕动减弱，尿流缓慢，易导致感染，孕妇易患急性肾盂肾炎，尤以**右侧多见**
呼吸系统	①妊娠中期孕妇有**过度通气现象**，有利于提供母儿所需的氧气 ②妊娠期呼吸次数变化不大，每分钟不超过 20 次，但**呼吸较深** ③妊娠后期以**胸式呼吸**为主 ④受雌激素影响，上呼吸道黏膜增厚，充血、水肿，局部抵抗力降低，**易发生上呼吸道感染**
消化系统	①**妊娠 6 周**，部分孕妇出现早孕反应，一般约**妊娠 12 周自行消失** ②由于孕激素的影响胃肠道平滑肌张力下降，蠕动减少、减弱，胃排空时间延长，**易有上腹饱胀感** ③妊娠中晚期由于胃部受压及贲门括约肌松弛，胃内酸性内容物可回流至食管下段，**产生"烧灼"感（烧心）** ④由于肠蠕动及肠张力减弱，增大的子宫及胎先露部压迫，**易便秘**。加之直肠静脉压增高，孕妇**易发生痔疮**，或使原有痔疮加重 ⑤由于受大量雌激素的影响，牙龈充血、水肿、增生，**易发生牙龈出血**
内分泌系统	①腺垂体：妊娠期增大，妊娠晚期最为明显，形成**"妊娠细胞"** ②下丘脑、垂体：妊娠期大量雌、孕激素对下丘脑和垂体起负反馈作用，致促性腺激素分泌减少，卵巢无卵泡发育成熟、排卵。垂体**催乳素**随妊娠进展逐渐**增加，以促进乳腺发育，为产后泌乳做准备** ③甲状腺、肾上腺：均有不同程度的**增大**，其功能也增强。但孕妇无甲状腺或肾上腺功能亢进的表现
皮肤	**面部、乳头、乳晕、腹白线、外阴等处出现色素沉着，产后可自行消退**。子宫增大使腹壁皮肤的皮下弹力纤维过度伸展而断裂，呈现紫色或淡红色条纹，称妊娠纹，产后变成银白色且永久不退
骨骼关节韧带	骨质一般无改变，若严重缺钙可引起**骨质疏松和骨骼疼痛**。妊娠期骨盆韧带松弛，部分孕妇可觉腰骶部及肢体疼痛不适。孕妇**腰部向前，头与肩向后，形成典型的孕妇姿势**
新陈代谢	①体重：妊娠早期体重无明显变化；妊娠 12 周后体重平均每周增加 350～500 g；妊娠足月**体重约增加 12.5 kg** ②基础代谢率：妊娠早期稍下降，妊娠中期基础代谢率开始逐渐增高，妊娠晚期可增高 15%～20% ③营养需求：妊娠期孕妇对糖、脂肪、蛋白质的需求均**增加**。妊娠中晚期应注意**补钙与铁剂**，以满足胎儿及孕妇的需要
常见心理反应	惊讶和震惊；矛盾心理；接受；情绪波动；内省

考前必刷题

【A1 型题】

1. 下列哪项不是胎盘分泌的激素
   A. 黄体生成素　　　　B. 雌激素
   C. 绒毛膜促性腺激素　D. 孕激素
   E. 胎盘生乳素

2. 临床上计算妊娠开始的时间是
   A. 受精之日
   B. 末次月经第 1 日
   C. 末次月经干净之日
   D. 末次月经前 14 日
   E. 末次月经后 14 日

3. 精子与卵子相遇结合成受精卵的部位是
   A. 输卵管间质部　　　B. 输卵管壶腹部
   C. 输卵管狭部　　　　D. 子宫腔
   E. 盆腔

4. 关于胎盘功能的叙述，错误的是
   A. 在胎盘内进行物质交换的部位主要在血管
   合体膜
   B. IgG 的分子量较大不能通过胎盘
   C. 通过简单扩散进行 O_2、CO_2 的交换
   D. 脂溶性高的物质以简单扩散的形式通过
   胎盘
   E. 血浆蛋白为大分子不能通过胎盘

5. 关于胎儿附属物的叙述，正确的是
   A. 胎盘维持羊膜腔内的温度
   B. 胎盘可以防御一切对胎儿不利的因素
   C. 羊水可以缓冲由胎动带来的不适感
   D. 足月妊娠羊水量为 2000 ml
   E. 脐带内有两条脐静脉、一条脐动脉

6. 关于妊娠期母体生殖系统的变化，叙述错误的是
   A. 妊娠 12 周后增大的子宫超出盆腔
   B. 随着妊娠的进展，子宫峡部逐渐被拉长变
   薄，形成子宫下段
   C. 子宫颈局部充血水肿变软
   D. 阴道分泌物减少，酸度降低
   E. 外阴色素沉着，组织变软

7. 妊娠早、晚期孕妇泌尿系统可出现的临床表现是
   A. 尿频　　　　　　　B. 尿急
   C. 尿痛　　　　　　　D. 尿潴留
   E. 尿失禁

8. 关于妊娠期妇女的生理变化，叙述正确的是
   A. 妊娠 28 周血容量达到高峰
   B. 孕妇红细胞增加多于血浆
   C. 易患左侧肾盂肾炎
   D. 乳房增大着色，可见蒙氏结节
   E. 面部皮肤白皙，腹壁光滑

9. 不属于胎儿附属物的是
   A. 胎盘　　　　　　　B. 羊水
   C. 脐带　　　　　　　D. 胎脂
   E. 胎膜

10. 组成胎膜的是
    A. 真蜕膜和羊膜　　　B. 底蜕膜和羊膜
    C. 绒毛膜和羊膜　　　D. 包蜕膜和羊膜
    E. 绒毛膜和底蜕膜

11. 关于胎盘的防御功能，叙述正确的是
    A. 胎盘的屏障作用可以抵御一切有害物质
    B. 药物不会通过胎盘传给胎儿引起畸形
    C. IgG 可以通过胎盘传给胎儿
    D. 流感、风疹等病毒不能感染胎儿
    E. 细菌、弓形虫不能进入胎儿体内

12. 关于羊水的功能，叙述错误的是
    A. 防止胎体粘连
    B. 保持羊膜腔内恒温
    C. 减少胎动所致的不适感
    D. 临产正常破膜后可润滑阴道
    E. 妊娠期羊水过少可引起胎儿心脏发育不良

13. 关于妊娠期母体心脏的变化，叙述正确的是
    A. 心率增加 20～30 次/分
    B. 心尖区可听到柔和吹风样舒张期杂音
    C. 心脏向左后下方移位
    D. 心搏出量减少
    E. 心率加快，每分钟增加 10～15 次

14. 关于妊娠期乳房的变化，叙述错误的是
    A. 乳头、乳晕增大并着色
    B. 乳晕处皮脂腺肥大并隆起
    C. 妊娠早期乳头可挤出少许稀薄黄色乳汁
    D. 为分娩后泌乳做准备
    E. 乳房增大

15. 受精卵着床约在受精后的
    A. 第1~2天　　　B. 第3天
    C. 第4天　　　　D. 第6~7天
    E. 第10~12天

【A2型题】

16. 某孕妇忘记末次月经的具体日期，但可肯定
    为提前分娩，娩出婴儿身长35 cm，体重
    1000 g，皮下脂肪少，指（趾）甲已经长出，
    新生儿娩出后能啼哭、吞咽，但生活能力很
    差。估计该产妇的孕周可能是
    A. 妊娠24周末　　B. 妊娠28周末
    C. 妊娠32周末　　D. 妊娠34周末
    E. 妊娠36周末

17. 关于羊水的叙述，错误的是
    A. 妊娠40周，羊水量约800 ml
    B. 妊娠早期来源于母体血清的透析液
    C. 妊娠中期来源于胎儿的尿液
    D. 妊娠晚期胎肺参与羊水的生成
    E. 以上均错误

【A3/A4型题】

（18~20题共用题干）

李女士28岁，已婚。平素月经规律，月经
周期为30天，末次月经为2018年6月20日。

2018年8月初经医院B超检查确定怀孕。

18. 李某的受孕时间为
    A. 2018年6月20日
    B. 2018年7月20日
    C. 2018年6月26日
    D. 2018年7月6日
    E. 2018年7月15日

19. 下列叙述中，与李某此时的身体变化不相符
    的是
    A. 患者在短暂的欣喜之后，当严重妊娠反应
       出现时可产生困扰和反感，但随着症状的
       减退而消失
    B. 体重无明显变化
    C. 卵巢排卵规律
    D. 常出现恶心、呕吐、食欲减退
    E. 血容量开始逐渐增加

20. 随着妊娠的进展，胎儿在李某子宫内逐渐发
    育、成熟。正常情况下到妊娠晚期，李女士
    体重的增加每周不应超过
    A. 0.25 kg　　　B. 0.5 kg
    C. 0.75 kg　　　D. 1.0 kg
    E. 1.25 kg

【护考传真】

21. 组成胎膜的是（2015）
    A. 真蜕膜和羊膜
    B. 底蜕膜和羊膜
    C. 绒毛膜和羊膜
    D. 包蜕膜和羊膜
    E. 绒毛膜和底蜕膜

【答案与解析】

1. A　**解析**：胎盘分泌的激素包括绒毛膜促性腺激素、胎盘生乳素、雌激素、孕激素。黄体生成素是腺
       垂体合成和释放的激素。

2. B　**解析**：临床上计算妊娠开始的时间是末次月经第1日。

3. B　**解析**：精子与卵子相遇结合成受精卵的部位是输卵管壶腹部。

4. B　**解析**：在胎盘内进行物质交换的部位主要在血管合体膜，免疫抗体如IgG能通过胎盘使胎儿在出
       生后短时间内获得被动免疫。胎盘通过简单扩散进行O_2、CO_2的交换。脂溶性高的物质以

简单扩散的形式通过胎盘。血浆蛋白为大分子不能通过胎盘。

5. C　解析：羊水可以缓冲由胎动带来的不适感，亦可维持羊膜腔内的温度。胎盘无法防御一切对胎儿不利的因素。足月妊娠羊水量为 800 毫升。脐带内有两条脐动脉、一条脐静脉。

6. D　解析：妊娠期母体阴道分泌物增多、酸度增高。妊娠 12 周后增大的子宫超出盆腔，随着妊娠的进展，子宫峡部逐渐被拉长变薄，形成子宫下段；子宫颈局部充血水肿变软。外阴色素沉着，组织变软。

7. A　解析：妊娠早期子宫将膀胱上推，妊娠晚期胎儿先露部压迫膀胱，都能使膀胱容量减少，引起尿频。

8. D　解析：妊娠 6～8 周开始，血容量逐渐增加，至妊娠 32～34 周达高峰。由于其中血浆量增加多于红细胞增加，出现生理性血液稀释；由于受增大子宫的压迫和孕激素的影响，孕妇易患急性肾盂肾炎，且因为右侧输尿管常受右旋子宫的压迫，更易出现右侧肾盂肾炎。妊娠后黑色素分泌增加，导致孕妇乳头、乳晕、腹白线、外阴等处出现色素沉着，色素沉着面部，呈蝶状褐色斑，称为妊娠黄褐斑，产后自行消退。随妊娠子宫增大，腹壁皮肤张力加大，皮肤弹力纤维断裂，形成妊娠纹。

9. D　解析：胎儿附属物包括胎盘、羊水、脐带、胎膜。胎脂是胎儿皮肤上的脂肪。

10. C　解析：组成胎膜的是绒毛膜和羊膜。

11. C　解析：胎盘的屏障作用不能抵御所有有害物质，药物会通过胎盘传给胎儿引起畸形。IgG 可以通过胎盘传给胎儿；流感、风疹等病毒亦可感染胎儿；细菌、弓形虫能进入胎儿体内。

12. E　解析：羊水能防止胎体黏连、保持羊膜腔内恒温、减少胎动所致的不适感，临产正常破膜后可润滑阴道，妊娠期羊水过少可引起胎儿宫内缺氧，但不会造成脏器发育不良。

13. E　解析：心脏妊娠后期增大的子宫使膈肌升高，心脏向左、向上、向前移位。多数孕妇在心尖区及肺动脉瓣区可听及Ⅰ～Ⅱ级柔和吹风样收缩期杂音，产后逐渐消失。心排出量自妊娠 10 周开始增加，妊娠 32～34 周达高峰。心率加快，每分钟增加 10～15 次。

14. C　解析：妊娠期乳房增大，乳头、乳晕增大并着色，乳晕处皮脂腺肥大并隆起。妊娠晚期乳头可挤出少许稀薄黄色乳汁，为分娩后泌乳做准备。

15. D　解析：受精卵着床约在受精后的第 6～7 天。

16. B　解析：婴儿身长 35 cm，体重 1000 g，皮下脂肪少，指（趾）甲已经长出，娩出后能啼哭、吞咽，但生活能力很差。估计孕周可能性最大为 28 周末。

17. E　解析：妊娠 40 周羊水约 800 ml。羊水妊娠早期来源于母体血清的透析液，妊娠中期来源于胎儿的尿液，妊娠晚期胎儿肺参与羊水的生成。

18. D　解析：受孕在排卵期。排卵期在下次月经前 14 天。由于李女士的末次月经为 2018 年 6 月 20 日，月经周期为 30 天，下次月经应该在 7 月 20 日，排卵时间前推 14 天，故受孕时间为 7 月 6 日。

19. C　解析：患者妊娠初期，当李某出现严重妊娠反应时可产生困扰和反感，但可随着症状的减退而消失；体重无明显变化；卵巢停止排卵。孕妇出现恶心、呕吐、食欲减退等表现，血容量开始逐渐增加。

20. B　解析：正常情况下，妊娠晚期孕妇体重的增加每周不应超过 0.5 kg。

21. C　解析：组成胎膜的是绒毛膜和羊膜。

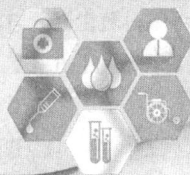

第三章　正常妊娠期母胎的护理

考前划重点

第一节　妊娠期评估

一、早期妊娠的评估

要点			内　容
概念			**早期妊娠：妊娠 13 周末及以前**
临床表现	症状	停经	**停经是妊娠最早、最重要的症状。**但停经不是妊娠特有的症状，精神因素、环境因素、服用避孕药等均可能导致停经，应注意鉴别
		早孕反应	在停经 6 周左右出现，约 50% 的孕妇出现恶心、晨起呕吐、流涎、食欲不振、喜食酸物、厌油、头晕、乏力、嗜睡等症状，称为早孕反应。**多于妊娠 12 周左右自行消失。可能与 hCG 增多有关**
		尿频	由前倾增大的子宫压迫膀胱所致。**妊娠 12 周后，子宫增大超出盆腔，尿频的症状自然消失**
	体征	乳房变化	自妊娠 8 周起，在雌、孕激素的作用下，乳房逐渐增大。孕妇自觉乳房轻度胀痛、乳头刺痛，乳房增大，乳头及周围乳晕着色，有深褐色的**蒙氏结节**出现。哺乳期妇女妊娠后乳汁明显减少
		妇科检查	妊娠 6～8 周，阴道窥器检查可见阴道壁和子宫颈充血，呈紫蓝色。双合诊检查可见子宫峡部变软，子宫峡部极软，感觉子宫颈与子宫体似不相连，称为黑加征，是早期妊娠特有的体征变化。妊娠 8 周时子宫约为非孕时子宫的 2 倍，妊娠 12 周时约为非孕时子宫的 3 倍，宫底可在耻骨联合上方触及
辅助检查		妊娠试验	是利用孕卵着床后滋养细胞分泌 **hCG**，并经孕妇尿中排出的原理，用免疫学方法测定受检者血或尿中 hCG 含量，协助诊断早期妊娠
		超声检查	**是目前临床诊断早期妊娠最快速、准确的方法。**阴道超声较腹部超声诊断早期妊娠的时间可提前将近 1 周。最早在停经 4～5 周时，在宫腔内可见到圆形或椭圆形妊娠囊；妊娠 5 周见到胎芽和原始心管搏动，可确诊为早期宫内妊娠、活胎。用超声多普勒法在子宫区内能听到有节奏、单一、高调的胎心音
		宫颈黏液检查	妊娠后孕妇体内孕激素不断升高，宫颈黏液分泌减少且变**黏稠，拉丝易断**，涂片检查见到排列成行的**椭圆体结晶**，此结果可见于黄体期，也可见于妊娠期。若动态观察，持续见到椭圆体，则提示妊娠
		基础体温（BBT）测定	基础体温呈双相型，提示卵巢排卵，高温相一般持续 14 日左右。若高温相持续 **18 日不下降，则提示早期妊娠可能性大**；高温相持续超过 3 周不下降，早期妊娠的可能性更大

二、中、晚期妊娠的评估

要点		内　　容
概念		中期妊娠：妊娠第 14～27^{+6} 周
		晚期妊娠：妊娠第 28 周及其以后
健康史		有早期妊娠的经过，子宫明显增大，自觉胎动，触及胎体，听诊有胎心
临床表现	子宫增大	随着妊娠周数的增加，孕妇腹部隆起，手测宫底高度或尺测耻骨联合上缘子宫高度可初步估计胎儿大小
	胎心音	用听诊器在孕妇腹壁听诊，一般于**妊娠 18～20 周开始听到，正常范围是 110～160 次/分**
	胎动	是监测胎儿宫内安危的重要指标之一。一般于**妊娠 18～20 周开始自觉胎动**，正常胎动为 **3～5 次/小时**。初产妇比经产妇略晚。胎动随孕龄增加而逐渐活跃，**妊娠 32～34 周达高峰，妊娠 38 周后逐渐减少**
	胎体	妊娠 20 周后，经腹壁能触到胎体。妊娠 24 周后，经腹部触诊能辨别胎头、胎背、胎臀和胎儿肢体。胎头圆而硬，有浮球感；胎背宽而平坦；胎臀宽而软；胎儿肢体小且可活动，能帮助判断胎方位
辅助检查	超声检查	可显示胎儿数目、胎产式、胎先露、胎方位、有无胎心搏动、胎盘位置及分级、羊水量、评估胎儿体重，同时能测量胎头双顶径、股骨长等多条径线，了解胎儿生长发育情况。在妊娠 18～24 周，可采用超声进行胎儿系统检查，筛查胎儿发育有无畸形

三、胎产式、胎先露、胎方位

名词	概念	内　　容
胎产式	胎体纵轴与母体纵轴的关系	胎体纵轴与母体纵轴平行者，称为**纵产式**，占足月妊娠分娩总数的 99.75%；胎体纵轴与母体纵轴垂直者，称为**横产式**，仅占足月分娩总数的 0.25%；胎体纵轴与母体纵轴交叉者，称为**斜产式**
胎先露	最先进入母体骨盆入口的胎儿部分	纵产式有头先露和臀先露，横产式为肩先露。根据胎头屈伸程度不同，头先露分为枕先露、前囟先露、额先露及面先露。臀先露分为混合臀先露、单臀先露、单足先露和双足先露。横产式时最先进入骨盆的是胎儿肩部，为肩先露。偶见胎儿头先露或臀先露与胎手或胎足同时入盆，称为复合先露
胎方位	胎儿先露部的指示点与母体骨盆的关系	**枕先露以枕骨为指示点，面先露以颏骨为指示点，臀先露以骶骨为指示点，肩先露以肩胛骨为指示点。**每个指示点与母体骨盆入口左、右、前、后、横的不同位置构成不同胎方位。如枕先露时，胎头枕骨位于母体骨盆的右前方，应为枕右前位。**正常胎方位有两种，分别为枕左前与枕右前**

第二节　胎儿健康评估

一、胎儿宫内情况监护

要点		内　容
评定是否为高危儿		具有下列情况之一者，属于高危儿：①孕龄＜37 周或≥42 周；②出生体重＜2500 g；③小于孕龄儿或大于孕龄儿；④新生儿出生后 1 分钟内 Apgar 评分为 0～3 分；⑤产时感染；⑥高危妊娠产妇的新生儿；⑦手术产儿；⑧新生儿的兄姐有严重的新生儿病史或在新生儿期死亡
胎儿生长发育监测	确定孕龄	根据末次月经日期、早孕反应与胎动开始时间及子宫底高度等推算孕龄
	测宫高及腹围	**测量孕妇的子宫底高度（宫高）、腹围，可估计胎儿大小及是否与孕龄相符，以了解胎儿宫内发育情况。**也可以根据宫高及腹围数值简单估算胎重，公式为：胎重（g）=宫高（cm）×腹围（cm）+200，这个数值对综合判断胎儿发育有一定意义
	超声监测	B 型超声是目前使用最广泛的胎儿监护仪器，可以测量胎头双顶径、顶臀径以了解胎儿是否成熟，通常认为**胎头双顶径达到 8.5 cm 以上是胎儿成熟的指标之一。**观察胎儿大小、胎动情况、胎方位，了解胎盘位置、胎盘成熟度及羊水情况；还可以进行胎儿畸形筛查等
	妊娠图	将孕妇每次产检的体重、宫高、腹围记录于妊娠图上，绘制成曲线，同时记录血压、尿蛋白、胎头双顶径、胎方位、胎心率等项数值，并进行动态观察，这些数值可反映胎儿在宫内发育及孕妇健康状况
胎儿宫内安危监测	胎动计数	**胎动计数是评价胎儿宫内情况简便、有效的方法之一。若胎动计数＞30次/12 小时为正常，胎动计数＜10 次/12 小时提示胎儿缺氧**
	羊膜镜检查	正常情况下，羊水呈透明淡青色或乳白色，含胎发、胎脂等。胎儿宫内缺氧时可混有胎粪，呈黄色、黄绿色甚至深绿色
	胎儿血流动力学监测	用彩色多普勒超声监测胎儿脐动脉和脑动脉血流，可了解胎儿宫内血流动力学改变，帮助判断胎儿宫内安危。若舒张末期脐动脉无血流，提示胎儿危险，可能在 1 周内死亡
宫内诊断（产前诊断）		是通过遗传学检查、影像学检查、甲胎蛋白（AFP）测定等常用方法对胎儿进行宫内诊断，以达到及早发现胎儿先天畸形或遗传性疾病，及早终止妊娠，以降低病残儿出生率，提高新生儿素质的目的

第三节　妊娠期妇女的护理

一、护理评估

1. 健康史

要点		内　　容
一般健康史	年龄	①年龄过小（<18 岁）或过大（>35 岁）者容易难产 ②35 岁以上高龄初产妇易发生妊娠并发症与合并症
	职业	放射线可致胎儿畸形；长期接触铅、汞、苯、有机磷农药等有毒物质有可能导致流产、死胎、胎儿畸形等
	月经史	详细询问末次月经日期、月经周期是否规律，有助于准确推算预产期
	既往史及手术史	了解有无高血压、心脏病、糖尿病、严重肝肾疾病等病史，了解既往有无手术史
	家族史	询问家族中有无高血压、糖尿病、双胎妊娠、肺结核及其他遗传性疾病等
	个人史	了解婚姻状况、受教育程度、宗教信仰等
	丈夫健康状况	主要询问有无烟酒嗜好、遗传性疾病、传染病等
产科健康史	既往孕产史	了解分娩方式，有无流产、早产、难产、死胎、死产、产后出血史，了解出生时新生儿情况
	本次妊娠情况	了解有无早孕反应、早孕反应出现的时间；妊娠早期有无病毒感染史及用药史；胎动开始时间；妊娠过程有无阴道流血、腹痛、头晕、头痛、心悸、气短、下肢水肿等表现
预产期的计算		从末次月经第 1 日算起，月份减 3 或加 9，日数加 7。一般实际分娩日期在预产期前或后 1～2 周都算正常

2. 身体状况

要点	内　　容
全身检查	①观察孕妇发育、营养状况 ②注意孕妇的步态及身高，身材矮小，不足 145 cm 者常伴有骨盆狭窄 ③检查心肺有无病变 ④检查乳房发育情况、乳头大小及有无凹陷 ⑤注意脊柱及下肢有无畸形 ⑥测量血压，孕妇正常血压不应超过 140/90 mmHg ⑦注意有无水肿，妊娠晚期仅有踝部或小腿下部水肿，经休息后能消退，属于正常 ⑧测量体重，妊娠晚期体重增加每周不超过 500 g，超过者多考虑水肿或隐性水肿、羊水过多、双胎妊娠等

要点		内 容
腹部检查		嘱孕妇排空膀胱后仰卧于检查床上,头部略垫高,露出腹部,双腿略屈曲分开,放松腹部。检查者站于孕妇右侧,注意保护隐私,动作轻柔
	视诊	注意观察腹部形状和大小,有无手术瘢痕、水肿、妊娠纹。腹部呈横椭圆形常提示肩先露;腹形呈尖腹(多见于初产妇)或悬垂腹(多见于经产妇),提示可能存在骨盆狭窄。腹部过大,考虑多胎妊娠、巨大胎儿、羊水过多的可能;腹部过小,考虑胎儿生长受限、孕周推算错误等
	触诊(腹部四步触诊法)	进行前三步操作时,检查者应面向孕妇头部;进行第四步操作时,检查者应面向孕妇足部
		第一步 检查者两手放在子宫底部,轻按压以摸清子宫底部,先测子宫高度及腹围,估计胎儿大小与孕龄是否相符(子宫高度是指从耻骨联合上缘中点到子宫底部的距离;腹围是指下腹最膨隆处,通常是绕脐1周的周径);接着两手指腹相对轻推,判断子宫底部的胎儿部分,还可判断胎产式,并间接推断胎先露
		第二步 检查者两手掌下移分别放于腹部左、右两侧,一手固定,另一手由上至下轻轻深按检查,左右手交替进行,仔细分辨胎背及胎儿四肢。若触及平坦饱满部分,则为胎背,并了解胎背朝向(前方、侧方);若触及较空虚、高低不平、可变形活动的部分,则为胎儿肢体
		第三步 检查者右手拇指与其余四指分开,放在孕妇耻骨联合上方握住胎先露,轻按压,进一步查清是胎头还是胎臀,圆而硬的为胎头,宽而软的为胎臀;接着握住胎先露左右推动,确定是否衔接,能推动者表示未衔接,不能推动者则已衔接。
		第四步 检查者左右手分别放在先露两侧轻按压,进一步核对胎先露,然后朝骨盆入口方向向下深按,确定胎先露入盆程度
	听诊	听诊胎心音最清楚的部位在胎背上方的孕妇腹壁处。妊娠24周后,枕先露的听诊部位在脐左下方或脐右下方;臀先露的听诊部位在脐左上方或脐右上方;肩先露的听诊在靠近脐部下方最清楚
骨盆测量		骨盆测量 —— 骨盆外测量:髂棘间径(IS) 23~26cm;髂嵴间径(IC) 25~28cm;骶耻外径(EC) 18~20cm;坐骨结节间径(IT) 8.5~9.5cm;耻骨弓角度 正常值为90°,小于80°为异常。骨盆内测量:骶耻内径,又称对角径(DC) 12.5~13cm;坐骨棘间径 10cm;坐骨切迹宽度 5.5~6cm

续表

要点			内 容	
骨盆测量	骨盆外测量		可以间接了解真骨盆大小及其形状	
		髂棘间径（IS）	孕妇取伸腿仰卧位。测量两髂前上棘外缘的距离，正常值为 23～26 cm	可间接判断骨盆入口横径的大小
		髂嵴间径（IC）	孕妇取伸腿仰卧位。测量两髂嵴外缘最宽的距离，正常值为 25～28 cm	
		骶耻外径（EC）	孕妇取左侧卧位，左腿屈曲，右腿伸直。测量第 5 腰椎棘突下至耻骨联合上缘中点的距离，正常值为 18～20 cm	可间接推测骨盆入口前后径的长度，是骨盆外测量中最重要的径线
		坐骨结节间径（IT）	又称骨盆出口横径（TO）。孕妇取仰卧位，两腿屈曲，双手抱膝，测量两坐骨结节内侧缘的距离，正常值为 8.5～9.5 cm，平均值为 9 cm。也可用检查者拳头估测，若此径能容纳成人横置手拳属正常。如骨盆出口横径小于 8 cm，应进一步测量骨盆出口后矢状径。若骨盆出口横径和骨盆出口后矢状径之和＞15 cm，表示骨盆出口狭窄不明显，一般足月大小的胎儿可以通过骨盆出口后三角经阴道娩出	
		耻骨弓角度	将两拇指指尖斜着对拢放于耻骨联合下缘，左右两拇指平放在耻骨降支上面，两拇指间的角度即为耻骨弓角度，正常值为 90°，小于 80° 为异常	
	骨盆内测量		适用于骨盆外测量有狭窄者。一般在妊娠 24～36 周阴道松软时检查，在临产后产程停滞时可行骨盆内测量进行产道评估。测量时孕妇取仰卧截石位，外阴消毒，检查者须戴消毒手套并涂以润滑油	
		骶耻内径	又称对角径（DC），为自骶岬前缘中点到耻骨联合下缘的距离，正常值为 12.5～13 cm	
		坐骨棘间径	为两坐骨棘间的距离，正常值为 10 cm	
		坐骨切迹宽度	为坐骨棘与骶骨下部间的距离，即骶棘韧带宽度。可估计中骨盆的大小。将阴道内的示指置于骶棘韧带上移动，估计能容纳三个横指，相当于 5.5～6 cm，属于正常；否则为中骨盆狭窄	
阴道检查			确诊早孕或初次产检时进行阴道检查，可了解产道、子宫、附件有无异常。妊娠最后一个月内应避免阴道检查	
肛门检查			帮助判断胎先露、坐骨棘间径、坐骨切迹宽度、骶骨前面弯曲度以及骶尾关节活动度，多用于分娩期	

二、护理诊断

护理诊断	可能的相关因素
便秘	与妊娠引起肠蠕动减弱有关
知识缺乏	与缺乏妊娠期保健知识有关
焦虑	与担心自己与胎儿健康、害怕分娩有关

三、护理措施

要点		内　容
产前检查		根据我国《孕前和孕期保健指南（2018 年）》，目前推荐的产前检查孕周分别是：妊娠 6～13⁺⁶ W，14～19⁺⁶ W，20～24 W，25～28 W，29～32 W，33～36 W 各检查一次，37～41 W 每周检查一次。高危或发现异常情况者，应酌情增加产前检查次数与检查项目
心理护理		孕妇心境不佳，经常抑郁、悲伤、焦虑、紧张、恐惧等，可致胎儿脑血管收缩，脑血流量减少，影响胎儿脑部发育，严重时可造成胎儿大脑畸形。及时帮助孕妇消除不良情绪，保持心情平和、轻松、愉快
营养指导	热量	妊娠期热量随妊娠月份逐渐增加，每日增加约 0.84 kJ（相当于 200 kcal）。膳食安排三大营养素应比例适当，**一般为糖类占 65%，脂肪占 20%，蛋白质占 15%**。注意热量增加勿太高，以免胎儿过大，导致难产
	蛋白质	妊娠期摄入不足，会造成胎儿脑细胞分化缓慢，脑细胞总数减少，影响胎儿智力发育。**建议孕妇从妊娠起每日增加蛋白质的摄入，妊娠早期每日增加 5 g，妊娠 4～6 个月时每日应增加 15 g，妊娠 7～9 个月时每日增加 25 g**
	糖类	淀粉是机体主要供给热量的食物。孕中期以后，每日进主食 0.4～0.5 kg，可以满足需要
	微量元素	①铁：中国营养学会建议孕妇每日膳食中铁的供应量为 28 mg，但很难从膳食中得到补充，**多主张从妊娠 16 周开始口服硫酸亚铁或富马酸亚铁，同时口服维生素 C**，以利于铁的吸收，含铁较多的食物有动物肝脏、血制品、瘦肉、蛋黄、豆类、黑木耳、海带、紫菜及各种绿叶菜等 ②钙：孕妇对钙的需求量大大增加，**建议从妊娠 16 周起服用复方氨基酸螯合钙胶囊**，牛奶及奶制品、肉类、豆类、海产品等含钙较多，其中牛奶及奶制品中的钙容易被吸收，可多饮用 ③碘：孕期碘的需要量也增加，提倡在整个孕期服用含碘食盐 ④硒、锌：在孕妇膳食中应注意补充
	维生素	维生素参与机体重要的生理过程，是生命活动中不可缺少的物质，主要从食物中获取，有维生素 A、B 族维生素、维生素 C、维生素 D、维生素 E、维生素 K 等。维生素 A 主要存在于动物性食物中，如牛奶、肝脏等；B 族维生素尤其是叶酸供给量应增加，孕早期叶酸缺乏，易致胎儿神经管缺陷畸形，建议在妊娠前 3 个月口服叶酸，叶酸的重要来源是谷类食品；补充维生素 C 应多吃新鲜水果和蔬菜；维生素 D 在鱼肝油中含量最多，其次为动物肝脏、蛋黄、鱼类
症状护理	恶心、呕吐	早孕反应期间应指导孕妇少食多餐，忌油腻、难消化的食物，避免空腹或过饱。若恶心、呕吐频繁，应考虑妊娠剧吐，需入院补液，以纠正水、电解质紊乱
	白带增多	孕妇受性激素水平不断升高的影响，阴道分泌物增加，于妊娠初 3 个月、末 3 个月明显。嘱孕妇保持外阴清洁与干燥，每日清洗外阴，穿透气性好的棉质内裤，**严禁进行阴道冲洗**。孕期常规检查白带时应注意排除假丝酵母菌、滴虫、衣原体等的感染
	尿频	增大子宫压迫膀胱，**尿频常发生在妊娠初 3 个月及妊娠末 3 个月**。嘱孕妇及时排尿，憋尿易致泌尿系统感染。产后症状自行消失

要点		内　容
症状护理	便秘	因肠蠕动减弱，肠内容物排空时间延长，增大的子宫及胎先露压迫肠道引起。指导孕妇养成按时排便的良好习惯，每日清晨饮一杯温开水，进食易消化的粗纤维食物，多吃新鲜蔬菜和水果，多喝水，坚持每日适当运动。应在医生指导下口服缓泻剂。**不可灌肠，以免引起流产或早产**
	痔疮	增大的子宫压迫，或妊娠期便秘使痔静脉回流受阻，直肠静脉压升高引起。**应多喝水，多吃蔬菜和水果，少吃辛辣、刺激性食物。温水浸泡患处能缓解胀痛**，亦可在医生指导下服用缓泻剂
	下肢水肿	增大的子宫压迫下腔静脉，使下肢静脉血液回流受阻是下肢水肿的主要原因，孕妇于妊娠后期常有踝部、小腿下半部轻度水肿，休息后消退，属正常现象。**避免长时间站或坐，取左侧卧位休息，下肢垫高15°，均能使下肢血液回流改善，减轻水肿。**若下肢水肿非常明显，休息后不缓解，孕妇可能患妊娠期高血压疾病、妊娠合并肾脏疾病、严重贫血等
	下肢、外阴静脉曲张	因下腔静脉受压使股静脉压升高可导致下肢、外阴静脉曲张，应**避免长时间站立，穿弹力裤或下肢绑弹性绷带，左侧卧位睡眠，同时垫高下肢，以促进血液回流**
	下肢痉挛	多为孕妇缺钙引起，以小腿腓肠肌肌肉痉挛最常见，常在夜间发作，多能迅速缓解。应**指导孕妇饮食中增加钙的摄入，避免腿部疲劳、受凉**
	腰背痛	妊娠期间子宫向前隆起，为了保持平衡，孕妇体姿后仰，使背部肌肉处于持续紧张状态，另外妊娠时关节韧带松弛，也可导致孕妇腰背疼痛。应指导孕妇穿平跟鞋，俯拾地面物品时，应保持上身直立，屈膝，借助两下肢力量起身；少抬举重物；休息时，腰背部垫枕头可缓解疼痛，必要时卧床休息（硬床垫）、局部热敷。疼痛严重者可服止痛药物
	仰卧位低血压综合征	妊娠晚期孕妇长时间仰卧，由于增大的子宫压迫下腔静脉，回心血量及心排出量突然减少，导致血压下降。**孕妇左侧卧位可缓解**
	贫血	孕妇于妊娠后期对铁的需求量增多，单靠饮食补充明显不足，易发生缺铁性贫血，应**从妊娠4个月起补充铁剂**
	失眠	加强心理护理，缓解焦虑、紧张的情绪，每日坚持户外散步，睡前喝杯热牛奶，用温水泡脚或用木梳梳头有助于入睡

四、健康教育

要点	内　容
异常症状的判断	孕妇发现下列症状应立即就诊：阴道流血、腹痛、头痛、眼花、胸闷、心悸、气短、寒战、发热、胎动突然减少、突然阴道流液等
饮食	指导孕妇进食高蛋白质、高维生素、高矿物质、适量脂肪及糖、低盐食物，以满足自身和胎儿的双重需要，并为分娩和哺乳做好准备
活动与休息	坚持适量运动，如散步、做孕妇保健操等，勿攀高或举重物。妊娠28周后应减轻工作量，避免重体力劳动，增加休息时间，每日保证8小时睡眠，午休1~2小时。妊娠中期后取左侧卧位休息，以增加胎盘血供

要点		内　容
衣着		不宜穿紧身衣，不要紧束腰腹部，以免影响乳房发育、胎儿发育与活动；选择舒适、合身的胸罩，以减轻不适感；宜穿轻便、舒适的平跟鞋，避免穿高跟鞋，以防身体失衡、腰背痛
个人卫生		注意口腔卫生，使用软毛牙刷以减少牙龈出血；勤洗澡、勤更衣，以淋浴为主，注意安全；勤洗外阴，保持外阴局部清洁干燥
性生活指导		妊娠期间适当减少性生活次数，注意身体姿势，原则上**妊娠前 3 个月及妊娠末 3 个月应避免性生活**，以防流产、早产、胎膜早破、感染
孕期自我监护	数胎动	**计数胎动是自我监护最常用而简单的方法：** ①**从妊娠 28 周后，每天早、中、晚各计数胎动 1 小时，3 次相加再乘以 4，胎动在 30 次以上为正常。少于 10 次是胎儿在宫内有缺氧的危险信号** ②胎儿死亡往往发生于胎动停止后的 24～48 小时，所以，一旦发现胎动减少，孕妇应立即就医
	听胎心	妊娠 18 周后，用听诊器可在孕妇腹部的适当位置直接听到胎心音。孕晚期，在孕妇腹部、胎背处直接用耳朵便可清楚地听到胎心音。胎心跳动 110～160 次/分。每日可数一次或数次，每次数 1 分钟。若胎心音超过 160 次/分或低于 110 次/分，应及时看医生
	测宫高	**妊娠 12 周子宫底从骨盆腔进入腹腔，位于耻骨联合上方 2～3 横指；妊娠 16 周宫底在耻骨联合和脐之间，妊娠 20 周脐下 1 横指、妊娠 24 周脐上 1 横指；妊娠 28 周脐上 3 横指；妊娠 32 周宫底高度在脐与剑突之间；妊娠 36 周剑突下 2 横指；妊娠 40 周脐与剑突之间。**如果连续 2 周宫高没有变化，孕妇需立即去医院
	测腹围	妊娠 16 周开始，每周一次用皮尺围绕脐部水平一圈进行测量。妊娠 20～24 周，腹围增长最快；妊娠 34 周后，腹围增长速度减慢。若腹围增长过快，应警惕羊水过多、双胎等
	测体重	孕妇的体重包括自身体重、胎儿、胎盘和羊水的重量。**妊娠中期、后期，每周体重增加不超过 500 g**
孕期用药		**妊娠 12 周内是药物的致畸期，用药应特别慎重，**需在医生指导下合理用药。孕产妇用药原则是：能用一种药物，就要避免联合用药；能用疗效比较肯定的药物，就要避免用尚难确定对胎儿有无不良影响的新药；能用小剂量药物，就要避免用大剂量药物；严格掌握药物剂量和用药持续时间，并注意及时停药
胎教		现代科学研究发现，胎儿具有感觉、知觉、记忆等能力，胎儿的眼睛会随送入的光亮而活动，触其手足可产生收缩反应，外界音响可引起其心率的改变等。因此，对胎儿进行抚摸和音乐训练等，均有助于胎儿的生长发育
分娩前准备		指导孕妇准备新生儿和产妇用物。为新生儿准备数套柔软、宽大、便于穿脱的衣服，尿布宜选用柔软、吸水、透气性好的纯棉织品。产妇应准备足够大的卫生巾、毛巾、内裤、合适的胸罩、吸乳器等。教会如何给新生儿洗澡、换尿布、母乳喂养、做产前运动、分娩呼吸技巧等
识别先兆临产		①在预产期前 1～2 周，若孕妇出现不规则宫缩及阴道少量血性分泌物（俗称"见红"），预示孕妇即将临产，**是先兆临产较可靠的征象** ②若孕妇出现间歇 5～6 分钟、持续 30 秒的规律宫缩，则为临产，应马上入院 ③若阴道突然大量流液，估计为胎膜早破，嘱孕妇平卧，由家属送往医院，以防脐带脱垂而危及胎儿生命

五、我国孕产期系统保健管理制度

要点	内容
实行孕妇系统保健的三级管理	我国城市开展医院三级管理（市、区、街道）和妇幼保健机构三级管理（市、区、基层卫生院），在农村也开展了三级管理（县医院和县妇幼保健站、乡卫生院、村妇幼保健人员）
使用孕妇系统保健手册	建立孕妇系统保健手册制度，是为了加强对孕妇系统管理，提高产科疾病防治与管理质量，降低"三率"（孕产妇死亡率、围产儿死亡率和病残儿出生率）
对高危妊娠进行筛查、监护和管理	通过系统的产前检查，尽早筛查出具有高危因素的孕妇，及早给予评估与诊治

考前必刷题

【A1 型题】

1. 关于妊娠诊断的叙述，错误的是
   A. 妊娠 18～20 周开始自觉胎动
   B. 出现黑加征时约为妊娠 6～8 周
   C. 正常胎心音为 110～160 次/分
   D. 最早于妊娠 3 周 B 超显示胎心
   E. 早孕反应多出现在妊娠 6～12 周

2. 早期妊娠时，生殖器官产生黑加征，是指
   A. 子宫增大、变软
   B. 子宫呈球形
   C. 宫颈充血、变软，呈紫蓝色
   D. 子宫峡部极软，宫颈和宫体似不相连
   E. 宫底在耻骨联合上方可触及

3. 确诊早孕的依据是
   A. 早孕反应
   B. B 型超声显示胎心搏动
   C. 停经
   D. 子宫增大
   E. 黑加征阳性

4. 关于胎心音的叙述，错误的是
   A. 正常胎心为 110～160 次/分
   B. 横位在脐周听取
   C. 骶右前位在母腹脐上右侧听取
   D. 头先露在母腹脐上两侧听取
   E. 妊娠 6 个月前，胎心音多在脐下正中线处听到

5. 关于孕妇在中、晚期妊娠的临床表现，叙述正确的是
   A. 子宫增大有压痛
   B. 妊娠 18～20 周起，孕妇自觉胎动
   C. 妊娠 8 周起，腹部听到胎心音
   D. 妊娠 20 周，偶有阴道流液
   E. 妊娠 20 周，宫底在脐上一指

6. 枕先露，胎头矢状缝与左斜径一致，大囟门在骨盆入口的右前方，胎方位为
   A. 枕左前位
   B. 枕右前位
   C. 枕左后位
   D. 枕右后位
   E. 枕左横位

7. 首次产前检查的时间是
   A. 从确诊早孕开始
   B. 妊娠 3 个月开始
   C. 妊娠 5 个月开始
   D. 妊娠 6 个月开始
   E. 妊娠 7 个月开始

8. 不属于妊娠 8 周临床表现的是
   A. 停经伴恶心、呕吐
   B. 乳头、乳晕着色、乳房增大
   C. 子宫增大，于耻骨联合上方可扪及
   D. 阴道充血变软，呈紫蓝色
   E. 黑加征

9. 关于孕期性生活的指导，叙述正确的是

A. 妊娠前 2 个月及妊娠后 1 个月应禁止性
   生活

B. 妊娠前 2 个月及妊娠后 2 个月应禁止性
   生活

C. 妊娠前 3 个月及妊娠后 3 个月应禁止性
   生活

D. 妊娠前 3 个月及妊娠后 1 个月应禁止性
   生活

E. 妊娠前 3 个月及妊娠后半个月应禁止性
   生活

10. 妊娠最早、最重要的症状是

A. 尿频   B. 早孕反应

C. 停经   D. 乳房变化

E. 子宫增大

11. 不属于纵产式的是

A. 枕先露   B. 面先露

C. 臀先露   D. 肩先露

E. 膝先露

12. 妊娠试验是测定受检者尿中的

A. 雌激素   B. 孕激素

C. 绒毛膜促性腺激素   D. 胎盘生乳素

E. 黄体生成素

13. 下列自我监测胎动结果中，提示异常的是

A. 胎动>3 次/小时

B. 胎动<20 次/12 小时

C. 胎动<10 次/12 小时

D. 胎动>15 次/12 小时

E. 胎动>30 次/12 小时

14. 关于四步触诊，叙述错误的是

A. 前三步检查时，检查者均面向孕妇头部

B. 第四步检查时，检查者面向孕妇足部

C. 第二步触诊主要检查胎背四肢在何侧

D. 第三步主要检查先露大小

E. 第四步主要了解先露部入盆程度

15. 妊娠期孕妇乳晕变黑，乳晕上的皮脂腺肥大
    形成散在的结节状小隆起，称为

A. 乳晕淋巴结   B. 乳晕色素沉着

C. 乳晕增生   D. 乳腺小叶

E. 蒙氏结节

【A2 型题】

16. 李女士，28 岁。自述平素月经规律，28 天一
    次，每次持续 4~5 天。LMP 2 月 11 日，距
    今已有 8 周，现患者感觉疲乏，乳房触痛明
    显。护士若考虑该妇女怀孕，则除以上症状
    外，还应有的症状是

A. 妊娠纹   B. 胎动感

C. 恶心   D. 妊娠斑

E. 以上均是

17. 产前检查门诊，护士在对前来检查的孕妇做
    骨盆外测量，测得髂棘间径 25 cm，髂嵴间径
    26 cm，骶耻外径 19 cm，坐骨结节间径 9 cm，
    耻骨弓角度 75°。这些指标中异常的是

A. 髂棘间径   B. 髂嵴间径

C. 骶耻外径   D. 坐骨结节间径

E. 耻骨弓角度

18. 患者女，26 岁。妊娠 36 周，产前检查胎背位
    于母体腹部左侧，胎心位于左上腹，宫底可
    触及浮球感，诊断胎方位为

A. LOA   B. LOT

C. RSA   D. LSA

E. LOP

19. 患者女，26 岁，G_1P_0。妊娠 26 周，产检时复
    查血常规，红细胞计数 $3.3×10^{12}$/L，血红蛋白
    90 g/L，诊断为妊娠合并轻度贫血，孕妇需服
    用硫酸亚铁。护士可告诉孕妇同时服用下列
    哪种维生素有利于铁的吸收

A. 维生素 A   B. 维生素 B 族

C. 维生素 C   D. 维生素 D

E. 维生素 E

20. 某孕妇，27 岁，G_1P_0。停经 60 日，出现尿频、
    尿急现象，下列叙述中正确的是

A. 嘱该孕妇保证充足的睡眠

B. 嘱该孕妇多饮水

C. 妊娠期的生理变化，不必处理

D. 给予抗利尿药物口服

E. 给予抗感染药物口服

21. 初孕妇，25 岁。妊娠 12 周，骨盆外测量坐骨

结节间径是 7.5 cm，需进一步测量

A. 出口后矢状径　　　B. 出口前矢状径

C. 耻骨弓角度　　　　D. 骶耻内径

E. 坐骨棘间径

【A3/A4 型题】

（22～25 题共用题干）

某孕妇，24 岁。妊娠 32 周，进行产前检查，于宫底摸到圆而硬的胎头，母体腹部左前方摸到胎背，胎先露未入盆。

22. 该孕妇的胎产式为

A. 骶左前　　　　　　B. 纵产式

C. 骶右前　　　　　　D. 枕左前

E. 肩左前

23. 该孕妇的胎先露为

A. 枕先露　　　　　　B. 肩先露

C. 臀先露　　　　　　D. 面先露

E. 横产式

24. 在孕妇腹部哪个方向听胎心最清楚

A. 脐左下　　　　　　B. 脐右下

C. 脐左上　　　　　　D. 脐右上

E. 肚脐下方

25. 下列对于胎方位的判断中，正确的是

A. 骶左前，正常胎位

B. 枕左前，正常胎位

C. 骶左前，异常胎位

D. 枕左前，异常胎位

E. 骶右前，异常胎位

（26～27 题共用题干）

某孕妇，26 岁，$G_1 P_0$。末次月经 2018 年 3 月 10 日，孕期进展顺利，今日到医院进行产检。触及宫底在剑突下 2 横指，宫底可触及宽软及形态不规则胎儿部分，腹部右侧触及宽而平坦部位，耻骨联合的上方触及圆而硬的胎儿部分。

26. 该孕妇预产期是

A. 2018 年 11 月 17 日

B. 2018 年 12 月 17 日

C. 2018 年 11 月 25 日

D. 2018 年 11 月 24 日

E. 2018 年 12 月 26 日

27. 估计该孕妇的孕龄为

A. 妊娠 24 周

B. 妊娠 28 周

C. 妊娠 32 周

D. 妊娠 36 周

E. 妊娠 40 周

（28～29 题共用题干）

初孕妇，30 岁。妊娠 36 周，胎方位 ROA，孕期顺利。自诉近来晚上仰卧一段时间后出现头晕、血压下降现象。

28. 该孕妇最可能发生了

A. 贫血

B. 妊娠合并低血压

C. 妊娠期高血压病

D. 仰卧位低血压综合征

E. 低血糖

29. 护士应指导孕妇采取的相应措施是

A. 增强营养　　　　　B. 给予口服升压药

C. 口服葡萄糖水　　　D. 右侧卧位休息

E. 左侧卧位休息

【护考传真】

30. 某初孕妇，32 岁。妊娠 38 周，腹部触诊，宫底可触及圆而硬的胎儿部分，腹部右侧凹凸不平，左侧相对平坦，胎心音在脐上左侧听的最清楚，该孕妇胎儿胎位可能是（2016）

A. 枕左前位　　　　　B. 枕右前位

C. 骶左前位　　　　　D. 骶右前位

E. 肩右前位

31. 孕妇自我监测胎儿安危最简单有效的方法是（2016）

A. 胎动计数　　　　　B. 计算孕龄

C. 测量体重　　　　　D. 睡眠情况

E. 情绪波动

32. 某社区妇幼保健院机构进行孕期检查，护士应指导孕妇正确进行产前检查的孕周及频率

是（2017）

    A. 妊娠 13～19 周，每个月检查一次

    B. 妊娠 20～36 周，每周检查一次

    C. 妊娠 7～12 周，每周检查一次

    D. 妊娠 32～37 周，每个月检查一次

    E. 妊娠 32～40 周，每个月检查一次

33. 某初孕妇，32 岁，妊娠 38 周。腹部触诊：宫底部可触及不规则、易变形、宽大而质软的胎儿部分，腹部右侧凹凸不平、左侧相对平坦。胎心音在脐下左侧听得最清楚。该孕妇的胎儿胎位可能是（2017）

    A. 枕左前位   B. 枕右前位

    C. 骶左前位   D. 骶右前位

    E. 肩右前位

34. 患者女，27 岁。妊娠 37 周，自述近日左下肢酸胀、疼痛，小腿内侧出现团块状隆起，晨起时消失。该患者可能出现了（2018）

    A. 血栓闭塞性脉管炎

    B. 深静脉血栓

    C. 下肢静脉曲张

    D. 妊娠所致低钙性抽搐

    E. 下肢软组织感染

35. 下列骨盆径线测量值中，正常的是（2018）

    A. 髂棘间径 22 cm   B. 髂嵴间径 24 cm

    C. 骶耻外径 17 cm   D. 骶耻内径 14 cm

    E. 坐骨结节间径 9 cm

【答案与解析】

1. D **解析：** 妊娠 5 周超声检查可见到胎芽和原始心管搏动，用超声多普勒在子宫区内能听到有节奏、单一、高调的胎心音。

2. D **解析：** 妊娠早期，双合诊检查子宫峡部极软，感觉子宫颈与子宫体似不相连，称为黑加征。

3. B **解析：** 确诊早孕的依据是 B 型超声显示胎心搏动。

4. D **解析：** 妊娠 24 周后，枕先露的听诊部位在脐左下方或脐右下方；臀先露的听诊部位在脐左上方或脐右上方；肩先露的听诊在靠近脐部下方最清楚。

5. B **解析：** 初产妇自觉胎动的开始时间通常是妊娠 18～20 周。

6. C **解析：** 胎头矢状缝与左斜径一致，大囟门在骨盆入口的右前方，小囟门在骨盆入口的左后方，即枕骨位于左后方，胎方位则为枕左后位。

7. A **解析：** 首次产前检查的时间从确诊早孕时开始。

8. C **解析：** 停经 6 周左右出现早孕反应，12 周左右自行消失。自妊娠 8 周起，孕妇自觉乳房轻度胀痛、乳头刺痛、乳房增大，有蒙氏结节出现。阴道窥器检查，可见阴道壁和子宫颈充血，呈紫蓝色，触诊出现黑加征。妊娠 12 周，子宫约为非孕子宫的 3 倍，宫底可在耻骨联合上方触及。

9. C **解析：** 原则上妊娠前 3 个月及妊娠后 3 个月应避免性生活，以防流产、早产、胎膜早破、感染。

10. C **解析：** 停经是妊娠最早、最重要的症状。

11. D **解析：** 纵产式有头先露和臀先露，横产式为肩先露。

12. C **解析：** 妊娠试验是利用孕卵着床后滋养细胞分泌 hCG，并经孕妇尿中排出的原理，用免疫学方法测定受检者血或尿中 hCG 含量，协助诊断早期妊娠。

13. C **解析：** 胎动数少于 10 次/12 小时或每小时少于 3～5 次提示胎儿缺氧。

14. D **解析：** 第三步检查查清胎先露是胎头或胎臀，以及是否衔接。

15. E **解析：** 妊娠后乳房增大，表面静脉充盈；乳头增大，乳头、乳晕着色；乳晕上的皮脂腺肥大形成散在的结节状小隆起，为蒙氏结节。

16. C **解析：** 孕妇出现恶心、晨起呕吐、流涎、食欲不振、喜食酸物、厌油、头晕、乏力、嗜睡等症

状，称为早孕反应。

17. E　解析：耻骨弓角度正常值为 90°，小于 80° 为异常。

18. D　解析：产前检查该孕妇宫底可触及浮球感，是胎儿头部，则先露部是臀，胎背位于母体腹部左侧，胎心音位于左上腹，胎方位为骶左前（LSA）。

19. C　解析：维生素 C 利于铁的吸收。

20. C　解析：停经 60 天，增大子宫在骨盆腔内压迫膀胱出现尿频、尿急现象，属于妊娠期的生理变化，不必处理。

21. A　解析：如骨盆出口横径小于 8 cm，应进一步测量骨盆出口后矢状径，停经 12 周，子宫超出骨盆腔进入腹腔，尿频症状消失。若骨盆出口横径和骨盆出口后矢状径之和大于 15 cm，一般足月大小的胎儿可以通过骨盆出口后三角经阴道娩出。

22. B　解析：该孕妇子宫底部摸到圆而硬的胎头，母体腹部左前方摸到胎背，胎体纵轴与母体纵轴平行为纵产式。

23. C　解析：该孕妇子宫底部摸到圆而硬的胎头，母体腹部左前方摸到胎背，胎体纵轴与母体纵轴平行为纵产式，则先露部为臀。

24. C　解析：该孕妇子宫底部摸到圆而硬的胎头，为臀先露，母体腹部左前方摸到胎背，故听诊部位在脐左上方。

25. C　解析：正常胎方位有两种，分别为枕左前与枕右前。该孕妇子宫底部摸到圆而硬的胎头，为臀先露，臀先露以骶骨为指示点，在母体腹部左前方摸到胎背，胎方位为骶左前位。

26. B　解析：预产期是从末次月经第 1 日算起，月份减 3 或加 9，日数加 7。

27. D　解析：妊娠 36 周宫底在剑突下 2 横指。

28. D　解析：孕妇自诉近来晚上仰卧一段时间后出现头晕、血压下降现象，该孕妇最可能发生了仰卧位低血压综合征。由于妊娠晚期孕妇长时间仰卧，增大的子宫压迫下腔静脉，回心血量及心排出量突然减少，导致血压下降。

29. E　解析：护士指导孕妇采取左侧卧位休息，可缓解仰卧位低血压综合征。

30. C　解析：该孕妇宫底可触及圆而硬的胎儿部分为胎头，所以是臀先露，臀先露以骶骨为指示点，胎心音脐上左侧听的最清楚，故胎背在腹部左侧，因而胎方位是骶左前位。

31. A　解析：胎动计数是孕妇自我监护最常用而简单的方法。

32. A　解析：在 2018 年前的产检标准：从确诊早孕开始，以后正常孕妇于妊娠 13 周起进行定期的产前检查。一般妊娠 28 周前，每 4 周检查 1 次；妊娠 28 周后至 36 周，每 2 周检查 1 次；妊娠 36 周后，每周检查 1 次。

33. A　解析：该孕妇宫底部可触及不规则、易变形、宽大而质软的胎儿部分为胎臀，所以为枕先露。枕先露以枕骨为指示点，腹部右侧凹凸不平为胎儿肢体、左侧相对平坦为胎背。胎心音在脐下左侧听得最清楚，故胎方位为枕左前位。

34. C　解析：妊娠期因下腔静脉受压使股静脉压升高可导致下肢、外阴静脉曲张。该孕妇左下肢酸胀、疼痛，小腿内侧出现团块状隆起为下肢静脉曲张的表现。

35. E　解析：髂棘间径正常值为 23～26 cm，髂嵴间径正常值为 25～28 cm，骶耻外径正常值为 18～20 cm，坐骨结节间径正常值为 8.5～9.5 cm，骶耻内径正常值为 12.5～13 cm。

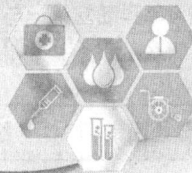

第四章　正常分娩期妇女的护理

名称	概念
分娩	妊娠满 28 周及以后的胎儿及其附属物从临产发动至全部娩出的过程
早产	妊娠满 28 周至不满 37 足周间分娩
足月产	妊娠满 37 周至不满 42 足周间分娩
过期产	妊娠满 42 周及以后分娩

第一节　影响分娩的因素

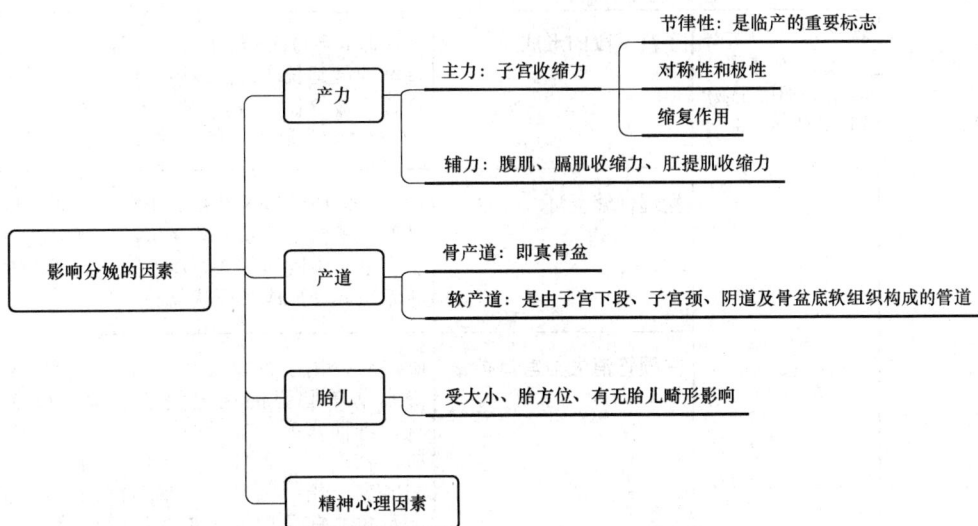

一、影响分娩的因素

分娩因素	组成	特 点	
产力（将胎儿及其附属物从子宫内逼出的力量）	子宫收缩力（简称宫缩，临产后的主要产力，贯穿于整个分娩过程）	节律性	是临产的重要标志。正常宫缩是子宫体肌不随意、有节律性的阵发性收缩。临产后每次宫缩由弱渐强（进行期），维持一定时间（极期），持续约30秒，再由强渐弱（退行期），直至完全消失进入间歇期，间歇5~6分钟。随着产程进展，宫缩间歇时间渐短，持续时间渐长，强度也逐渐增强。宫缩如此反复交替，直至分娩结束
		对称性和极性	正常宫缩起源于两侧宫角部，左右对称以微波形式向宫底中线集中，再由子宫底向子宫下段扩散，该过程约需15秒，此为宫缩的对称性。宫缩以宫底部最强、最持久，向下逐渐减弱。宫底部收缩力的强度是子宫下段的2倍，此为宫缩的极性
		缩复作用	是指宫缩时子宫体部肌纤维缩短变宽，间歇期肌纤维放松，但不能完全恢复到原来的长度。它使子宫腔容积逐渐缩小，迫使胎先露逐渐下降，子宫下段被拉长，子宫颈管逐渐缩短直至消失，子宫颈口逐渐开大
	腹肌及膈肌收缩力（简称腹压）		是第二产程胎儿娩出时的重要辅助力量。当宫口开全后，宫缩时胎先露压迫盆底组织及直肠，反射性地引起"排便"感，产妇主动屏气，腹直肌及膈肌收缩使腹内压增高，促使胎儿娩出。在第三产程中，可促使已剥离的胎盘娩出
	肛提肌收缩力		协助胎先露在骨盆腔进行内旋转，当胎头枕部露于耻骨弓下时，能协助胎头仰伸及娩出。在第三产程中，肛提肌收缩有助于胎盘娩出
产道（胎儿娩出的通道）	骨产道（即真骨盆，是产道的重要部分，其形态和大小与分娩关系密切）		①骨盆平面及其径线 ②骨盆轴 ③骨盆倾斜度
	软产道（由子宫下段、子宫颈、阴道及骨盆底软组织构成的管道）	子宫下段的形成	非孕时长约1 cm的子宫峡部于妊娠12周后逐渐伸展延长成为宫腔的一部分，至妊娠晚期逐渐被拉长、变薄形成子宫下段，长达7~10 cm，成为软产道的一部分
		生理性缩复环	由于子宫肌纤维的缩复，子宫上段肌壁越来越厚，子宫下段肌壁被牵拉扩张越来越薄，子宫上、下段的肌壁厚薄不同，在子宫内面两者交界处形成一环状隆起
		宫颈管消失与宫口扩张	临产后，由于规律宫缩的牵拉、胎先露下降及前羊膜囊的压迫使宫颈管形成漏斗状，继而宫颈管逐渐变短直至消失。临产前，初产妇宫颈外口仅容纳一指尖，经产妇能容一指。临产后，规律宫缩及缩复向上牵拉、前羊膜囊压迫和破膜后胎先露直接压迫宫颈，宫口逐渐扩张。当宫口扩张至10 cm时为宫口开全。初产妇多为宫颈管消失后宫口再扩张，而经产妇多为宫颈管消失的同时宫口扩张

分娩因素	组成		特　点
产道（胎儿娩出的通道）	软产道（由子宫下段、子宫颈、阴道及骨盆底软组织构成的管道）	骨盆底、阴道及会阴的变化	分娩过程中，前羊膜囊及下降的胎先露部逐渐扩张软产道，破膜后胎先露部下降直接压迫并扩张阴道和骨盆底，使软产道下段形成一个向前弯的长筒，前壁短后壁长，阴道黏膜皱襞展平使腔道加宽。肛提肌扩展，肌纤维拉长，会阴体由 5 cm 厚逐渐变薄至 2～4 mm，以利于胎儿通过。分娩时要注意保护会阴，避免造成会阴裂伤。
胎儿（胎儿能否顺利通过产道，还取决于胎儿大小、胎位及有无畸形）	胎儿大小（足月胎头是胎体的最大部分，是决定分娩难易的重要因素之一）	胎头颅骨	由顶骨、额骨、颞骨各2块及1块枕骨构成。颅骨间的缝隙称颅缝，两颅缝交界处较大空隙称囟门。位于胎头前方呈菱形的称前囟（大囟门）；位于胎头后方呈三角形的称后囟（小囟门）
		胎头径线	①双顶径：为两顶骨隆突间的距离，是胎头最大横径，足月时平均值约为 **9.3 cm**。临床以 **B** 超测此值判断胎儿大小 ②枕额径：又称前后径。指鼻根上方至枕骨隆突间的距离，足月时平均值约为 **11.3 cm**，胎头常以此径线衔接 ③枕下前囟径：又称小斜径。指前囟中央至枕骨隆突下方相连处之间的距离，足月时平均值约为 **9.5 cm**，胎头俯屈后以此径通过产道 ④枕颏径：又称大斜径。指颏骨下方中央至后囟顶部的距离，足月时平均值约为 13.3 cm
	胎方位（矢状缝和囟门是确定胎位的重要标记）	纵产式	①胎体纵轴与骨盆轴相一致，胎儿容易通过产道。在正常分娩过程中，胎头以最小径线（枕下前囟径）通过骨盆各平面。若胎头俯曲不良或不能完成内旋转，则可造成分娩困难 ②臀位分娩时，较小且软的胎臀先娩出，产道未充分扩张，当胎头娩出时颅骨又无变形机会，可导致胎头娩出困难
		横产式	胎体纵轴与骨盆轴垂直，足月活胎不能通过产道，对母儿威胁极大
	胎儿畸形		胎儿某一部分发育异常，如脑积水、连体儿等，由于胎头或胎体过大，通过产道常发生困难而致难产
精神心理因素			分娩过程中精神心理状态可以明显影响产力，宫口扩张缓慢，胎先露部下降受阻，产程延长，产妇体力消耗过多，同时促使产妇神经内分泌发生变化，交感神经兴奋，释放儿茶酚胺，使血压升高、心率加快、呼吸急促、肺内气体交换不足，导致胎儿缺血缺氧而出现胎儿窘迫。一般来说，产妇对分娩的安全性有顾虑，普遍有紧张、焦虑的倾向，对医护人员有很大的依赖。因此，提供安静舒适的环境，先进的医疗护理设备，较好的支持系统，既往的成功经历、导乐陪伴等都会增强产妇的信心，使产妇能主动参与分娩

第二节　枕先露分娩机制

分娩机制是指胎儿先露部适应骨盆各平面的不同形态和大小，被动进行的一系列适应性转动，以其最小径线通过产道的全过程。临床上以**枕前位最多见**，故以**枕左前位**为例说明分娩机制。

步骤	内　容
衔接	胎头双顶径进入骨盆入口平面，胎头颅骨最低点接近或达到坐骨棘水平，称为衔接（或入盆）。正常情况下，胎头以半俯屈状态进入骨盆入口，以枕额径衔接。一般初产妇在预产期前 **1～2 周内胎头衔接，经产妇多在分娩开始后胎头衔接**
下降	胎头沿骨盆轴前进的动作称下降。下降是胎儿娩出的首要条件，贯穿于分娩全过程。胎头随宫缩呈间歇性下降，宫缩时下降，间隙时稍回缩。临床上以**胎头下降程度作为判断产程进展的重要标志**
俯屈	当胎头继续下降至骨盆底时，原处于半俯屈状态的胎头枕部遇肛提肌阻力，因杠杆作用原理进一步俯屈，使下颏靠近胸部，变胎头衔接时的**枕额径（11.3 cm）为枕下前囟径（9.5 cm）**，以最小径线适应产道，有利于胎头进一步下降
内旋转	胎头围绕骨盆纵轴向前旋转，使其矢状缝与中骨盆和骨盆出口前后径相一致的动作称内旋转。内旋转使胎头适应中骨盆及出口前后径大于横径的特点，有利于胎头下降。胎头于第一产程末完成内旋转动作
胎头仰伸	胎头完成内旋转后继续下降达阴道外口，宫缩和腹压继续迫使胎头下降，而肛提肌收缩力又将胎头向前向上推进，两者共同作用的合力使胎头沿骨盆轴下段继续向下向前，当胎头枕骨下部达耻骨联合下缘时，以耻骨弓为支点，使胎头逐渐仰伸，胎头的顶、额、鼻、口、颏由会阴前缘相继娩出。当胎头仰伸时，胎儿双肩径沿左斜径进入骨盆入口
复位及外旋转	胎头娩出后，为恢复胎头与胎肩的正常关系，胎头枕部向左旋转 45° 称为复位。随着胎肩在盆腔内继续下降，前（右）肩向前向中线旋转 45°，使胎儿双肩径与骨盆出口前后径相一致，胎头枕部需在外继续向左旋转 45° 以保持胎头与胎肩的垂直关系，称外旋转
胎肩及胎儿娩出	胎头完成外旋转后，胎儿前（右）肩在耻骨弓下娩出，后（左）肩从会阴前缘娩出，随后胎体及胎儿四肢顺利娩出

第三节　分娩期妇女护理

一、先兆临产与临产诊断

概念		临床表现
先兆临产（分娩发动之前，往往出现一些预示孕妇不久将临产的症状）	假临产	孕妇产前 1～2 周子宫常发生不规则收缩，但不逐渐增强，也不使子宫颈扩张和胎先露下降，常夜间出现，清晨消失，给予镇静药物能抑制假临产
	胎儿下降感	多数初孕妇感到上腹部较前舒适，进食量增多，呼吸较前轻快，此为胎先露下降进入骨盆入口使宫底下降的缘故。因为先露压迫膀胱，常引起尿频症状

概念	临床表现	
先兆临产（分娩发动之前，往往出现一些预示孕妇不久将临产的症状）	见红	分娩开始前的 24～48 小时内由于宫颈内口附近的胎膜与子宫壁分离，毛细血管破裂，引起少量出血，并与宫颈管的黏液相混而排出的血性分泌物称为见红。见红是分娩即将开始的一个比较可靠的征象
临产诊断	有规律且逐渐增强的子宫收缩，持续 30 秒或以上，间歇 5～6 分钟，同时伴进行性子宫颈管消失、宫口扩张和胎先露下降	

二、产程分期及其临床表现

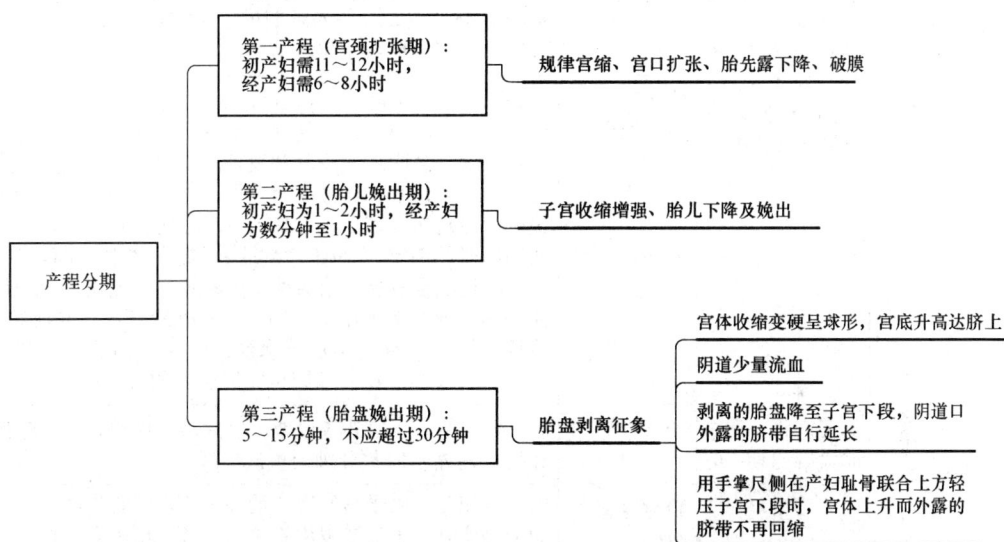

产程分期
- 第一产程（宫颈扩张期）：初产妇需11～12小时，经产妇需6～8小时 —— 规律宫缩、宫口扩张、胎先露下降、破膜
- 第二产程（胎儿娩出期）：初产妇为1～2小时，经产妇为数分钟至1小时 —— 子宫收缩增强、胎儿下降及娩出
- 第三产程（胎盘娩出期）：5～15分钟，不应超过30分钟 —— 胎盘剥离征象
  - 宫体收缩变硬呈球形，宫底升高达脐上
  - 阴道少量流血
  - 剥离的胎盘降至子宫下段，阴道口外露的脐带自行延长
  - 用手掌尺侧在产妇耻骨联合上方轻压子宫下段时，宫体上升而外露的脐带不再回缩

产程分期		临床表现
总产程（分娩的全过程是指从规律性子宫收缩开始到胎儿胎盘娩出为止）	第一产程［又称宫颈扩张期。从规律宫缩开始到子宫颈口开全（10 cm）。初产妇需 11～12 小时，经产妇需 6～8 小时］	
	规律宫缩	产程开始时，宫缩持续时间较短（约 30 秒），间歇时间较长（5～6 分钟），宫缩较弱。随着产程的进展，宫缩的持续时间渐长（50～60 秒），间歇渐短（2～3 分钟），且强度增加。当宫口近全时，宫缩持续时间可达 1 分钟或以上，间歇时间仅 1～2 分钟，且强度不断增强
	宫口扩张	临产后宫颈管逐渐缩短直至展平，宫口逐渐扩张。通过阴道检查可确定宫口扩张程度。第一产程又分为潜伏期和活跃期。潜伏期：从规律宫缩到宫颈口开大 3 cm，平均每 2～3 小时开大 1 cm，约需 8 小时，超过 16 小时为潜伏期延长。活跃期：从子宫颈口扩张 3 cm 到宫口开全（10 cm），平均约 4 小时，超过 8 小时为活跃期延长
	胎先露下降	随着子宫收缩和宫颈口扩张，胎儿先露部逐渐下降。胎头下降的程度以颅骨最低点与坐骨棘平面的关系为标志。颅骨最低点平坐骨棘平面为"0"，在坐骨棘平面上 1 cm 时，以"–1"表示；在坐骨棘平面下 1 cm 时，以"+1"表示，其余依此类推

续表

产程分期			临床表现
总产程（分娩的全过程是指从规律性子宫收缩开始到胎儿胎盘娩出为止）	第一产程[又称宫颈扩张期。从规律宫缩开始到子宫颈口开全（10 cm）。初产妇需 **11～12** 小时，经产妇需 **6～8** 小时]	胎膜破裂	简称破膜。胎先露衔接后将羊水阻隔成前、后两部分，形成前羊水囊（又称胎胞），宫缩时前羊水囊楔入宫颈管内，有助于扩张宫口。前羊水囊压力逐渐增高到一定程度时，胎膜将自然破裂。**破膜多发生在宫口近开全时**
	第二产程（又称胎儿娩出期。是从子宫颈开全到胎儿娩出。初产妇为 **1～2** 小时，经产妇为数分钟至 **1** 小时）	子宫收缩增强	宫口开全后，胎膜多已自然破裂，破膜后宫缩常暂时停止，产妇略感舒适，随后宫缩重新出现且较前次增强，持续 1 分钟或以上，间歇期仅 1～2 分钟。此时若仍未破膜，会影响胎头下降，应行人工破膜
		胎头下降及胎儿娩出	破膜后，胎头下降加速，当胎头降至骨盆出口压迫骨盆底组织时，产妇产生排便感，不由自主向下屏气。随着产程进展，会阴逐渐膨隆和变薄，肛门松弛。胎头于宫缩时露出阴道口，在宫缩间歇期又缩回阴道内，称胎头**拨露**。经几次拨露后，当胎头双顶径超过骨盆出口，宫缩间歇时胎头不再回缩，称**胎头着冠**。此时会阴极度扩张，产程继续进展，胎头枕骨于耻骨弓下露出，出现仰伸动作，使胎头娩出。随即复位和外旋转，胎儿前肩、后肩和胎体相继娩出后羊水涌出。经产妇的第二产程短，有时仅需几次宫缩即可完成胎儿的娩出
	第三产程（又称胎盘娩出期。是从胎儿娩出到胎盘娩出。一般为 **5～15** 分钟，不应超过 **30** 分钟）	子宫收缩	胎儿娩出后，子宫迅速收缩，宫底降至脐平，产妇略感轻松，宫缩暂停数分钟后再次出现
		胎盘剥离及娩出	胎儿娩出后，由于宫腔容积明显缩小，而胎盘面积不能相应缩小，与子宫壁发生错位而剥离，剥离面出血形成胎盘后血肿。子宫继续收缩，剥离的面积继续扩大，直至胎盘完全剥离而娩出 **胎盘剥离征象：**①宫体收缩变硬呈球形，宫底升高达脐上；②阴道少量流血；③剥离的胎盘降至子宫下段，阴道口外露的脐带自行延长；④用手掌尺侧在产妇耻骨联合上方轻压子宫下段时，宫体上升而外露的脐带不再回缩 **胎盘剥离及排出方式：**①胎儿面娩出，较多见②母体面娩出，较少见
		阴道流血	正常分娩的出血量一般不超过 **300 ml**

三、各产程护理

（一）第一产程护理

护理要点	护理措施
入院护理	协助办理住院手续，介绍待产室及产房的环境。产房应保持清洁，安静无噪声，尽量避免操作时发出金属碰撞声，减少不良刺激

续表

护理要点			护理措施
全身状况评估	观察生命体征		每天测体温、脉搏、呼吸 2 次，每 4～6 小时测量血压 1 次。宫缩时血压会升高 5～10 mmHg，间歇期复原
	促进舒适	补充热量和水分	鼓励产妇在宫缩间歇期少量多次进食高热量、易消化食物，注意摄入足够的水分，以适应分娩时的体力消耗。必要时可静脉补液
		活动与休息	宫缩不强且未破膜时，鼓励产妇于宫缩间歇期在室内走动，有助于加速产程进展和减轻疼痛感，待产时产妇的体位以其舒适为准。**若阴道流血、胎膜已破、初产妇宫口近开全或经产妇宫口已扩张 4 cm 者，应卧床休息**
		清洁卫生	因频繁宫缩产妇出汗较多，加之阴道分泌物、羊水流出等，产妇常有不适感，应协助产妇擦汗、更衣、更换床单等。大小便后及时会阴冲洗，保持外阴清洁卫生，预防感染
		排尿及排便	临产后产妇应**每 2～4 小时排尿 1 次**，以免膀胱充盈影响宫缩及胎头下降。因胎头压迫引起排尿困难者，应注意有无头盆不称，必要时给予导尿。排便时应注意避免发生胎儿坠厕
	减痛护理		鼓励产妇描述对疼痛的感受，向产妇解释引起疼痛的原因。宫缩时，指导产妇做深呼吸，并可按摩腹部或腰骶部，以缓解腹部疼痛与腰部不适。宫缩间歇期，指导产妇放松休息，恢复体力。也可通过播放轻音乐、谈话、讲故事等方法转移产妇的注意力，允许家属陪伴，减轻其疼痛的感觉。必要时给予药物性镇痛
	心理护理		尽可能安慰产妇，让产妇说出焦虑的感受并给予指导和帮助，耐心讲解分娩是正常的生理过程，及时提供产程过程中的相关信息，不断鼓励产妇，增强其分娩的自信心。充分发挥家庭支持系统作用，消除其焦虑、恐惧心理，使其保持平和的心态，在产程过程中密切配合助产人员完成分娩过程
专科评估	观察产程进展	**子宫收缩**	通过触诊法或胎儿监护仪进行监测 ①触诊观察法：助产人员将手放于产妇的腹壁子宫体近宫底处，宫缩时子宫隆起变硬，间歇期松弛变软。宫缩强度以(+)、(++)、(+++)表示，判读有明显主观性，无法量化 ②电子胎心监护：用胎儿监护仪描述宫缩曲线，可以直观的看出宫缩强度、频率和持续时间，是反映宫缩的客观指标。产程中要求潜伏期每 2～4 小时观察 1 次宫缩，活跃期每 1～2 小时观察 1 次，一般需要连续观察至少 3 次宫缩
		宫口扩张及胎头下降	**宫口扩张及胎头下降的速度和程度是判断产程进展的重要标志，临床通过阴道检查或肛门检查进行判断**。阴道检查必须在严密消毒后进行，次数不应过多，一般临产初期**每隔 4 小时检查 1 次**，经产妇或宫缩频者应缩短间隔时间。阴道检查能直接触及胎头的矢状缝及囟门，确定胎方位，了解宫口扩张及胎先露下降程度、是否破膜、骨盆腔的情况等。与阴道检查相比，肛门检查对骨盆后壁情况的检查有一定优势，但目前较少采用

续表

护理要点			护理措施
专科评估	观察胎心变化	胎心听诊	采用胎心听诊器，或者是超声多普勒仪，在宫缩间歇期时进行。**潜伏期每隔 1～2 小时听诊 1 次，活跃期每 15～30 分钟听诊 1 次，每次听诊 1 分钟**。此方法简单有效，但不能分辨胎心的瞬间变化，不能识别胎心率变异以及胎心率与宫缩、胎动的关系，容易忽略胎心的早期改变
		电子胎心监护	在产时可以观察胎心率及其变异，同时观察胎心率与宫缩、胎动的关系
		连续胎心监护	当间断胎心听诊发现异常，或者产妇高危，持续胎心监护是加强胎儿监护的一种重要方法
	破膜的护理		胎膜多在宫口近开全时自然破裂。一旦胎膜破裂，应立即听诊胎心，并观察羊水性状和流出量、有无宫缩，同时记录破膜时间。若破膜超过 12 小时未分娩者，应给予抗生素预防感染

（二）第二产程护理

护理要点		护理措施
观察产程进展		第二产程宫缩频且强，胎儿易缺氧，应经常听胎心，**通常每 5～10 分钟听胎心音 1 次**，最好用胎儿监护仪监测胎心率及其基线变异，若发现胎心减慢且在宫缩后不恢复或恢复变慢，应遵医嘱处理，尽快结束分娩。若发现第二产程延长，应及时查找原因，避免胎头长时间受压，采取相应措施结束分娩
正确指导产妇屏气		宫口开全后采用膀胱截石位屏气的方法：将产床置于头高臀低位，让产妇双足蹬在产床支架上，双手握住产床把手，一旦出现宫缩，先深吸气屏住，然后如解大便样向下用力屏气以增加腹压。**宫缩间歇时，产妇全身肌肉放松安静休息，恢复体力**。宫缩再现时，再做同样的屏气动作，以加速产程进展。当胎头着冠后，宫缩时不应令产妇用力，以免胎头娩出过快致会阴裂伤
接生准备		初产妇宫口开全，**经产妇宫口扩张 4 cm** 且宫缩规律有力时，送产妇至产房做好接生前的准备工作
	外阴清洁消毒	用肥皂水擦洗（或冲洗）外阴部，擦洗顺序是：大小阴唇、阴阜、大腿内上 1/3、会阴、肛周及肛门。然后用温开水冲洗干净
	接生人员准备	严格按无菌操作常规洗手、消毒、穿手术衣及戴手套，铺无菌产台，准备接生
接生方法	评估会阴条件	如会阴水肿、会阴过紧缺乏弹性、耻骨弓过低、胎儿较大、胎儿娩出过快等，均易造成会阴撕裂，应评估会阴条件，必要时给予会阴切开
	接生要领	产妇屏气必须与接产者配合，保护会阴的同时协助胎头俯屈，让胎头以最小径线（枕下前囟径）在宫缩间歇时缓慢地通过阴道口，正确娩出胎肩，防止会阴撕裂
	接生步骤	接生者站在产妇右侧，当胎头拨露、阴唇后联合紧张时开始保护会阴。**双肩娩出后，保护会阴的右手方可放松**，然后双手协助胎体及下肢以侧位娩出。胎儿娩出后立即清理呼吸道，待脐带搏动消失后，在距脐带根部 15～20 cm 处用两把血管钳钳夹，于两钳之间剪断脐带。在产妇臀下放一弯盘以测量出血量

（三）第三产程护理

护理要点		护理措施
新生儿护理	清理呼吸道	胎儿娩出后，用新生儿吸痰管轻轻吸除新生儿咽部、鼻腔的黏液和羊水，以免发生呼吸道堵塞和新生儿吸入性肺炎。如果呼吸道已畅通而新生儿仍未啼哭，可轻拍或轻弹新生儿足底。新生儿大声啼哭表示正常呼吸已建立，即可处理脐带。新生儿娩出后用无菌巾擦干全身的羊水与血迹，尽快放置在事先准备好的保暖处理台上进行常规护理
	新生儿 Apgar 评分	新生儿出生后 1 分钟时进行 Apgar 评分，**8～10 分属正常；4～7 分为轻度窒息；0～3 分为重度窒息**。新生儿窒息需进行复苏抢救，于出生后 5 分钟再次评分
	脐带处理	目前用气门芯、棉线、脐带夹等方法处理脐带。临床常用气门芯结扎法：**用 75%乙醇消毒脐根部周围**，用一止血钳套上两条约 2 mm 宽消毒备用的气门芯，于脐轮上 1 cm 处钳夹脐带，在止血钳上 0.5 cm 处断脐，牵引第一个气门芯胶管上的棉线，将橡皮圈绕过止血钳顶端，套在脐轮上 0.5 cm 处，同法于第一道结扎外 0.5 cm 处再扎第二道，检查无脐轮组织套入后，取下止血钳。挤净脐带断端血液，检查有无出血，纱布保护脐根部周围，用 **5%聚维酮碘或 75%乙醇消毒脐带断端**，无菌纱布覆盖后脐带布包扎
	常规护理	将新生儿抱示母亲，认清性别。注意保暖，擦净新生儿足底胎脂，打足印及产妇拇指印于新生儿病历上，仔细体格检查，系上标明母亲姓名、床号、住院号；新生儿性别、体重和出生时间的手腕带。保持新生儿侧卧，防止呕吐物导致咳呛和窒息
娩出胎盘	协助胎盘娩出	接生者确认胎盘完全剥离后，于宫缩时以左手握住宫底（拇指置于子宫前壁，其余四指放于子宫后壁）并轻按压，同时右手有控制地牵引脐带，协助胎盘娩出至阴道口时，接生者用双手捧住胎盘，向一个方向旋转并缓慢向外牵拉，协助胎盘胎膜完整娩出。胎盘胎膜娩出后，按摩子宫以刺激宫缩、减少出血，注意观察并测量出血量。**切忌在胎盘剥离前粗暴地按揉子宫底或牵拉脐带，以免引起胎盘胎膜残留、产后出血、脐带断裂、子宫翻出等**
	检查胎盘胎膜	提起胎盘，检查胎膜是否完整；检查胎盘胎儿面边缘有无血管断裂，及时发现副胎盘；检查胎膜破口与胎盘边缘的距离，排除有无边缘性前置胎盘。然后将胎盘铺平，用纱布轻轻擦干胎盘母体面血液，检查胎盘母体面的胎盘小叶有无缺损，测量胎盘直径、厚度、重量和脐带长度。正确记录出血量
检查软产道		胎盘娩出后，仔细检查会阴、小阴唇内侧、尿道口周围、阴道及宫颈有无裂伤及裂伤程度，若有裂伤应及时缝合
预防产后出血		**胎盘娩出后，及时按摩子宫**是防止产后出血的一种有力措施。如既往有产后出血史或估计有产后出血可能者，可在胎儿前肩娩出时静注缩宫素 **10～20 U**，也可在胎儿前肩娩出后立即肌内注射缩宫素 10 U，或将缩宫素 10 U 加于 **0.9%氯化钠注射液 20 ml 内经脐静脉快速注入**，均能促使胎盘迅速剥离，减少出血
产后观察		胎儿娩出后 **2 小时**内是产后出血发生的高峰期，又称为第四产程。产妇继续留产房观察 2 小时，注意子宫收缩情况、宫底高度、阴道出血量、外阴阴道有无血肿、膀胱是否充盈等，并测量生命体征
促进亲子互动		分娩后 **30 分钟**内将新生儿送至母亲怀抱，尽早进行母子肌肤接触，早吸吮、早开奶，促进亲子间的互动

四、新生儿 Apgar 评分法

体征 评分	0分	1分	2分
心率（次/分）	无	<100 次/分	≥100 次/分
呼吸（次/分）	无	浅慢，不规则	规则，啼哭
肌张力	松弛	四肢稍屈曲	四肢活动好
喉反射	无反射	有些动作	咳嗽、恶心
皮肤颜色	全身青紫或苍白	躯干红润，四肢青紫	全身红润

考前必刷题

【A1 型题】

1. 不属于临产后子宫收缩特点的是
   - A. 对称性
   - B. 极性
   - C. 节律性
   - D. 缩复作用
   - E. 复原性

2. 影响正常分娩的因素不包括
   - A. 产力
   - B. 产道
   - C. 胎盘
   - D. 胎儿
   - E. 精神心理因素

3. 分娩过程中的主要产力是指
   - A. 子宫的收缩力
   - B. 腹肌收缩力
   - C. 膈肌收缩力
   - D. 盆底肛提肌收缩力
   - E. 骨骼肌收缩力

4. 临床上通过B超测量下列哪条径线可以判断胎儿的大小
   - A. 双顶径
   - B. 枕额径
   - C. 枕下前囟径
   - D. 枕颏径
   - E. 枕下后囟径

5. 关于破膜的处理，叙述错误的是
   - A. 破膜后即听胎心音
   - B. 记录破膜时间
   - C. 观察羊水性质
   - D. 胎头高浮者，须抬高床尾
   - E. 破膜超过 24 小时者，需给予抗生素

6. 先兆临产是指
   - A. 规律宫缩、见红
   - B. 规律宫缩、胎儿下降感
   - C. 假临产、见红
   - D. 假临产、宫口扩张
   - E. 宫口扩张、胎儿下降感

7. 临产开始的重要标志是
   - A. 不规律宫缩
   - B. 宫口扩张
   - C. 胎儿下降感
   - D. 见红
   - E. 规律且逐渐加强的宫缩

8. 潜伏期是指从临产出现规律宫缩至子宫颈扩张
   - A. 1 cm
   - B. 2 cm
   - C. 3 cm
   - D. 4 cm
   - E. 5 cm

9. 关于分娩的分期，叙述错误的是
   - A. 总产程是指从规律宫缩开始到胎儿娩出为止
   - B. 第一产程初产妇需 11～12 小时
   - C. 第二产程初产妇需 1～2 小时
   - D. 第三产程不超过 30 分钟

E. 第二产程经产妇需 1 小时或数分钟

10. 判断胎先露下降程度的标志是

　　A. 坐骨结节水平　　　B. 坐骨棘水平

　　C. 坐骨结节上　　　　D. 坐骨结节下

　　E. 坐骨棘水平上

11. 开始保护会阴的时机是

　　A. 胎头拨露使会阴后联合紧张时

　　B. 胎头拨露前

　　C. 胎头着冠时

　　D. 胎肩娩出时

　　E. 胎臀娩出时

12. 分娩期腹压的应用时间是

　　A. 第一产程，宫缩时

　　B. 第一产程，宫缩间歇时

　　C. 第二产程，宫缩时

　　D. 第二产程，宫缩间歇时

　　E. 临产开始至分娩结束

13. 新生儿出生后的处理关键是

　　A. 清理呼吸道　　　B. 刺激呼吸

　　C. 断脐　　　　　　D. 处理脐带

　　E. 无呼吸注射中枢兴奋剂

14. 新生儿早期哺乳，要求在出生后多长时间

　　A. 20 分钟内　　　　B. 30 分钟内

　　C. 45 分钟内　　　　D. 60 分钟内

　　E. 2 小时内

15. 产后产妇应在产房观察多长时间

　　A. 30 分钟　　　　　B. 1 小时

　　C. 2 小时　　　　　D. 3 小时

　　E. 4 小时

【A2 型题】

16. 初产妇，27 岁。妊娠足月，现出现规律宫缩，约 5 分钟一次，每次持续 30 秒，正常情况下至宫口开全需多少时间

　　A. 7~8 小时　　　　B. 9~10 小时

　　C. 11~12 小时　　　D. 14~16 小时

　　E. 18~24 小时

17. 新生儿出生后 1 分钟，四肢青紫，吸痰器清理呼吸道时患儿有恶心的表现，四肢活动好，

心跳 90 次/分，呼吸浅慢不规则，该新生儿 Apgar 评分为

　　A. 0 分　　　　　　B. 3 分

　　C. 5 分　　　　　　D. 7 分

　　E. 10 分

18. 王女士，初产妇，妊娠 39 周住院待产。检查：宫缩规律，枕左前位，胎心 145 次/分，宫口开大 3 cm。下列产程护理措施中，错误的是

　　A. 指导合理饮食

　　B. 休息时取左侧卧位

　　C. 宫缩时嘱正确用腹压

　　D. 每 1~2 小时听胎心一次

　　E. 鼓励 2~4 小时排尿一次

19. 某孕妇，妊娠 38 周，宫缩间隔 5~6 分钟，持续约 40 秒，宫颈管展平，宫口扩张 3 cm，目前考虑应是

　　A. 先兆临产　　　　　B. 足月临产

　　C. 早产临产　　　　　D. 假临产

　　E. 生理性宫缩

20. 某产妇自然分娩，其产后 2 小时观察的内容不包括

　　A. 血压及脉搏　　　　B. 子宫收缩情况

　　C. 阴道流血量　　　　D. 乳汁分泌情况

　　E. 膀胱充盈情况

21. 某产妇，10 分钟前顺产一女婴，助产士想判断胎盘是否剥离。下列选项中，不是胎盘剥离征象的是

　　A. 宫底升高

　　B. 宫体变硬呈球形

　　C. 阴道少量流血

　　D. 于耻骨上按压子宫下段脐带回缩

　　E. 于耻骨上按压子宫下段脐带不回缩

22. 某女，25 岁。妊娠 39 周，规律性腹痛 2 小时就诊。入院检查宫口开大 2 cm，胎膜未破，胎心 140 次/分，诊断为足月临产。现产妇自觉腹痛，下列对该产妇的指导中，正确的是

　　A. 可自行用药缓解疼痛

B. 可以俯卧减轻疼痛

C. 有明显便意感时可以上卫生间

D. 腹部不痛时也躺在床上休息不能活动

E. 指导产妇不要过早向下屏气用力

【A3/A4 型题】

（23～25 题共用题干）

某产妇，妊娠 39 周，急诊入院，现宫口已经开大 10 cm。

23. 该产妇已经进入
    A. 临产　　　　　B. 未临产
    C. 第一产程　　　D. 第二产程
    E. 第三产程

24. 新生儿娩出后，进行 Apgar 评分的内容不包括
    A. 皮肤温度　　　B. 肌张力
    C. 喉反射　　　　D. 心率
    E. 呼吸

25. 新生儿娩出后，下列对该产妇的处理措施中，错误的是
    A. 立即挤压子宫，促使胎盘娩出
    B. 检查阴道、会阴有无裂伤
    C. 第三产程结束后，产妇在产房观察 2 小时
    D. 胎盘娩出后详细检查胎盘、胎膜是否完整
    E. 产后 2 小时情况良好，护送到休息室

（26～27 题共用题干）

28 岁孕妇，停经 9 月余。昨天下午出现腹部阵发性痛，每次持续 4～10 秒，间隔时间不定，晚上发现内裤上有红色分泌物。

26. 上述情况属于
    A. 先兆临产　　　B. 临产
    C. 进入第一产程　D. 进入第二产程
    E. 进入第三产程

27. 今晨，该妇女入院后感下腹阵痛，每次持续时间为 35 秒，间隔 5～6 分钟。该情况属于
    A. 先兆临产　　　B. 未临产
    C. 进入第一产程　D. 进入第二产程

E. 进入第三产程

【护考传真】

28. 某新生儿出生时全身青紫，四肢伸展，无呼吸，心率 80 次/分，用洗耳球插鼻有皱眉动作，该新生儿的 Apgar 评分是（2015）
    A. 0 分　　　　　B. 1 分
    C. 2 分　　　　　D. 3 分
    E. 4 分

29. 可以动态监测产妇产程进展和识别难产的重要手段是（2015）
    A. 胎儿监护　　　B. 多普勒听胎心
    C. 产程图　　　　D. 阴道检查
    E. 肛门检查

30. 正常情况下，产妇顺产后需继续留在产房观察的时间是（2015）
    A. 1 小时　　　　B. 2 小时
    C. 3 小时　　　　D. 4 小时
    E. 5 小时

31. 某足月女性新生儿，出生后 1 分钟评估患儿情况：躯干皮肤色红，四肢较紫，心率 120 次/分，哭声响亮，肌张力好，呼吸 45 次/分。该足月儿最终的 Apgar 评分是（2016）
    A. 6 分　　　　　B. 7 分
    C. 8 分　　　　　D. 9 分
    E. 10 分

32. 患者女，27 岁。妊娠 10 个月，有临产的征兆急诊入院，经科医生检查宫口已开 4 cm，住院护士应首先（2017）
    A. 办理入院手续
    B. 沐浴更衣后入病区
    C. 会阴清洗观察产程
    D. 让产妇步行入病区
    E. 平车运送至产房待产

33. 某男性新生儿经产钳助产娩出，出生后心率 95 次/分，呼吸浅慢，全身皮肤青紫，四肢稍曲，喉反射消失。该新生儿的 Apgar 评分是（2017）
    A. 3 分　　　　　B. 4 分

C. 5 分　　　　　D. 6 分

E. 7 分

34. 某产妇，25 岁。自然分娩后 1 小时在产房观
察，责任护士应主要注意产妇的（2017）

A. 泌乳量　　　　　B. 会阴切口

C. 心理状态　　　　D. 体温

E. 宫缩情况

【答案与解析】

1. E　解析：临产后子宫收缩的特点：节律性、对称性和极性、缩复作用。

2. C　解析：影响正常分娩的因素包括产力、产道、胎儿及产妇精神心理因素。

3. A　解析：分娩过程中的主要产力是子宫收缩力。

4. A　解析：临床上通过 B 超测量胎头双顶径来判断胎儿大小。

5. E　解析：一旦胎膜破裂，容易发生脐带脱垂，应立即听诊胎心。胎头高浮者，须抬高床尾，防止羊
水流出和脐带脱垂。通过观察羊水性状判断有无胎儿缺氧。破水后及时记录时间，若超过
12 小时未分娩者，应给予抗生素预防感染。

6. C　解析：先兆临产即为分娩先兆，其表现有不规律宫缩（假临产）、见红、胎儿下降感。

7. E　解析：临产的表现有规律且逐渐增强的子宫收缩，同时伴进行性子宫颈管消失、宫口扩张和胎先
露下降。其中，规律且逐渐加强的宫缩是临产的重要标志。

8. C　解析：潜伏期是指从临产出现规律宫缩至子宫颈扩张 3 cm。

9. A　解析：分娩的全过程称为总产程，是指从规律性子宫收缩开始到胎儿、胎盘娩出为止。第一产程：
又称宫颈扩张期。从规律宫缩开始到子宫颈口开全（10 cm）初产妇需 11～12 小时，经产
妇需 6～8 小时。第二产程：又称胎儿娩出期。是从子宫颈开全到胎儿娩出。初产妇为 1～
2 小时，经产妇为数分钟至 1 小时。第三产程：又称胎盘娩出期。是从胎儿娩出到胎盘娩
出。为 5～15 分钟，不应超过 30 分钟。

10. B　解析：判断胎先露下降程度的标志是坐骨棘水平。

11. A　解析：接产过程中当胎头拨露使会阴后联合紧张时开始保护会阴。

12. C　解析：分娩期腹压的应用是在宫口开全后，宫缩时先深吸气屏住，然后向下用力屏气以增加腹
压。宫缩间歇时，产妇全身肌肉放松安静休息，恢复体力。

13. A　解析：新生儿出生后的处理关键是清理呼吸道。

14. B　解析：分娩后 30 分钟内将新生儿送至母亲怀抱，尽早进行母子肌肤接触，早吸吮、早开奶，促
进亲子间的互动。

15. C　解析：胎盘娩出后 2 小时内是产后出血发生的高峰期，又称为第四产程，产妇应继续留产房观
察 2 小时。

16. C　解析：初产妇第一产程一般需要 11～12 小时。

17. D　解析：新生儿 Apgar 评分：四肢青紫评 1 分，吸痰器清理呼吸道时患儿有恶心表现评 2 分，
四肢活动好评 2 分，心跳每分钟 90 次评 1 分，呼吸浅慢不规则评 1 分，共 7 分。

18. C　解析：该产妇宫口扩张仅 3 cm，处于分娩的第一产程，宫口未开全时不宜使用腹压。因此错误
的护理措施是宫缩时嘱正确用腹压。

19. B　解析：孕妇妊娠 38 周，孕周属于足月；宫缩间隔 5～6 分钟，持续约 40 秒，属于规律的子宫收
缩，宫颈管展平，宫口扩张 3 cm 都提示产妇已经进入临产。

20. D　解析：胎盘娩出后 2 小时内是产后出血发生的高峰期，又称为第四产程。产妇继续留产房观察，

注意子宫收缩情况、宫底高度、阴道出血量、外阴阴道有无血肿、膀胱是否充盈等，并测量生命体征。不包括乳汁分泌情况。

21. D　解析：胎盘剥离征象：①宫体收缩变硬呈球形，宫底升高达脐上；②阴道少量流血；③剥离的胎盘降至子宫下段，阴道口外露的脐带自行延长；④用手掌尺侧在产妇耻骨联合上方轻压子宫下段时，宫体上升而外露的脐带不再回缩。

22. E　解析：该产妇目前处于第一产程，宫口未开全，不能过早的屏气用力。药物止痛易影响宫缩和抑制新生儿呼吸；第一产程破膜前鼓励多活动；有便意感说明宫口接近开全，先露压迫腹壁引发的，故此时不可以去卫生间。

23. D　解析：产妇，妊娠39周，宫口已经开大10 cm，进入了第二产程。

24. A　解析：新生儿Apgar评分体征包括心率、呼吸、肌张力、喉反射和皮肤颜色，不包括皮肤温度。

25. A　解析：新生儿娩出后，产妇进入第三产程，此时应判断胎盘已剥离后再按压子宫助娩胎盘，胎盘娩出后详细检查胎盘、胎膜是否完整，检查阴道、会阴有无裂伤。第三产程结束后，产妇在产房观察2小时，情况良好者，护送到休息室。

26. A　解析：妊娠9月余，出现腹部阵发性痛，每次持续4～10 s，间隔时间不定，属于不规律子宫收缩，内裤上有红色分泌物，考虑见红，属于先兆临产。

27. C　解析：入院后感下腹疼痛，每次持续时间为35 s，间隔5～6 min，出现规律宫缩，提示临产。

28. C　解析：新生儿出生时全身青紫评0分，肌张力松弛评0分，无呼吸评0分，心率80 次/分，评1分，有反射评1分。

29. C　解析：产程图是通过描记宫口扩张及胎头下降情况，反应产程进展的坐标图。

30. B　解析：胎盘娩出后，产妇应继续留产房观察2小时。

31. D　解析：新生儿出生后1分钟，躯干皮肤色红、四肢较紫，评1分；心率120 次/分，评2分；呼吸规则、哭声响亮评2分；肌张力好评2分；反射好评2分。

32. E　解析：患者妊娠10个月，有临产的征兆急诊入院，宫口已开4 cm，提示孕妇已经进入第一产程活跃期，应平卧立即送待产室观察产程进展。

33.B　解析：男性新生儿经产钳助产娩出；出生后心率95 次/分，评1分；呼吸浅慢，评1分；全身皮肤青紫，评1分；四肢稍曲，评1分；喉反射消失评0分。Apgar评分为4分。

34. E　解析：产妇分娩后继续留产房观察 2 小时，注意子宫收缩情况、宫底高度、阴道出血量、外阴阴道有无血肿、膀胱是否充盈等，并测量生命体征。

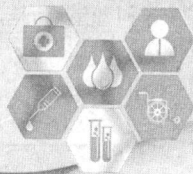

第五章　正常产褥期母婴的护理

第一节　产褥期妇女的身心变化

产褥期概念: 产妇全身各器官（除乳腺外）从胎盘娩出至恢复或接近正常未孕状态所需的一段时期，一般为 **6 周**。产褥期以生殖器官变化最显著。

一、产褥期母体的生理变化

项目		特　点
生殖系统	子宫（产褥期**变化最大的器官**。子宫自胎盘娩出后逐渐恢复至未孕状态的过程称子宫复旧） **子宫肌纤维缩复**	子宫肌纤维体积缩小、胞质减少。胎盘娩出后，子宫底在脐下 **1 指**，因子宫颈外口升至坐骨棘水平，子宫底稍上升，产后第 1 日平脐，随着肌纤维的不断缩复，子宫体逐渐缩小，以后每日下降 **1～2 cm**，产后 1 周缩小至妊娠 12 周大小，产后 10 日降入骨盆腔内，产后 6 周恢复至非孕时期大小。子宫重量也逐渐减少，分娩后约 1000 g，至产后 1 周重约 500 g，至产后 2 周重约 300 g，至产后 6 周时重约 50 g
	子宫血管变化	胎盘娩出后，宫缩导致开放的螺旋小动脉和静脉窦压缩变窄，数小时后血管内血栓形成，胎盘剥离处出血逐渐减少，直至停止
	子宫内膜再生	分娩后蜕膜缺血坏死脱落，子宫内膜再生。产后 3 周，除胎盘附着处外，子宫腔表面均由新生内膜修复。胎盘附着处的子宫内膜至产后 6 周全部修复
	宫颈的恢复	分娩后宫颈松软，呈紫红色，壁薄，形成皱襞，宫颈外口呈环状，形如袖口。产后 1 周，子宫颈内口关闭；产后 4 周，子宫颈恢复至未孕形态。由于分娩，子宫颈外口在 3 点及 9 点处易发生轻度裂伤，故初产妇的子宫颈外口由圆形（未产型）变为"一"字横裂形（已产型）
	阴道及外阴	分娩后，阴道逐渐缩小，产后 3 周，阴道黏膜皱襞重新出现，阴道壁张力逐渐恢复，但不能完全恢复至非孕状态。分娩后，阴道黏膜及外阴轻度水肿，产后 2～3 日即可消退。处女膜在分娩时撕裂形成处女膜痕。会阴部血液循环丰富，如有缝合切口，一般于产后 3～4 日愈合
	盆底组织	盆底组织及筋膜在分娩时过度扩张使弹性减弱，常伴有部分肌纤维断裂。产后 1 周，水肿和淤血逐渐消失，产褥期如能坚持产后运动，盆底肌肉可恢复至接近非孕状态。如盆底组织有严重断裂，或产褥期过早进行重体力劳动，可影响盆底组织的恢复，导致阴道壁膨出，甚至子宫脱垂

续表

项目		特 点
乳房	**乳房**的主要变化为泌乳活动	产后母体内雌激素、孕激素、胎盘生乳素急剧下降，加之新生儿吸吮刺激乳头致使垂体生乳素和缩宫素升高，促进泌乳。产后 7 日内分泌少量浑浊的淡黄色乳汁，称为**初乳**。初乳内含有较多的蛋白质和矿物质，是新生儿最理想的天然食物。产后 7～14 日分泌的乳汁为**过渡乳**，蛋白质含量逐渐减少，脂肪和乳糖含量升高。生产 14 日以后分泌的乳汁为**成熟乳**，呈白色。母乳内含有大量抗体，故母乳喂养的新生儿抵抗力较强
血液循环系统	循环变化	分娩解除了子宫对下腔静脉的压迫，静脉血回流量增加；子宫胎盘的血液循环不复存在，以及子宫肌纤维的缩复，使大量血液从子宫回流入体循环；加之妊娠期组织间液的回吸收，致使**产褥期血容量增加，心脏负荷加重，尤其以产后 24 小时内心脏负荷最重**，产后 2～3 周血容量恢复至非孕状态
	血液成分变化	**产褥早期血液处于高凝状态，产后 2～4 周恢复至孕前水平**。红细胞计数和血红蛋白值增高；白细胞总数增加，可达 $(15～30) \times 10^9/L$，一般产后 1～2 周恢复正常。中性粒细胞计数增加，血小板计数于产后 2～3 日恢复正常。血沉于产后 3～4 周降至正常
泌尿系统		妊娠期体内潴留的水分在产后由肾脏排出，故产后 2～3 日尿量增多。在分娩过程中，膀胱受压致使黏膜水肿、充血及肌张力降低，以及会阴伤口疼痛，**容易发生尿潴留**
内分泌系统	月经及卵巢功能	**未哺乳妇女通常在产后 6～10 周月经复潮**，卵巢平均在 10 周左右恢复排卵；**哺乳妇女**的月经复潮延迟，甚至哺乳期一直不来月经，但卵巢则在**产后 4～6 个月恢复排卵**，故产后恢复月经较晚者，首次月经来潮前多有排卵，所以哺乳期妇女虽未有月经却有受孕的可能
	其他腺体	妊娠期腺垂体、甲状腺及肾上腺增大，功能增强，在产褥期逐渐恢复正常
腹壁	妊娠纹及腹壁肌张力	妊娠期出现的下腹正中线色素沉着在产褥期逐渐消退。初产妇紫红色的妊娠纹变成白色妊娠纹。产后腹壁松弛，需 6～8 周恢复

二、产褥期妇女的心理调适

心理调适分期	特 点
依赖期	**产后 1～3 日**，此期的产妇会较多的谈论自己对分娩的感受，而对新生儿的照顾（如喂奶、沐浴等）则需要通过别人来帮助完成
依赖–独立期（产妇最易出现产后抑郁的危险时期）	**产后 3～14 日**，这一时期产妇表现出较为独立的行为，开始学习和练习护理新生儿，改变依赖期中接受特别照顾和关心的状态。这一时期产妇容易产生心理异常，可能与体内的激素水平迅速下降、分娩及产后照顾新生儿、产妇过度疲劳有关
独立期	**产后 2 周～1 个月**，产妇及其家庭形成新的生活形态，新的家庭运作模式形成，产妇及其丈夫开始恢复分娩前的家庭生活，并开始共同哺育新生儿及进行家务劳动等

第二节　产褥期妇女的护理

一、产褥期临床表现

要点		内　容
生命体征	体温	大多数产妇产后体温在正常范围内,偶尔在产后 1 日内体温稍有升高,一般不超过 38 ℃。未母乳喂养的产妇通常于产后 3～4 日因乳房血管、淋巴管极度充盈可有发热,称为泌乳热,体温高达 38.5 ℃～39 ℃,一般仅持续数小时,最多不超过 16 小时体温即下降,不属病态
	脉搏	较缓慢,约 60～70 次/分,约产后 1 周恢复正常
	呼吸	深慢,约 14～16 次/分
	血压	平稳,妊娠期高血压疾病孕妇产后血压有明显的下降
产后宫缩痛		产褥早期因宫缩而引起的下腹部阵发性剧烈疼痛。在产后 1～2 日出现,持续 2～3 日消失,以经产妇多见,哺乳时反射性子宫收缩可使疼痛加剧
恶露		产后随着子宫蜕膜的脱落,血液、坏死蜕膜组织经阴道排出,称为恶露。正常恶露总量为 250～500 ml,有血腥味,但无臭味,持续 4～6 周
	血性恶露	色鲜红,量多,含大量血液、坏死蜕膜组织及少量胎膜,一般持续 3～4 日
	浆液恶露	色淡红,量减少,含少量血液、大量坏死蜕膜组织、子宫腔渗出液、宫颈黏液、白细胞等,持续 10 日左右
	白色恶露	色较白,含大量白细胞、坏死蜕膜组织、表皮细胞及细菌等,持续 3 周左右
会阴		经阴道分娩产妇外阴轻度水肿,产后 2～3 日即可消退。产后 3 日内切口有水肿,拆线后自然消失,切口多于产后 3～4 日愈合。产后 3 日内切口在活动时可有轻微疼痛。若出现疼痛严重、局部肿胀、发红及皮肤温度升高等,要考虑会阴切口感染
饮食		产后几天内常感口渴,喜进流质及半流质饮食,由于疲劳,产妇食欲不佳,1～2 日后恢复
排泄	褥汗	产妇皮肤排泄功能旺盛,大量出汗,夜间睡眠和初醒时尤甚,约在 1 周后好转
	尿量增多及排尿困难	产后 2～3 日尿量增加,由于膀胱黏膜水肿,加上会阴伤口疼痛,可发生排尿困难,甚至会发生尿潴留及泌尿系统感染
	便秘	与产后卧床、胃肠平滑肌张力及蠕动减弱、腹直肌及盆底松弛有关
乳房	乳房胀痛	产妇可有乳房胀痛感,触摸乳房有坚硬感并且疼痛加重。乳房胀痛与产后哺乳延迟或没有及时排空乳房有关
	乳头皲裂	乳头皲裂表现为乳头红、裂开甚至出血,哺乳时疼痛。大多由哺乳方法不正确或产前乳头准备不充分引起
体重减轻		由于胎儿及胎盘娩出、羊水流出、产时出血、子宫复旧以及恶露、褥汗、尿液的大量排出,产妇在产后 1 周体重可下降 10 kg 左右
产后压抑		指产妇在产后 2～3 日内发生的轻度或中度的情绪反应。主要表现为易激惹、喜怒无常、忧虑不安等。可能与产后体内雌激素、孕激素水平降低及产后的心理压力、产后疲乏有关

二、护理措施

要点	内容
产后 2 小时内护理	产后 2 小时易发生产后出血，应在产房严密观察产妇生命体征；注意子宫收缩及膀胱充盈情况；观察阴道流血量及阴道、会阴有无血肿（发生血肿后的主要表现为伤口严重疼痛，肛门有坠胀感）和新生儿的一般情况。协助产妇与新生儿早接触，新生儿于产后 30 分钟内吸吮，促进亲子互动
一般护理	认真评估产妇的身心状况，每日测 2 次体温、脉搏、血压及呼吸。提供良好的休养环境，保持床单的清洁、干燥、整齐。重视产后排尿，产后 4～6 小时要鼓励产妇及时排尿，以防子宫收缩欠佳。鼓励产妇早期下床活动及做产后保健操，多饮水，多摄入富含纤维素的食物，保持大便通畅
会阴护理	观察会阴切口有无渗血、血肿、水肿等。如无异常，每日用 0.05% 碘伏冲洗或擦洗会阴 2 次。擦洗的原则是先擦净会阴部污物，再由上至下、由内向外擦洗。会阴侧切者取健侧卧位休息。出现下列情况时应及时做出处理

	伤口血肿	常发生于会阴切开术后的 2 小时内，此时需要拆开缝合线、清除血肿、结扎出血血管、进行二次缝合，绝大多数伤口可以正常愈合。小的血肿可用湿敷或远红外灯照射
	伤口感染	局部有硬结、波动感，挤压时有脓性分泌物溢出，提示有伤口感染。需拆线、清创，再行理疗，或在产后 7～10 日用 1:5000 高锰酸钾溶液坐浴，同时使用抗生素
	伤口裂开	拆线后伤口裂开，如伤口新鲜，可再次缝合，但多数按感染伤口处理
	会阴水肿	用 95% 乙醇溶液或 50% 硫酸镁湿热敷，勤换会阴垫，大便后清洗，保持会阴清洁、干燥

排尿困难的护理	①解除产妇对排尿疼痛的顾虑 ②鼓励产妇坐起排尿，或热水熏洗外阴，用温开水冲洗尿道外口周围，以诱导排尿 ③下腹正中放置热水袋，以刺激膀胱收缩 ④针灸或肌内注射新斯的明 1 mg，以兴奋膀胱逼尿肌促其排尿 ⑤上述方法无效时应予导尿
子宫复旧的护理	产妇入休养室后 30 分钟、1 小时、2 小时，分别观察子宫底高度和硬度，并按压子宫底以促进宫缩与排出积血，更换会阴垫，记录子宫底高度、恶露的质和量，以后每天评估子宫复旧情况及恶露情况
乳房护理	乳房应保持清洁、干燥，经常擦洗。分娩后第一次哺乳前用温水毛巾清洁乳头和乳晕，切忌用肥皂或酒精擦洗，以免引起局部皮肤干燥、皲裂。出现以下情况时，应及时处理

	乳头平坦或凹陷	指导产妇做牵拉和伸展乳头练习，每日 2 次，每次 10 分钟以上；也可用负压吸乳器吸乳头
	乳房胀痛	尽早哺乳；用手指顺乳腺管向乳头方向按摩；哺乳前用湿毛巾热敷；哺乳间期冷敷；增加婴儿吸吮次数，以缓解疼痛
	乳头皲裂	多由婴儿吸吮不当引起，吸吮时应含住乳头及大部分乳晕，否则易吸破乳头；哺乳时应两侧交替进行，喂奶完毕，可挤出少量乳汁涂在乳头上，以保持湿润。乳头有破裂者，新生儿应先吸吮健侧，再吸吮患侧，以缩短患侧的吸吮时间，多余乳汁可挤出

要点		内　容
健康教育	母乳喂养指导	一般产后半小时开始哺乳，以**按需哺乳**为原则。通过吸吮可反射性刺激泌乳功能，并使新生儿及早适应。为保证足够的乳量，产妇应保持心情舒畅、多喝汤、保证足够休息等
	产后保健操	可以促进腹壁和盆底肌肉张力的恢复，防止尿失禁、膀胱直肠膨出及子宫脱垂。**一般在产后第 2 日开始**，每 1～2 日增加一节，每节做 8～16 次。出院后继续坚持做保健操
	计划生育指导	*妇女在产褥期禁性交，产后 6 周应采取避孕措施，未哺乳妇女可用药物避孕；哺乳妇女宜选用工具避孕*。要求绝育者，若无禁忌证，可在产后 24 小时内行输卵管结扎术，也可另选择合适时间
	产后检查	包括产后访视和产后健康检查。**产后访视共 3 次，分别在产妇出院后 3 日内、产后 14 日和产后 28 日。产后 42 日行产后健康检查**。检查内容包括：全身检查（测血压等）；妇科检查，以了解子宫复旧情况及盆底肌的恢复情况；腹部及会阴伤口愈合情况检查；乳房检查，观察有无炎症、乳头有无皲裂，了解乳汁的质和量及喂养情况等。同时携带婴儿进行全面检查

第三节　母乳喂养

基本概念：

1. **纯母乳喂养**　指婴儿从出生至产后 4～6 个月，除给母乳外不给婴儿其他食品及饮料，包括水（除药品、维生素、矿物质滴剂外），称纯母乳喂养。

2. **母婴同室**　指产后母婴 24 小时在一起，母婴分离不应超过 1 小时。

3. **早吸吮**　即产后半小时内开始哺乳。

4. **按需哺乳**　当婴儿需要或母亲感到乳房充盈时进行哺乳。

一、母乳喂养的优点

要点	内　容
营养均衡	母乳是最天然的食品，营养均衡全面，易于消化吸收，最适合婴儿的胃肠道，很少引起便秘、腹泻和过敏等不适
提高免疫力	母乳中含有各种抗体和抗感染物质。母乳喂养的婴儿 4～6 个月时很少生病，且吸吮母乳的动作能促进婴儿牙齿和面部肌肉的发育
促进发育	婴儿有满足感、安全感，对于其心理、语言和智力发育有相当重要的影响。还能增强其抗压和抗焦虑的能力
增进情感	增进母子之间的感情交流，满足彼此的渴望；增加母亲对婴儿的观察机会
减少疾病	**能减少母亲患卵巢癌、乳腺癌的危险**
促进恢复	促进产妇产后康复，促进子宫收缩，减少产后出血，加速子宫复旧
安全方便	母乳新鲜、卫生、经济、方便快捷、温度适宜，任何食品都无法代替，比人工喂养成本低

二、母乳分类

分类	特　点
初乳	婴儿出生后最初几天（**7 天内**），母亲分泌的乳汁称为初乳，开始时量较少，颜色淡黄（富含胡萝卜素），看起来稀薄但富有营养，初乳中脂肪及乳糖含量较成熟乳少，适合新生儿较弱的消化吸收能力
过渡乳	产后 **7～15 天**所分泌的乳汁称过渡乳，其中所含蛋白质逐渐减少，而脂肪和乳糖含量逐渐增加
成熟乳	产后 **15 天**后所分泌的乳汁称成熟乳。分泌量增加，所含蛋白质较低而脂肪、乳糖高，乳汁呈白色的水样液体

三、促进母乳喂养成功的措施及护理

要点	内　容		
促进母乳喂养成功的措施	让产妇充分了解母乳喂养的好处，让产妇充满信心		
	母婴同室，产后半小时内开奶，让婴儿频繁地吸吮，刺激乳汁分泌。**按需哺乳**，并学会在需要与新生儿分开的情况下保持泌乳		
	熟练掌握母乳喂养技巧，不用奶瓶和奶嘴喂婴儿糖水或牛奶		
	母亲保持心情愉快、放松，保证充分的休息、充足的睡眠及合理的营养		
哺乳前乳房护理指导	准备好热水和毛巾，用干净的温热毛巾为产妇清洁乳房，请产妇洗手		
	乳房发胀时，应按摩后先挤出少量乳汁，待乳晕发软后再喂哺，有利于婴儿吸吮		
	如果乳头、乳晕有结痂，不能用肥皂或酒精过度清洗，避免发生乳头皲裂。应该用植物油充分浸泡后再清洗		
哺乳技巧指导	哺乳体位	卧位式	产后第 1 天身体虚弱、伤口疼痛，可以选择卧位式喂哺
		坐位式	产后第 2 天喂哺，一般选择坐位，可使乳汁排出通畅
		环抱式	这种姿势可用于双胎、乳腺管阻塞、孩子含接有困难者
	怀抱婴儿的要点		使婴儿的头和身体呈一条直线，身体贴近母亲，头和颈得到支撑，贴近乳房，鼻子对着乳头。简言之：胸贴胸，腹贴腹，鼻子对乳头，下颌贴乳房
	正确哺乳		手贴在乳房下的胸壁上，示指托住乳房，拇指在上方，哺乳前用乳头轻触婴儿的嘴唇，诱发其觅食反射；当婴儿张开嘴，嘴唇凸起，舌向下的瞬时，将乳头和大部分乳晕送进婴儿口中，同时很快地把婴儿移向乳房；婴儿嘴张得很大，下唇外翻，婴儿舌呈勺状环绕乳头，面颊鼓起呈圆形，含接时可见到上方的乳晕比下方多，有慢而深的吸吮，有时会有暂停，能看到吞咽动作并可以听到吞咽声
	拍嗝		喂奶后将婴儿轻轻竖抱，趴在抱者肩上，以空心掌有节奏地在婴儿背部，从腰部开始由下往上轻拍（不要太轻，需有一定力度）

续表

要点	内　容
哺乳后的乳房护理	每次喂奶后要挤出少许乳汁涂在乳头上，让乳头自然晾干，以防皲裂。也可外敷水凝胶保护乳头。乳头如有损伤、皲裂，涂儿童用鱼肝油效果良好
	积极预防、正确处理乳胀，注意预防感染
	平时佩戴大罩杯胸罩，防止乳房组织被过度牵拉
哺乳的次数及哺乳时间	哺乳的次数在出生1个月内，若新生儿愿意吃，母亲奶胀时就喂，次数和间隔都不规则。随婴儿增长，饮用量逐渐增加，喂奶间隔逐渐延长，一般为2~3小时1次，每天7~8次。夜间的间隔要比白天长，开始每晚喂2~3次，以后逐渐延长，并做好记录
母乳喂养的注意事项	①注意喂养卫生与安全。喂奶前洗净双手，擦净乳头，不要在被窝里喂奶 ②按需哺乳。不要给刚出生的婴儿用奶瓶喂糖水或配方乳 ③初乳不能丢 ④母乳不能直接加热 ⑤产妇的饮食要新鲜、多样化。要戒烟、酒、咖啡 ⑥乳母应佩戴乳罩。防止乳房下垂，避免影响血液循环 ⑦乳母不能滥用药物。如必须用药，应暂停哺乳
母乳喂养有效征象	①如果哺喂适当，喂奶时可听见吞咽声，母亲有泌乳的感觉，喂奶前乳房丰满，喂奶后乳房较柔软 ②婴儿尿布24小时至少湿6次，大便每日若干次 ③哺喂后还可测试其泌乳反射是否存在，两次哺喂之间，婴儿安静。婴儿体重增长理想

第四节　正常新生儿生理特点

正常足月儿：指出生时胎龄满37周不满42周，体重在2500~4000 g，身长超过47 cm，无畸形和疾病的活产婴儿，也叫正常新生儿。

一、外观特点

	正常新生儿	早产儿
哭声	响亮	低弱
肌张力	良好	低下
皮肤	红润、皮下脂肪丰满	红嫩、皮下脂肪少
毛发	毳毛少、头发分条清楚	毳毛多、头发细而乱
头颅、耳廓	头大约为身长的1/4。颅骨坚硬，耳廓软骨发育良好、耳舟清楚	头大约为身长的1/3。耳廓软、缺乏软骨、耳舟不清楚
指、趾甲	达到或超过指、趾端	未达指、趾端
乳腺	乳晕清楚、结节>4 mm	乳晕不清、无结节或结节<4 mm

续表

	正常新生儿	早产儿
跖纹	整个足底遍及足纹	足底纹少
外生殖器	男婴睾丸已降至阴囊、女婴大阴唇遮盖小阴唇	男婴睾丸未降或未全降、女婴大阴唇不能遮盖小阴唇

二、生理特点

要点	内　容
呼吸系统	新生儿呼吸以**腹式呼吸**为主，呼吸较浅，频率较快，约**40 次/分**
循环系统	新生儿心率波动范围较大，通常为 90～160 次/分，**平均 120～140 次/分**。血压平均为 70/50 mmHg
消化系统	新生儿消化道面积相对较大，管壁薄，通透性高。胃呈水平位，贲门松弛，幽门括约肌发育较好，幽门相对较紧张，**易发生溢乳**。出生后 10～12 小时开始排出胎粪，2～3 天过渡到正常粪便
血液系统	新生儿出生时血液中红细胞数和血红蛋白量较高，以后逐渐下降。血红蛋白中胎儿血红蛋白约占 70%。由于胎儿血红蛋白对氧有较强亲和力，所以新生儿缺氧时往往发绀不明显。白细胞总数较高，出生后第 3 天开始下降
泌尿系统	一般出生后 24 小时内排尿，若出生后超过 48 小时仍无尿，需要查找原因。肾小球滤过率低，浓缩功能差，易出现水肿或脱水症状。排磷功能较差，易导致低钙血症。肾对酸、碱平衡调节能力不足，易发生代谢性酸中毒
神经系统	脑相对较大，大脑皮层兴奋性低。脊髓相对较长，其末端在第 3、4 腰椎下缘，故腰穿进针应在第 4、5 腰椎间隙。出生时**已具有暂时性原始反射**；正常情况下，出生后数月该类反射自然消失；新生儿巴氏征、克氏征可呈阳性
免疫系统	**胎儿可通过胎盘从母体获得 IgG，但出生 6 个月后逐渐消失**。IgA 和 IgM 则不能通过胎盘，故新生儿易患呼吸系统、消化系统感染。人的初乳中含较高 IgA，可增强新生儿的机体抵抗力
体温调节	**新生儿体温调节中枢发育不完善**。新生儿体表面积相对较大，皮下脂肪少，血管丰富，易散热。寒冷时，因寒战反射未建立，主要依靠棕色脂肪代谢来产热，产热量相对不足。新生儿通过皮肤蒸发和出汗散热，室温过高时，可引起体内水分过多丢失，出现发热，称**"脱水热"**

第五节　正常新生儿护理

新生儿各器官系统发育不完善，适应和调节功能差，应加强喂养、保暖及预防感染。保健重点在生后 1 周内。

要点	内　容
出生时护理	**产房室温应保持在 25 ℃～28 ℃**；新生儿出生后迅速清理口腔、鼻腔内黏液，保证呼吸道通畅；严格消毒、结扎脐带；记录出生时 Apgar 评分、体温、呼吸、体重与身长；出生后观察 6 小时，正常者进入母婴同室病房，尽早喂母乳；高危儿送入新生儿重症监护室

续表

要　点	内　容
新生儿居家保健	①保持适宜的居室环境：新生儿房间应空气清新，阳光充足，通风良好；有条件的**家庭室温应保持在 22～24 ℃**，相对湿度在 55%～65%，冬季应注意保暖，夏季应避免室内温度过高 ②日常观察：指导家长观察新生儿的一般情况，如精神状态、面色、体温、呼吸、哭声及大小便等 ③皮肤、臀部护理：新生儿皮肤娇嫩，且新陈代谢旺盛，在出生后 24 小时体温稳定后进行沐浴，每日 1 次。衣服、尿布宜用柔软的棉布制作，衣服宽松、易于穿脱，不妨碍肢体活动；勤换尿布，以防尿布性皮炎 ④预防感染：居室保持空气新鲜，减少亲友探视；保持新生儿用具及居住环境的清洁卫生，接触新生儿前应洗手，避免交叉感染 ⑤促进神经心理发育：提倡母婴同室，鼓励家长拥抱和抚摸新生儿，给予各种良性刺激，建立情感连接，培养亲子感情 ⑥计划免疫：按时接种卡介苗和乙肝疫苗
新生儿疾病筛查	①听力筛查：可早期发现有听力障碍的新生儿，使其在语言发育的关键期之前就能得到适当的干预 ②遗传代谢、内分泌疾病的筛查：目前我国主要筛查的是苯丙酮尿症和先天性甲状腺功能减低症
新生儿家庭访视	①访视时间：一般是访视 4 次，分别为出生后 1～2 天的初访、出生后 5～7 天的周访、出生后 10～14 天的半月访和出生后 27～28 天的月访，并建立新生儿健康管理卡和预防接种卡，高危儿或检查发现异常者应增加访视次数 ②访视内容：了解新生儿出生情况；观察新生儿面色、呼吸、哭声、吸吮力和大小便等情况；测量身长、体重和体温；检查皮肤、黏膜和脐部；检查有无先天性心脏病、先天性髋脱位、马蹄内翻足、唇裂或腭裂等先天性疾病。及时发现异常情况，以便早期诊断、早期治疗

考前必刷题

【A1 型题】

1. 产妇全身各器官（除乳腺外）从胎盘娩出至恢复或接近正常未孕状态所需的一段时期，称产褥期，一般为几周
   A. 2 周　　　　B. 4 周
   C. 6 周　　　　D. 8 周
   E. 10 周

2. 产褥期，子宫恢复正常形态，腹部扪不到宫底是在产后多长时间
   A. 1 周后　　　B. 10 天后
   C. 2 周后　　　D. 4 周后
   E. 5 周后

3. 子宫内膜在产后几周完全修复
   A. 1 周　　　　B. 2 周
   C. 3 周　　　　D. 5 周
   E. 6 周

4. 产褥期血性恶露一般持续
   A. 1～2 天　　　B. 3～4 天
   C. 5～6 天　　　D. 7～8 天
   E. 9～10 天

5. 关于正常产褥的叙述，错误的是
   A. 出汗量多，睡眠和初醒时更为明显
   B. 产后 10 天经腹部扪不到子宫底
   C. 一般在产后 24 小时内体温会轻度升高，但不超过 38 ℃

D. 浆液性恶露内含有细菌

E. 子宫复旧是肌细胞数目减少及体积缩小

6. 通常产后 3～4 天因乳房血管、淋巴管极度充盈可有发热，称为

A. 产褥热   B. 产后热

C. 泌乳热   D. 乳腺热

E. 产褥感染

7. 关于产后预防尿潴留的方法，不正确的是

A. 鼓励产妇产后 4 小时排尿

B. 口哨刺激   C. 流水声刺激

D. 立即导尿   E. 针灸

8. 产褥期妇女心理调适过程中，易出现压抑情绪，通常发生在

A. 依赖期   B. 依赖-独立期

C. 独立期   D. 抑郁期

E. 开朗期

9. 产后 4 小时产妇应排尿的原因是

A. 利于伤口恢复

B. 利于产妇舒适

C. 利于产妇活动

D. 利于子宫收缩

E. 利于乳汁分泌

10. 每次哺乳前，产妇应采用何种方法清洁乳房

A. 用湿毛巾擦净乳房

B. 用肥皂水清洗乳房

C. 用酒精消毒乳房

D. 用专用消毒剂消毒乳房

E. 用碘伏消毒乳房

11. 可以进行产后锻炼的时间是

A. 产后第 1 天   B. 产后第 2 天

C. 产后第 3 天   D. 产后第 4 天

E. 产后第 5 天

12. 关于产褥期计划生育指导，叙述错误的是

A. 产褥期内禁止性交

B. 产后 6 周采取避孕措施

C. 哺乳期可采取药物避孕

D. 要求绝育者可在产后 24 小时内进行结扎

E. 产后 42 天母婴回医院检查

13. 关于促进母乳喂养成功的措施，叙述的错误是

A. 对所有保健人员进行技术培训

B. 向孕妇宣传母乳喂养的好处

C. 帮助母亲尽早开始哺乳

D. 实行母婴同室

E. 实行按时哺乳

14. 下列哪项不是正常足月新生儿的特点

A. 出生时胎龄满 37 周不满 42 周

B. 出生时体重在 2500～4000 g

C. 出生时身长超过 47 cm

D. 出生时皮肤红润、皮下脂肪丰满

E. 出生时毳毛多、头发细而乱

【A2 型题】

15. 王女士，因胎儿窘迫低位产钳术娩出一活婴。产后 3 天诉会阴疼痛难忍。查体：会阴部肿胀，左侧切口红肿、有触痛，以下处理中不正确的是

A. 红外线照射

B. 用消毒液擦洗外阴每日 2 次

C. 1：5000 高锰酸钾坐浴

D. 50%硫酸镁湿热敷

E. 取伤口健侧卧位

16. 某产妇，行会阴侧切术，告知其会阴切口拆线的时间是

A. 产后 2～3 天   B. 产后 3～5 天

C. 产后 5～7 天   D. 产后 6～8 天

E. 产后 9～10 天

17. 某产妇，2 天前顺产一健康新生儿，该产妇出现下述哪项表现时，护士应立即报告医生

A. 体温为 36.8 ℃   B. 排尿频繁

C. 脉率为 109 次/分   D. 呼吸为 20 次/分

E. 汗腺分泌增多

18. 某产妇，产后 10 天，该产妇可能的恶露是

A. 血性恶露   B. 浆液性恶露

C. 白色恶露   D. 黏液性恶露

E. 月经

19. 某产妇，产后 1 周，产后恢复性生活的时间是

A. 产后 3 周   B. 产后 4 周

C. 产后 5 周　　　　D. 产后 6 周

E. 产后 7 周

【A3/A4 型题】

（20～22 题共用题干）

初产妇，自产后第 2 天起，自诉连续 3 天发热、多汗，伴下腹阵痛。查体：体温 37.8 ℃，子宫底脐下 3 指，无压痛，会阴伤口无肿胀及压痛，恶露暗红，无臭味，双乳胀，有硬结。

20. 该产妇发热的原因可能是

A. 会阴伤口感染　　　B. 上呼吸道感染

C. 急性乳腺炎　　　　D. 乳汁淤积

E. 产褥感染

21. 该产妇腹痛的原因可能是

A. 产后子宫收缩痛　　B. 产后子宫内膜炎

C. 子宫复旧不良　　　D. 产后尿潴留

E. 卵巢囊肿扭转

22. 进一步的处理应是

A. 应用抗生素　　　　B. 口服回奶药物

C. 盆腔 B 超检查　　　D. 剖腹探查术

E. 鼓励哺乳

（23～24 题共用题干）

某女婴，经阴道娩出 8 小时，出生时胎龄 39 周，体重 3000 g，身长 50 cm，无畸形。出生时哭声响亮，皮肤红润，反应良好。

23. 下列对该婴儿提供的护理措施中，错误的是

A. 入室后了解 Apgar 评分情况

B. 注意观察呼吸和面色

C. 选择母乳喂养

D. 持续仰卧位休息

E. 观察排尿、排胎便的时间

24. 家长询问居住室温应保持的温度，护士应告知室温为

A. 16 ℃～18 ℃　　　B. 20 ℃～22 ℃

C. 22 ℃～24 ℃　　　D. 24 ℃～26 ℃

E. 28 ℃～30 ℃

（25～27 题共用题干）

某产妇，今晨经阴道分娩一女婴，产程顺利。

25. 为预防尿潴留的发生，应指导她在产后多长时间第一次排尿

A. 4 小时内　　　　B. 5 小时内

C. 6 小时内　　　　D. 7 小时内

E. 8 小时内

26. 分娩后第 2 天，患者乳房胀痛，无红肿，首选的护理措施是

A. 用吸奶器吸奶　　B. 用生麦芽煎水服

C. 少喝汤水　　　　D. 芒硝外敷乳房

E. 让新生儿多吸吮

27. 产后检查的时间应是

A. 产后 2 周　　　　B. 产后 4 周

C. 产后 6 周　　　　D. 产后 8 周

E. 产后 10 周

【护考传真】

28. 患者女，28 岁。分娩时行会阴侧切，分娩后用 25% 硫酸镁湿敷，护士在操作过程中应特别注意的是（2015）

A. 热敷局部皮肤涂凡士林

B. 保持合适的水温

C. 敷料拧至不滴水为止

D. 严格执行无菌操作

E. 操作完毕后及时更换敷料

29. 纯母乳喂养多长时间最好（2015）

A. 2 个月　　　　　B. 4 个月

C. 6 个月　　　　　D. 9 个月

E. 12 个月

30. 关于正常新生儿的心理护理，叙述错误的是（2016）

A. 母婴同室

B. 父亲应参与照顾婴儿

C. 保持安静不与新生儿说话

D. 经常与新生儿进行目光交流

E. 给新生儿色彩鲜艳会转动的玩具看

31. 产后 2～3 天内，产妇可能出现的正常表现是（2016）

A. 少尿　　　　　　B. 尿潴留

C. 尿失禁　　　　　D. 尿量增加

E. 排尿困难

32. 产后血性恶露持续的时间一般是（2017）

    A. 1～2 天　　　　B. 3～4 天

    C. 8～10 天　　　　D. 10～15 天

    E. 15～20 天

33. 初产妇，29 岁。自然分娩后第 2 天，自诉下腹部阵痛。查体：子宫硬，宫底脐下 2 横指，血性恶露，量少。下列护士对产妇的指导中，正确的是（2017）

    A. 产时应用缩宫素所致

    B. 产后宫缩痛

    C. 不可应用止痛药物

    D. 减少新生儿吸吮，以缓解疼痛

    E. 通常 1 周后消失

34. 某初产妇，26 岁。正常分娩后，子宫复旧符合正常规律的是（2017）

    A. 产后 2 周，在腹部扪及宫底

B. 产后 6 周，子宫如妊娠 50 天大小

C. 产后 6 周子宫内膜全部修复

D. 产后 6 周时宫颈恢复正常形态

E. 产后 2 周为血性恶露

35. 某产妇自然分娩后即将出院，护士对其进行产褥期健康教育，正确的是（2017）

    A. 多食辛辣食品　　B. 保证足够睡眠

    C. 居室门窗关闭　　D. 禁止洗澡洗头

    E. 严格卧床休息

36. 为避免乳头皲裂，护士指导产妇哺乳时应注意的是（2018）

    A. 让新生儿勤吸乳头

    B. 哺乳前用清水清洗乳头

    C. 哺乳前用碘伏消毒乳头

    D. 让新生儿含住乳头及大部分乳晕

    E. 苯甲酸雌二醇涂抹乳头以防止皲裂

【答案与解析】

1. C　解析：产褥期一般为 6 周。

2. B　解析：产后子宫逐渐恢复正常形态，宫底每日下降 1～2 cm，10 天降入骨盆内，腹部扪不到宫底。

3. E　解析：产后胎盘附着处以外的子宫内膜修复需 3 周，胎盘附着处的子宫内膜修复需 6 周。

4. B　解析：产后 3～4 天为血性恶露。

5. E　解析：产后 1 周出汗量多，睡眠和初醒时更为明显，为褥汗。产后 10 天宫底降入骨盆内，经腹扪不到子宫底。一般在产后 24 小时内体温会轻度升高，但不超过 38 ℃。浆液性恶露色淡红，量减少，含少量血液、大量坏死蜕膜组织、子宫腔渗出液、宫颈黏液、白细胞等。产后子宫肌纤维缩复主要是子宫肌纤维体积缩小、胞质减少，而不是肌细胞数目的减少。

6. C　解析：产后 3～4 天因乳房血管、淋巴管极度充盈可有发热，称为泌乳热。

7. D　解析：如果发生尿潴留，用其他方法无效时进行导尿。

8. B　解析：依赖-独立期：产妇最易出现产后抑郁的危险时期。

9. D　解析：产后 4～6 小时要鼓励产妇及时排尿，以防子宫收缩欠佳。

10. A　解析：每次哺乳前准备好热水和毛巾，用干净的温热毛巾为产妇清洁乳房即可，不需要使用消毒剂。切忌用肥皂或酒精擦洗，以免引起局部皮肤干燥、皲裂。

11. B　解析：产后保健操一般在产后第 2 日开始，每 1～2 日增加一节，每节做 8～16 次。出院后继续坚持做保健操。

12. C　解析：妇女在产褥期禁性交，产后 42 天母婴回医院检查，产妇恢复良好者，恢复正常性生活并指导选择适当的避孕措施，未哺乳妇女可用药物避孕，哺乳妇女宜选用工具避孕。要求

绝育者，若无禁忌证，可在产后 24 小时内行输卵管结扎术，也可另选择合适时间。

13. E　**解析**：促进母乳喂养成功的措施：让产妇充分了解母乳喂养的好处。母婴同室，产后半小时内开奶，让婴儿频繁地吸吮，刺激乳汁分泌。按需哺乳不定时，熟练掌握母乳喂养技巧，母亲保持心情愉快、放松，保证充分的休息、充足的睡眠及合理的营养。

14. E　**解析**：正常足月儿指出生时胎龄满 37 周不满 42 周，体重在 2500~4000 g，身长超过 47 cm，皮肤红润、皮下脂肪丰满，毳毛少、头发分条清楚。出生时毳毛多、头发细、分条不清是早产儿的表现。

15. C　**解析**：红外线照射促进局部血液循环，减轻肿胀、疼痛。每日用消毒液擦洗外阴预防感染。50%mgSO₄ 湿热敷消除水肿。取健侧卧位避免恶露污染伤口。产后 7 天，宫颈内口关闭才可以坐浴。

16. B　**解析**：会阴部血液循环丰富，如有缝合切口，一般于产后 3~4 日愈合。

17. B　**解析**：产后应密切观察产妇的血压、脉搏、体温、呼吸的变化，若产妇脉率明显增快、体温≥38.5℃应立即报告医生。产妇出现排尿频繁也应立即报告医生。

18. B　**解析**：恶露分为三种：①血性恶露：色鲜红，量多，含大量血液、坏死蜕膜组织及少量胎膜，一般持续 3~4 日。②浆液恶露：色淡红，量减少，含少量血液、大量坏死蜕膜组织、子宫腔渗出液、宫颈黏液、白细胞等，持续 10 日左右。③白色恶露：色较白，含大量白细胞、坏死蜕膜组织、表皮细胞及细菌等，持续 3 周左右。产后 10 天，该产妇的恶露是浆液性恶露。

19. D　**解析**：妇女在产褥期禁性交，产后 6 周应采取避孕措施。

20. D　**解析**：会阴伤口无肿胀及压痛，恶露暗红，无臭味，都属于正常。而体温 37.5℃，双乳胀，有硬结，考虑乳房血管、淋巴管充盈，乳房胀大，导致泌乳热。

21. A　**解析**：初产妇产后 4 日子宫底脐下 3 指，无压痛，恶露暗红、无臭味，除外感染，下腹阵痛考虑产后宫缩痛。

22. E　**解析**：双乳胀，有硬结，应鼓励哺乳，排出乳汁。

23. D　**解析**：女婴，出生时胎龄 39 周，体重 3000 g，身长 50 cm，无畸形。出生时哭声响亮，皮肤红润，反应良好，属正常足月新生儿，入室后了解 Apgar 评分情况，观察新生儿的一般情况，如精神状态、面色、体温、呼吸、哭声及大小便等。新生儿胃呈水平位，贲门松弛，幽门括约肌发育较好，幽门相对较紧张，易发生溢乳，故应侧卧位或头偏一侧休息。勤换尿布，观察大小便时间。

24. C　**解析**：居室室温保持在 22℃~24℃。

25. A　**解析**：产后 4~6 小时要鼓励产妇及时排尿，以防子宫收缩欠佳。

26. E　**解析**：分娩第 2 天，乳房胀痛，无红肿，应鼓励哺乳，排出乳汁。

27. C　**解析**：产后 42 日行产后健康检查，同时携带婴儿进行全面检查。

28. D　**解析**：分娩后用 25%硫酸镁湿敷，护士在操作过程中应特别注意的是严格执行无菌操作。

29. C　**解析**：最好纯母乳喂养 6 个月。

30. C　**解析**：正常新生儿的心理护理：提倡母婴同室，鼓励父亲参与照顾婴儿；经常与新生儿进行语言、目光交流，给色彩鲜艳会转动的玩具看促进视觉发育。

31. D　**解析**：妊娠期体内潴留的多量水分，主要在产褥早期经肾排出，产后 1 周内尿量明显增加，而在产后 24 小时内，因膀胱肌张力降低，外阴伤口疼痛等因素可能出现尿潴留。本题是在产后 2~3 天，故尿量增加是正常表现。

32. B　**解析：** 产后血性恶露持续的时间一般是3～4天。

33. B　**解析：** 自然分娩后第2天，下腹部阵痛。查体：子宫硬，宫底脐下2横指，血性恶露，量少。该产妇表现为产后宫缩痛。

34. C　**解析：** 正常分娩后，产后10天在腹部扪及宫底，产后6周子宫内膜全部修复、子宫接近非孕大小，产后4周宫颈恢复正常形态，产后3～4天为血性恶露。

35. B　**解析：** 产褥期健康教育：产妇应保持心情舒畅、多喝汤、保证足够休息、避免辛辣刺激食物、居室要经常开窗换气，注意个人清洁卫生，尽早开始产后锻炼。

36. D　**解析：** 乳头皲裂大多是因哺乳方法不当导致，故护士指导产妇哺乳时应注意让新生儿含住乳头及大部分乳晕，避免乳头皲裂。

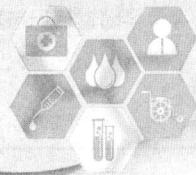

第六章 高危妊娠母儿的护理

考前划重点

高危妊娠的范畴基本包括了所有的病理产科。在妊娠各期均应对孕产妇进行危险因素筛查，发现高危孕产妇及时纳入高危妊娠管理系统，及早给予诊治，以促进良好的妊娠结局，确保母婴安全。

第一节 高危妊娠概述

要点	内 容
概念	是指妊娠期有个人或社会不良因素及有某种并发症或致病因素，可能危害孕产妇、胎儿及新生儿或导致难产者。具有高危因素的孕产妇，称为**高危孕产妇**
范畴	①年龄：孕妇**年龄＜18岁或年龄＞35岁** ②异常孕产史：如流产、异位妊娠、早产、死胎、死产、各种难产及手术产、新生儿死亡、新生儿溶血性黄疸、新生儿先天缺陷或有遗传性疾病 ③各种妊娠合并症：如心脏病、糖尿病、原发性高血压、肾炎、甲状腺功能亢进、病毒性肝炎、重度贫血、病毒感染等 ④各种妊娠并发症：如妊娠期高血压疾病、前置胎盘、胎盘早剥、早产或过期妊娠、羊水过多或过少、胎儿生长受限、母儿血型不合等 ⑤妊娠期接触有害物质：如放射线、同位素、农药、化学毒物及服用对胎儿有害药物 ⑥可能发生分娩异常者：如产道异常、胎位异常、巨大胎儿、多胎妊娠等 ⑦胎盘功能不全 ⑧多年不孕经治疗受孕者 ⑨盆腔肿物或曾有过妇科手术史等 ⑩母体心理–社会因素：对妊娠和分娩有一定的影响，如婚姻不和谐、临产期家中出现不幸、醉酒、吸毒及过度吸烟等

第二节 高危妊娠妇女的护理

妊娠期间，孕妇的营养状况、基础疾病的严重程度、是否有先天性遗传病等都会对胎儿宫内生长发育和健康状况产生复杂的影响。临床常采用科学的方法，早期筛选出高危孕妇，及时正确处理，是减少孕产妇及围生儿死亡的重要措施，对优生优育也有积极作用。

一、人工监护

要点	内 容
确定胎龄	根据末次月经、早孕反应的时间、胎动出现时间等推算胎龄

要点	内 容
宫底高度及腹围	通过测量孕妇的宫底高度和腹围进一步估计胎龄、胎儿大小,以及判断胎儿大小是否与停经时间、妊娠周数相符,以了解胎儿宫内的发育情况
高危妊娠评分	为了早期识别高危人群,可采用高危评分法对孕妇进行动态监护
胎动计数	孕妇自行胎儿监测是临床最常用的产前胎儿监测方法。正常妊娠的孕妇在妊娠16~20周开始感觉到胎动,但很弱。至妊娠28周胎动逐渐加强,次数也增多,直至足月又稍减少。一般从妊娠**28周**开始进行胎动计数。胎动计数**<3次/小时或<10次/12小时**,或逐日下降超过50%,提示胎儿有缺氧、宫内窘迫的可能;若胎动计数明显增加后出现胎动消失,提示胎儿有宫内窘迫,急性缺氧或胎盘血管状况,功能有病变,如脐带扭曲、受压、胎盘早剥、卒中等;一般胎动计数减少、消失数小时或1~2天后,胎心消失,发生胎儿宫内死亡
妊娠图	反映胎儿在宫内发育及孕妇健康情况的动态曲线图

二、仪器监护

胎心监护 胎心听诊是临床普遍使用的最简单方法。正常胎心率为**110~160次/分**。当胎心率<110次/分或>160次/分时,应监测胎心变化。

要点		内 容		
胎心电子监护(是指应用胎儿电子监护仪持续监测、记录胎心率曲线和宫缩压力波形,观察胎动、宫缩对胎心率的影响)	**基线胎心率(BHR)**	是在无宫缩或宫缩间歇期记录的胎心率,必须持续观察10分钟以上。正常足月胎儿的FHR呈小而快的有节律的周期性变化,主要在110~160次/分波动。若BHR<110次/分为心动过缓,BHR>160次/分为心动过速 ①胎心率基线摆动:包括胎心率的摆动幅度和摆动频率。摆动幅度正常为10~25次/分。摆动频率正常为≥6次 ②胎心基线变异的存在说明胎儿有一定的储备能力,是胎儿健康的表现		
	周期性胎心率(PFHR)	是指与子宫收缩有关的胎心率变化		
		胎心率一过性变化	受胎动、宫缩、触诊及声响等刺激,胎心率发生暂时性加快或减慢,随后又能恢复到基线水平,称为胎心率一过性变化,是判断胎儿安危的重要指标	
		加速	即在子宫收缩时FHR基线逐渐上升,增加的范围为15~20次/分,很少超过35次/分,持续时间>15秒,是胎儿良好的表现	
		减速	早期减速	宫缩时胎头受压,脑血流量一时性减少的表现,不受体位或吸氧而改变
			变异减速	子宫收缩时脐带受压兴奋迷走神经所致,嘱孕妇左侧卧位可减轻症状
			晚期减速	一般认为是子宫胎盘功能不良、胎儿缺氧的表现

续表

要点		内　容
B超检查	妊娠早期	常用于诊断早孕，判断是否为宫内妊娠
	妊娠中晚期　胎儿	评估胎产式、胎方位、胎先露，估计胎儿大小，是否成熟，如双顶径≥8.5 cm提示胎儿成熟。另外，B超可以筛查胎儿先天畸形
	胎盘	评估胎盘的大小、厚度、位置及成熟度
	羊水	不仅可以观察羊水的性状，还可以通过测量羊水最大暗区垂直度（AFV）和计算羊水指数（AFI）以评估羊水量是否正常
	脐带	了解脐带是否存在打结、绕颈、过长/过短等异常
羊膜镜检查		①通过观察羊水的性状，判断胎儿缺氧的程度。如羊水呈黄绿色，甚至深绿色提示胎儿窘迫。羊水呈棕色、紫色或暗红混浊状，提示胎死宫内 ②胎膜破裂，可直接看到胎儿先露部
预测胎儿宫内储备能力的方法	无应激试验（NST）	**20分钟内有3次以上胎动伴胎心率加速＞15次/分、持续时间＞15秒，称NST有反应型**。如少于3次或胎心率加速不足15次/分，称NST无反应型，应延长试验时间至40分钟，若仍无反应，且孕周＞36周，应再作缩宫素激惹试验
	宫缩压力试验（CST）或缩宫素激惹试验（OCT）　CST阴性	**胎心率无晚期减速和明显的变异减速，胎动后胎心率加快，说明1周内危险性不大**
	CST阳性	超过50%的宫缩有胎心率晚期减速，说明胎儿氧合状态是不理想的

三、实验室检查

要点	内　容
胎盘功能检查法	①**孕妇尿雌三醇（E_3）测定：$E_3 <$10 mg/24 h，表示胎盘功能低下** ②孕妇血清游离E_3测定：采用放射免疫法 ③孕妇血清hPL测定：采用放射免疫法 ④孕妇血清妊娠特异性B糖蛋白测定 ⑤阴道脱落细胞检查
胎儿成熟度检查	羊水分析： ①**羊水中卵磷脂/鞘磷脂（L/S）比值用于评估胎儿肺成熟度，是最常用方法，L/S≥2提示胎儿肺成熟** ②肌酐≥176.8 μmol/L提示胎儿肾成熟 ③胆红素类物质值＜0.02，提示胎儿肝成熟 ④淀粉酶值≥450 U/L提示胎儿唾液腺成熟 ⑤脂肪细胞出现率达20%则提示胎儿皮肤已成熟
胎儿头皮血pH测定	头皮血pH正常在7.25～7.35，如在7.20～7.24，提示轻度酸中毒，pH＜7.20则有严重酸中毒存在
甲胎蛋白（AFP）测定	异常升高提示胎儿患有开放性神经管缺损。多胎妊娠、死胎和胎儿上消化道闭锁等也伴有AFP值的升高

第三节 胎儿窘迫

一、疾病概要

要点		内 容
概念		是指胎儿在宫内有缺氧征象，危及胎儿健康和生命。胎儿窘迫是一种综合症状，**主要发生在临产过程，也可发生在妊娠后期**。发生在临产过程者，可以是发生在妊娠后期的延续和加重
病因	**母体因素**	孕妇伴有高血压、慢性肾炎、妊娠期高血压疾病、重度贫血、心脏病、高热、吸烟、产前出血性疾病和创伤、急产或子宫不协调性收缩、缩宫素使用不当、产程延长、子宫过度膨胀、胎膜早破等；或者产妇长期仰卧位，镇静剂、麻醉剂使用不当等
	胎儿因素	胎儿心血管系统功能障碍、胎儿畸形，如严重的先天性心血管病、母婴血型不合引起的胎儿溶血、胎儿贫血、胎儿宫内感染等
	脐带、胎盘因素	脐带因素有长度异常、缠绕、打结、扭转、狭窄、血肿、帆状附着等；胎盘因素有植入异常、形状异常、发育障碍、循环障碍等
病理生理		缺氧早期或者一过性缺氧时，机体主要通过减少胎盘和自身耗氧量代偿，胎儿则通过减少对肾与下肢血供等方式来保证心脑血流量，不发生严重的代偿障碍及器官损害
		重度缺氧则可引起严重并发症 ①缺氧初期，通过自主神经反射兴奋交感神经，肾上腺儿茶酚胺及皮质醇分泌增多，血压上升，心率加快。出现羊水减少、胎儿发育迟缓等 ②若缺氧继续加重，则转为迷走神经兴奋，血管扩张，胎心率减慢 ③缺氧继续发展下去，可引起严重的脏器功能损害，尤其可以引起缺血缺氧性脑病，甚至胎死宫内。此过程可以形成恶性循环，加重母儿的危险。且不同原因引起的胎儿窘迫表现过程可以不完全一致，所以应加强监护，积极评价，及时发现高危征象并积极处理
临床表现	**急性胎儿窘迫**	多发生在分娩期，主要表现为胎心率加快或减慢，CST 或者 OCT 等出现**频繁的晚期减速或变异减速**；羊水胎粪污染（头先露）Ⅰ度呈淡绿色，Ⅱ度呈黄绿色，Ⅲ度呈棕黄色，黏稠；胎儿头皮血 pH 下降，出现酸中毒
	慢性胎儿窘迫	常发生在妊娠晚期，往往延续至临产并加重，主要表现为胎动减少或消失、**NST 基线平直**、胎儿生长受限、胎盘功能减退、羊水胎粪污染（头先露）等
辅助检查	胎盘功能检查	出现胎儿窘迫的孕妇一般 24 小时 E_3 值急骤减少 30%～40%，或于妊娠末期连续多次测定 E_3 值在 10 mg/24 h 以下
	胎心监测	胎动时胎心率加速不明显，基线变异率<3 次/分，出现晚期减速或变异减速等
	胎儿头皮血血气分析	pH<7.20

要点		内　容
治疗原则（针对原因，积极纠正缺氧状态）	急性胎儿窘迫	积极寻找原因并给予及时纠正，如宫颈未完全扩张，胎儿窘迫情况不严重者，给予吸氧，**嘱产妇左侧卧位**，如胎心率变为正常，可继续观察；如宫口开全，胎先露部已达坐骨棘平面以下 3 cm 者，应尽快助产经阴道娩出胎儿；如因缩宫素的使用使宫缩过强造成胎心率减慢者，应立即停止使用，继续观察；病情紧迫或经上述处理无效者，立即剖宫产结束分娩
	慢性胎儿窘迫	应根据孕周、胎儿成熟度和胎儿窘迫程度决定处理方案。首先应指导孕妇采取左侧卧位，间断吸氧，积极治疗各种合并症及并发症，密切监护病情变化。如果无法改善，则应在促使胎儿成熟后迅速终止妊娠

二、护理措施

要点	内　容
一般护理	为孕妇提供安全、隐蔽的空间，保持环境整洁。**孕妇左侧卧位，间断吸氧**
病情观察	①临产后严密监测胎心变化，一般每 **15** 分钟听 **1** 次胎心，定时进行胎心监护。破膜后第一时间听诊胎心，定时进行胎心电子监护 ②严密观察产程进展，观察宫缩是否协调，产程进展缓慢时应报告医生，及时处理，防止滞产的发生。**使用宫缩剂应由专人负责，防止发生宫缩过强。** 出现胎心变化或羊水污染时，应及时报告医生，给予吸氧，左侧卧位，持续胎心监护，做好记录
治疗护理	①通知儿科医生，做好新生儿窒息抢救和复苏的准备工作 ②根据所处产程阶段，遵医嘱做好阴道助产或剖宫产的术前准备工作，尽快结束分娩。**如宫口开全、胎先露部已达坐骨棘平面以下 3 cm 者，应尽快手术助产娩出胎儿** ③严格无菌操作，术后给予抗生素预防感染。术前开通静脉通路，预防产后出血
心理护理	①向孕产夫妇提供相关信息，包括医疗措施的目的、操作过程、预期结果、孕产妇需做的配合，将真实情况告知，有助于孕产夫妇减轻焦虑，也可帮助他们面对现实。必要时陪伴他们，对他们的疑虑给予适当的解释 ②对于胎儿不幸死亡的孕产夫妇，护士可安排一个远离其他婴儿和产妇的单人房间，陪伴他们或安排家人陪伴他们，勿让他们独处；鼓励他们诉说悲伤，接纳其哭泣及抑郁的情绪，陪伴在旁提供支持及关怀

第四节　新生儿窒息

一、疾病概要

要点	内　容
概念	**是指胎儿娩出后 1 分钟，仅有心跳而无呼吸或未建立规律呼吸的缺氧状态。**为新生儿伤残及死亡的主要原因之一，也是出生后常见的一种紧急情况，必须积极抢救，精心护理，以降低新生儿死亡率，预防远期后遗症

要点		内　容
病因	母体因素	孕母缺氧：呼吸功能不全、严重贫血、一氧化碳中毒等，孕母年龄＞35周岁，有吸毒、吸烟或被动吸烟史
	胎盘–脐带循环障碍	充血性心脏病、妊娠期高血压疾病、特发性高血压、慢性肾炎、低血压、糖尿病、过期妊娠等
	脐带异常	脐带脱垂、打结、绕颈等
	分娩因素	难产：各种手术助产，如产钳助产、臀位、胎头吸引不顺利、剖宫产、产程延长、滞产等
	药物	分娩时不恰当使用镇静剂、镇痛剂使新生儿呼吸中枢受抑制
	胎儿因素	早产、宫内发育迟缓，呼吸道梗阻，呼吸中枢受抑，各种畸形，羊水或胎粪吸入，宫内感染或失血所致神经系统受损
临床表现	轻度（青紫）窒息　Apgar 评分 4～7 分	新生儿面部与全身皮肤呈青紫色；呼吸表浅或不规律；心跳规则且有力，心率减慢（80～120 次/分）；对外界刺激有反应，喉反射存在；肌张力好，四肢稍屈。如果抢救治疗不及时，可转为重度窒息
	重度（苍白）窒息　Apgar 评分 0～3 分	新生儿皮肤苍白，口唇暗紫；无呼吸或仅有喘息样微弱呼吸；心跳不规则，心率＜80 次/分且弱；对外界刺激无反应，喉反射消失；肌张力松弛。如果不及时抢救可致死亡
治疗原则		以预防为主，一旦发生及时复苏。复苏人员动作迅速、准确、轻柔，避免发生损伤。估计胎儿娩出后有窒息的危险时应做好复苏准备，如人员、药品、器械、氧气等。如果发生了窒息要及时按 A（airway，清理呼吸道）、B（breathing，建立呼吸，增加通气）、C（circulation，维持正常循环）、D（drug，药物治疗）、E（evaluation，评价）步骤进行复苏

二、护理措施

（一）新生儿复苏流程

要点		内　容
快速评估		（1）胎儿娩出后，立即快速评估以下 4 项指标：①是足月吗？②羊水清吗？③有哭声或呼吸吗？④肌张力好吗？ （2）以上 4 项均为"是"，快速擦干新生儿身体，进行常规护理，与母亲皮肤早接触。如果 4 项中有 1 项为"否"，则进行初步复苏 （3）当羊水有胎粪污染时，进行有无活力的评估和决定是否气管插管吸引胎粪。新生儿有活力的定义是：①呼吸规则或哭声响亮；②肌张力好；③心率＞100 次/分。以上 3 项中有一项不好者为无活力
初步复苏	保暖	在整个抢救过程中必须注意保暖，应在 **32 ℃～34 ℃** 的抢救床上进行抢救，维持肛温在 36.5 ℃～37 ℃。胎儿出生后立即擦干体表的羊水及血迹，减少散热。早产儿可将其头部以下躯体和四肢放入塑料袋中或盖塑料薄膜，减少热量散失。因为在适宜的温度中新生儿的新陈代谢及耗氧量最低，有利于患儿复苏
	摆好体位	新生儿仰卧，头轻度向后仰伸，呈鼻吸气位，肩部用毛巾垫高 **2～3 cm**

要点		内　容
	清理呼吸道	必要时用吸痰管或吸耳球吸净口鼻腔黏液，先吸口咽后吸鼻腔，每次吸引时间＜10秒，压力≤100 mmHg
	羊水胎粪污染时先评估新生儿有无活力	有活力时继续完成初步复苏。如果新生儿没有活力，立即气管插管并用胎粪吸引管吸引胎粪（如不具备气管插管条件，在快速清理口鼻后开始正压通气）
	擦干和刺激	用预热的毛巾快速、彻底擦干新生儿身上的羊水和血迹，撤掉湿毛巾。如果新生儿此时仍没有呼吸或哭声，用手轻拍或手指轻弹其足底或摩擦背部2次以诱发自主呼吸，以上步骤应在30秒内完成
	评估	评估新生儿呼吸、心率和肤色：当心率＞100次/分、自主呼吸建立、皮肤黏膜转红时，新生儿注意保暖，加强观察；新生儿有呼吸暂停或喘息样呼吸，心率＜100次/分，要求在"黄金一分钟"内实施有效的正压通气。如心率＞100次/分，有呼吸困难、持续发绀时，应清理气道，监测脉搏血氧饱和度，可常压给氧或给予持续气道正压通气，特别是早产儿
气囊-面罩正压通气		①足月儿可使用空气复苏，早产儿开始给21%～30%浓度的氧，用空氧混合仪根据血氧饱和度调整给氧浓度，以达到氧饱和度目标值。正压通气要在脉搏血氧饱和度仪的监测指导下进行 ②正压通气频率在40～60次/分，吸呼比为1:2 ③复苏操作持续30秒钟，有效的正压通气表现为胸廓起伏良好，心率迅速增快 ④评估及处理：如果新生儿面色转红润，心率＞100次/分，呼吸恢复正常，则保暖处理，加强观察；如心率＜60次/分，应给予气管插管正压通气并开始胸外心脏按压，给氧浓度要提高到100%
胸外心脏按压		（1）为新生儿气管插管：将气管插管与复苏气囊连接，一名操作者负责正压通气，另一名操作者负责胸外心脏按压，两人相互配合进行 （2）按压方法：胸外心脏按压的位置在胸骨体下1/3（两乳头连线中点下方，剑突之上），按压深度为胸廓前后径的1/3 ①拇指法：双手拇指端按压胸骨，双手环抱胸廓支撑背部。 ②双指法：右手示、中两个手指尖放在胸骨体下1/3，左手支撑背部 ③胸外心脏按压和正压通气的比例应为3:1，按压频率为90次/分，即每分钟完成90次按压和30次正压通气，达到每分钟约120个动作。每个动作约1/2秒，在2秒内完成3次胸外按压和1次正压通气，持续45～60秒钟 （3）再次评估心率：如心率仍＜60次/分，除继续胸外心脏按压外，考虑使用药物
药物		①肾上腺素：在45～60秒的正压呼吸和胸外心脏按压后，如心率仍持续＜60次/分，应立即给予1:10000肾上腺素。每操作进行30秒钟，评估心率1次，根据心率的数值变化进行下一步的复苏操作 ②扩容剂：如复苏效果不好，新生儿脉搏细弱，皮肤苍白，有低血容量、休克的情况存在，应经脐静脉导管给予扩容治疗，首选生理盐水，按照10 ml/kg计算，5～10分钟缓慢静脉推入，必要时可重复扩容1次

（二）新生儿复苏后护理

要点	内　容
继续保暖	—
保持呼吸道通畅	随时吸出呼吸道分泌物，保持侧卧位，以防呕吐物吸入呼吸道，再度引起窒息或并发肺炎，**根据新生儿情况适当延期哺乳**
密切观察	观察新生儿面色、哭声、呼吸、心率、体温、液体入量，末稍循环，神经反射及大小便情况等。发现异常及时报告医生
继续给氧	直到出现皮肤红润，呼吸平稳为止
预防感染及颅内出血	遵医嘱给抗生素，预防感染；**给维生素 C、维生素 K 预防颅内出血**；同时注意保持绝对安静，取侧卧位，**避免震动**，暂不予沐浴，各种护理和治疗操作集中进行、动作轻柔

考前必刷题

【A1 型题】

1. 不属于高危妊娠的是
   A. 孕妇年龄＜18 岁或年龄＞35 岁
   B. 既往有死胎史
   C. 孕期患妊娠期高血压疾病
   D. 孕晚期胎方位是枕左前位
   E. 胎儿体重 4500 g

2. Ⅰ度羊水胎粪污染的颜色为
   A. 浅绿色　　　　B. 深绿色
   C. 黄绿色　　　　D. 棕黄色
   E. 淡黄色

3. 胎动消失后，胎心一般在多少小时内也会消失
   A. 24 小时　　　B. 30 小时
   C. 48 小时　　　D. 50 小时
   E. 72 小时

4. 关于胎儿监护，提示胎儿窘迫的是
   A. 加速　　　　　B. 早期减速
   C. 变异减速　　　D. 晚期减速
   E. 2 小时胎动次数≥6 次

5. 关于胎儿成熟度监测，提示胎儿还未发育成熟的是
   A. 胎儿体重达 3000 g
   B. 妊娠 39 周
   C. 胎头双顶径 8.3 cm

D. 羊水中卵磷脂/鞘磷脂（L/S）比值≥2
E. 肌酐≥176.8 μmol/L（2 mg/dl）

6. 属于胎儿宫内缺氧早期表现的是
   A. 胎心 80 次/分　　B. 胎动消失
   C. 胎心 180 次/分　　D. 羊水棕褐色
   E. 胎动 8 次/12 h

7. 急性胎儿窘迫多发生在
   A. 妊娠早期　　　B. 妊娠中期
   C. 妊娠晚期　　　D. 分娩期
   E. 第三产程

8. 关于慢性窘迫的叙述，正确的是
   A. 多发生于妊娠中期
   B. 多发生于妊娠晚期
   C. 多发生于分娩早期
   D. 多发生于分娩期
   E. 多发生第二产程

9. 下列选项中，可诊断胎儿窘迫的是
   A. 臀先露，产程中羊水混有胎便
   B. 宫缩达到峰值时，胎心率为 100 次/分
   C. 破膜后胎心率 150 次/分
   D. 胎儿血 pH 7.15
   E. 新生儿娩出时，四肢青紫，心率 100 次/分

10. 关于胎儿窘迫的处理原则，叙述错误的是
    A. 急性胎儿窘迫，宫口开全尽快阴道助产
    B. 宫口未开全者给予吸氧

C. 嘱产妇左侧卧位，密切观察产程变化

D. 先露未衔接，必要时行高位产钳

E. 必要时行剖宫产

11. 属于新生儿重度窒息表现的是

　　A. 对外界刺激反应轻微

　　B. 呼吸表浅

　　C. 皮肤苍白

　　D. 四肢稍屈

　　E. 心率 110 次/分

12. 胎儿窘迫的基本病理生理变化是

　　A. 羊水污染　　　　B. 代谢性酸中毒

　　C. 缺血、缺氧　　　D. 循环障碍

　　E. 呼吸障碍

13. 关于新生儿窒息的叙述，正确的是

　　A. 胎儿只有心跳无呼吸的缺氧状态称新生儿窒息

　　B. 青紫窒息为重度窒息

　　C. 苍白窒息为轻度窒息

　　D. 产时使用麻醉剂不可能造成新生儿窒息

　　E. 苍白窒息时新生儿全身皮肤苍白，仅口唇呈暗紫色

14. 新生儿窒息的首要护理措施是

　　A. 药物治疗　　　　B. 维持血液循环

　　C. 建立呼吸　　　　D. 保暖

　　E. 清理呼吸道

15. 引起新生儿窒息的因素不包括

　　A. 手术产　　　　　B. 早产儿

　　C. 孕母吸烟　　　　D. 母亲患糖尿病

　　E. 遗传

【A2 型题】

16. 初产妇，足月临产 14 小时，破膜 2 小时，宫缩 40～50 秒/3～5 分钟，骶耻外径 18 cm，胎心 168 次/分，宫口开大 6 cm，先露 S+2。最佳处理措施应是

　　A. 积极治疗胎儿窘迫，如无好转，则行剖宫产

　　B. 立即剖宫产

　　C. 静点催产素

D. 温热肥皂水灌肠

E. 包扎腹部

17. 胡女士，25 岁。第一胎，足月，今晨产钳助娩一女婴，体重 3.2 kg，出生后 Apgar 评分 7 分。下列针对该新生儿的护理措施中，不恰当的是

　　A. 严密观察面色、呼吸哭声

　　B. 补充营养，必要时静脉补液

　　C. 常规使用维生素 K 肌注

　　D. 护理操作尽量集中

　　E. 24 小时后可以抱起喂奶

18. 王女士，妊娠 26 周，被诊断为妊娠高血压疾病。产前检查除严密观察血压变化之外，还需预防胎儿宫内窘迫，下列护理措施中不恰当的是

　　A. 教会孕妇胎动计数

　　B. 减少户外活动

　　C. 讲解左侧卧位的意义

　　D. 严密监测胎心、胎盘功能

　　E. 增加产前检查次数

19. 一新生儿，胎龄 35 W，出生体重 2300 g，脐带绕颈。Apgar 评分 1 分钟 6 分，该患儿的诊断不包括

　　A. 新生儿窒息　　　B. 高危儿

　　C. 低体重儿　　　　D. 正常足胎儿

　　E. 早产儿

20. 某新生儿，出生时 Apgar 评分 3 分。下列针对该新生儿窒息复苏的复苏过程中，不恰当的是

　　A. 保暖，抢救台温度 32 ℃～34 ℃

　　B. 严格执行无菌操作技术

　　C. 加强监护

　　D. 安慰家长耐心细致解答病情

　　E. 患者病情严格保密，以免家长恐惧

【A3/A4 型题】

（21～23 题共用题干）

　　李女士，29 岁。妊娠 34 周，因妊娠高血压疾病伴慢性胎儿宫内窘迫收入院。

21. 为增加胎儿对缺氧的耐受力，护士遵医嘱应

给予的药物是

A. 5%葡萄糖加硫酸镁静脉滴注

B. 5%碳酸氢钠静脉滴注

C. 10%葡萄糖酸钙静脉注射

D. 10%葡萄糖加维生素 C 口服

E. 10%葡萄糖加维生素 C 静脉滴注

22. 关于护士教给孕妇的自我监护胎儿方法，叙述正确的是

A. 观察尿量

B. 记录每天液体出入量

C. 胎动计数

D. 让家属听胎心

E. 测量宫高腹围

23. 护士指导患者最佳卧位是

A. 右侧卧位　　　　B. 左侧卧位

C. 平卧位　　　　　D. 半坐卧位

E. 仰卧屈膝位

（24～27 题共用题干）

某女，24 岁，妊娠 41 周，$G_2 P_0$。产程进展顺利，宫口开全，胎头已拨露，LOA，电子胎心监护示"晚期减速"。

24. 此时最适宜的处理措施是

A. 剖宫产术

B. 臀牵引术

C. 等待其自然分娩

D. 立即产钳助产结束分娩

E. 缩宫素静脉滴注

25. 该患者娩出的新生儿在 ABCDE 复苏过程中，关于维持正常循环，叙述错误的是

A. 体外胸廓按压，90 次/分

B. 按压深度为前后胸直径的 1/3

C. 按压有效者可摸及颈动脉和股动脉的搏动

D. 按压时间与放松时间大致相等

E. 心率<80 次/分时使用肾上腺素静脉注射刺激心跳

26. 关于复苏过程的叙述，错误的是

A. 临床恶化顺序依次为心率、呼吸、肌张力、喉反射、皮肤颜色

B. 复苏有效顺序依次是心率、喉反射、皮肤颜色、呼吸、肌张力

C. 复苏最基本的程序是清理呼吸道

D. 临床恶化主要看新生儿心率减慢程度

E. 肌张力恢复越快，预后越好

27. 新生儿窒息复苏后，为防止再窒息，采取的护理措施中，错误的是

A. 保持安静、继续保暖

B. 继续给氧

C. 治疗与护理集中进行

D. 观察新生儿面色、呼吸

E. 及时哺乳

【护考传真】

28. 产检项目中能够反映胎儿生长发育状况最重要的指标是（2015）

A. 孕妇体重　　　　B. 胎方位

C. 宫高与腹围　　　D. 胎动

E. 胎心率

29. 急性胎儿窘迫最早出现的症状是（2015）

A. 胎动减少　　　　B. 胎动消失

C. 胎心率加快　　　D. 胎儿生长受限

E. 胎盘功能减退

30. 某患儿，出生 1 天，诊断为"新生儿窒息"入暖箱治疗。该新生儿室的湿度波动范围应为（2016）

A. 20～30%　　　　B. 30～40%

C. 40～50%　　　　D. 50～60%

E. 60～70%

31. 胎动减少是指胎动 12 小时少于

A. 5 次　　　　　　B. 10 次

C. 15 次　　　　　 D. 20 次

E. 25 次

32. 某新生儿出生时无呼吸，心率小于 90 次/分，全身苍白，四肢瘫软。清理呼吸道后的下一步抢救措施是（2016）

A. 药物治疗

B. 胸外按压

C. 保暖

D. 建立呼吸，增加通气

E. 建立静脉通路

33. 患儿女，足月儿，因脐带绕颈，出生后 1 分钟 Apgar 评分为 1 分，5 分钟后 2 分。经室息复苏后，目前患儿仍嗜睡、反应差，呕吐。此时对该患儿不恰当的护理措施是（2016）

A. 头罩吸氧　　　　B. 监测生命体征

C. 立即开奶　　　　D. 配合亚低温疗法

E. 注意保暖

34. 初产妇，29 岁。既往月经规律，妊娠 38^{+2} 周。门诊查体：宫高在脐–剑之间，胎心率 110 次/

分。针对该孕妇进行的最简便有效判断胎儿安危的方法是（2017）

A. 胎儿电子监护　　　B. B 超

C. 羊膜镜检查　　　　D. OCT 检查

E. 胎动计数

35. 属于胎儿窘迫的临床表现的是（2017）

A. 胎心率大于 120 次/分

B. 胎心率小于 160 次/分

C. 胎心率大于 140 次/分

D. 胎心率小于 100 次/分

E. 胎心率大于 130 次/分

【答案与解析】

1. D 解析：高危妊娠的范畴：孕妇年龄<18 岁或年龄>35 岁；异常孕产史（死胎史）；各种妊娠合并症；各种妊娠并发症（妊娠期高血压）；妊娠期接触有害物质；可能发生分娩异常者（包括巨大儿，胎儿体重≥4000 g；胎位异常，除枕左前和枕右前位为正常胎位外均为异常胎位）。

2. A 解析：羊水胎粪污染Ⅰ度呈淡绿色；Ⅱ度呈黄绿色；Ⅲ度呈棕黄色，黏稠。

3. A 解析：胎儿急性缺氧早期，表现为胎动躁动或频繁，如缺氧未纠正或加重则胎动转弱且次数减少，进而消失。一般胎动消失 24 小时后胎心音消失。

4. D 解析：胎心监测胎动时胎心率加速不明显，基线变异率<3 次/分，出现晚期减速或变异减速等情况时提示胎儿窘迫。

5. C 解析：胎儿成熟度检查：羊水中卵磷脂/鞘磷脂(L/S)比值≥2 提示胎儿肺成熟；肌酐≥176.8 μmol/L 提示胎儿肾成熟；B 超测量胎儿双顶径≥8.5 cm，提示胎儿发育成熟。妊娠≥37 W，胎儿体重≥2500 g 提示胎儿足月。

6. A 解析：胎儿急性缺氧早期交感神经兴奋表现为胎动频繁和胎心加快。

7. D 解析：急性胎儿窘迫多发生在分娩期。

8. B 解析：慢性胎儿窘迫多发生在妊娠晚期。

9. D 解析：胎儿窘迫主要表现为胎心率加快或减慢（正常值约 110～160 次/分），CST 或者 OCT 等出现频繁的晚期减速或持续性变异减速；羊水胎粪污染（头先露）和胎儿头皮血 pH<7.20，出现酸中毒。臀先露羊水混有胎粪可能是挤压所致，不一定是缺氧的表现。E 选项可诊断为新生儿窒息。

10. D 解析：胎儿窘迫者如宫颈未完全扩张，胎儿窘迫情况不严重者，给予吸氧，嘱产妇左侧卧位，如胎心率变为正常，可继续观察；如宫口开全，胎先露部已达坐骨棘平面以下 3 cm 者，应尽快助产经阴道娩出胎儿；如因缩宫素的使用使宫缩过强造成胎心率减慢者，应立即停止使用，继续观察；病情紧迫或经上述处理无效者，立即剖宫产结束分娩。

11. C 解析：重度（苍白）窒息：新生儿皮肤苍白，口唇暗紫；无呼吸或仅有喘息样微弱呼吸；心跳不规则，心率＜80 次/分且弱；对外界刺激无反应；喉反射消失；肌张力松弛。

12. E　**解析：** 胎儿窘迫的基本病生理变化是缺血、缺氧引起的一系列变化。

13. E　**解析：** 胎儿娩出后 1 分钟，仅有心跳而无呼吸或未建立规律呼吸的缺氧状态称为新生儿窒息。分为轻度（青紫）窒息和重度（苍白）窒息。重度（苍白）窒息的新生儿皮肤苍白，口唇暗紫。在分娩过程中母体使用麻醉剂、镇静剂，抑制呼吸中枢，可能造成新生儿窒息。

14. E　**解析：** 新生儿窒息的首要护理措施是清理呼吸道。

15. A　**解析：** 新生儿窒息的病因与遗传无关。

16. A　**解析：** 胎儿窘迫者如宫颈未完全扩张，胎儿窘迫情况不严重者，给予吸氧，嘱产妇左侧卧位，如胎心率变为正常，可继续观察；如宫口开全，胎先露部已达坐骨棘平面以下 3 cm 者，应尽快助产经阴道娩出胎儿；病情紧迫或经处理无效者，立即剖宫产结束分娩。

17. E　**解析：** 产钳助娩需预防颅内出血，常规使用维生素 K 肌注；护理操作尽量集中；3 后天后新生儿表现正常可以抱起喂奶。

18. B　**解析：** 不影响血压和心率的户外活动，不会造成胎儿宫内窘迫。

19. E　**解析：** 胎龄＜37 W，体重＜2500 g，Apgar 评分＜8 分属于早产、低体重儿，可诊断为新生儿轻度窒息和高危儿。

20. E　**解析：** 新生儿窒息复苏复苏过程中，应及时告知患儿病情，并安慰家长耐心细致解答病情。

21. E　**解析：** 增加胎儿对缺氧的耐受力可用 10% 葡萄糖加 VitC 静脉滴注。

22. C　**解析：** 孕妇自行胎儿监测最常用的方法是自我胎动计数。

23. B　**解析：** 一般孕晚期孕妇休息的最佳卧位是左侧卧位。

24. D　**解析：** 宫口开全，胎头双顶径达坐骨棘下 3 cm，无头盆不称，可行阴道助产尽快终止妊娠。

25. E　**解析：** P＜60 次/分用肾上腺素静脉注射刺激心跳，属于复苏程序中的药物治疗步骤。

26. D　**解析：** 临床恶化顺序依次为皮肤颜色、呼吸、肌张力、喉反射、心率。

27. E　**解析：** 窒息的新生儿应延迟哺乳，以静脉补液维持营养。

28. C　**解析：** 产检项目中能够反映胎儿生长发育状况最重要的指标是宫高与腹围。

29. C　**解析：** 急性胎儿窘迫缺氧早期交感神经兴奋，血压升高，心率加快；若缺氧状态继续发展，胎儿迷走神经兴奋，中枢神经系统抑制，胎心减慢，胎动减少。

30. D　**解析：** 新生儿室的湿度波动范围应为 50～60%。

31. B　**解析：** 胎动减少是指胎动 12 小时少于 10 次。

32. D　**解析：** 该新生儿出生时无呼吸，心率小于 90 次/分，全身苍白，四肢瘫软。属于新生儿重度窒息，清理呼吸道后的下一步抢救措施是建立呼吸，增加通气。

33. C　**解析：** 新生儿窒息复苏后应延迟哺乳。

34. E　**解析：** 孕妇进行的最简便有效判断胎儿安危的方法是胎动计数。

35. D　**解析：** 胎儿窘迫的临床表现是胎心率小于110 次/分或胎心率大于160 次/分。

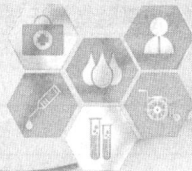

第七章　妊娠期并发症妇女的护理

第一节　自然流产

一、疾病概要

要点		内　容
概述		凡妊娠不满 28 周，胎儿体重不足 1000 g 而终止者，称流产。流产发生在妊娠 12 周前者为早期流产；发生在 12 周以后，28 周以前者为晚期流产。自然流产大部分为早期流产
病因	胚胎因素	**染色体异常是引起早期流产的主要原因，包括染色体数目和结构的异常**
	母体因素	包括全身性疾病、生殖器官异常（**子宫内口松弛及宫颈重度裂伤引起胎膜早破是发生晚期流产的主要原因**）。内分泌失调、黄体功能不足以及其他如营养不良、过度疲劳、性交、跌倒、腹部手术、吸烟、吸毒等
	环境因素	包括严重空气污染、噪声、放射线、高温等
	免疫因素	包括自身免疫功能异常和同种免疫功能异常，少见
病理		早期流产常是胚胎死亡后，继之底蜕膜出血，使绒毛与蜕膜层剥离引起宫缩，排出胚胎。妊娠 8 周内流产，妊娠产物多可完全从宫壁剥离排出，出血不多。妊娠 8～12 周，妊娠产物不易完全从宫壁剥离排出，出血较多。妊娠 12 周后，流产过程与足月分娩相似

二、自然流产分类和鉴别

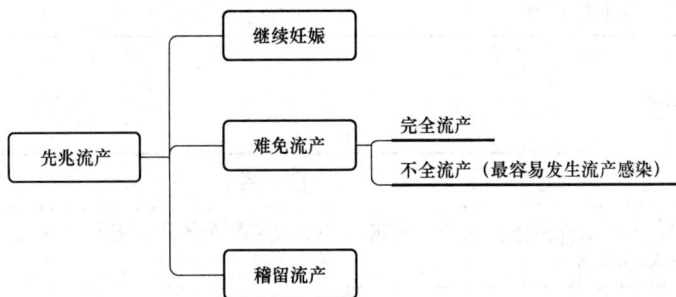

先兆流产 ── 继续妊娠

先兆流产 ── 难免流产 ── 完全流产

先兆流产 ── 难免流产 ── 不全流产（最容易发生流产感染）

先兆流产 ── 稽留流产

分类	临床表现	辅助检查	治疗原则
先兆流产	停经后少量阴道流血，可伴轻微下腹痛和腰酸	妇科检查：**宫颈口未开，胎膜未破，子宫大小与停经周数基本相符**。尿妊娠试验阳性。B超检查见胎心搏动	卧床休息，禁止性生活；减少刺激；**以保胎治疗为原则**，必要时药物治疗，如使用镇静剂；**hCG偏低，提示黄体功能不全**，给予黄体酮肌内注射。休息及治疗后症状消失，可继续妊娠
难免流产	阴道流血量增多，阵发性下腹痛加重	妇科检查：**宫口扩张，子宫大小与孕周相符或略小**。晚期难免流产可有羊水流出	确诊后，**尽快行清宫术或刮宫术清除宫内容物，刮出物送病检**
不全流产	阴道流血持续不止，严重者发生失血性休克	妇科检查：**宫颈口已扩张，有血液从宫颈口流出，有时可见胎盘组织堵塞宫颈口或部分妊娠产物排出在阴道内，子宫小于孕周**。尿妊娠试验阴性	处理同难免流产，同时失血性休克者，应迅速补充血容量及用抗菌药物预防感染
完全流产	妊娠物已全部排出，腹痛消失，阴道流血逐渐停止	妇科检查：**宫颈口关闭，子宫接近正常大小**。妊娠产物已全部排出	不需特殊处理。必要时遵医嘱予缩宫素促进子宫恢复
稽留流产	早孕反应或胎动消失，宫颈口闭合，子宫大小小于孕周，未闻及胎心	妇科检查：**宫颈口未开，子宫小于孕周**。尿妊娠试验阴性，**B超无胎动、胎心搏动**	时间过长可发生凝血功能障碍致**DIC**。清宫术前检查并纠正凝血功能，做好输血准备，方能行清宫术
复发性流产	指同一性伴侣连续发生**3次或3次以上的自然流产**	流产后的胚胎应做病因、病理检查	以预防为主，做全面的检查，下次孕前行遗传咨询
流产合并感染	在流产过程中引起宫腔内感染，甚至并发盆腔炎、腹膜炎、败血症等	根据感染情况做相应检查	**控制感染后清除宫内组织**

三、常见护理诊断/问题

要点	内容
有感染的危险	与阴道流血时间过长、宫腔内有组织残留等有关
焦虑	与担心妊娠失败及害怕清宫术有关
潜在并发症	贫血、失血性休克

四、护理措施

要点	内容
一般护理	加强营养，增强机体抵抗力。**先兆流产孕妇应卧床休息。流产合并感染者取半卧位，并注意床旁隔离**
预防感染	加强会阴护理，每日擦洗1~2次，每次大小便后及时清洗。勤换会阴垫和内衣裤，防止逆行感染。必要时使用抗生素预防和治疗感染。**流产后禁止性生活1个月**

要点		内　容
治疗配合	先兆流产	保胎期间应指导患者卧床休息，禁止性生活，避免各种刺激；遵医嘱用药
	难免流产	对早期流产者，应及时做好清宫术的术前准备；对晚期流产者，遵医嘱给予缩宫素 10～20 U 加于 5%葡萄糖液 500 ml 内静脉滴注，促使子宫收缩
	不全流产	配合医生刮宫以清除宫腔内残留妊娠物，术后遵医嘱给予抗生素预防感染
	稽留流产	若凝血功能正常，术前先遵医嘱给予口服雌激素 3～5 天，以提高子宫肌对缩宫素的敏感性
	子宫小于 12 孕周者	行刮宫术，术中注射宫缩剂以减少出血；若胎盘机化并与子宫壁粘连较紧，手术应特别小心，防止穿孔，一次不能刮净，可于 5～7 日再次刮宫
	子宫大于 12 孕周者	遵医嘱联合使用米非司酮和米索前列醇，或静脉滴注缩宫素，也可用依沙吖啶引产，促使胎儿、胎盘排出
		若凝血功能障碍，应遵医嘱尽早使用肝素、纤维蛋白原及输新鲜血、新鲜冰冻血浆等，待凝血功能好转后，再配合医生行刮宫术或引产
健康教育	继续妊娠的患者	交代其注意事项，避免再次接触不良因素。对本次妊娠失败者，指导其再次妊娠时，避免接触引起流产的各种因素。再次妊娠有先兆流产表现时，及时住院治疗，注意休息，保持外阴清洁，避免感染
	有复发性流产史者	指导下次怀孕前进行必要检查，确定是否可以妊娠并及时纠正。原因不明的复发性流产者，一旦怀孕应卧床休息，**保胎至超过以往发生流产的孕周**
	宫颈内口松弛者	指导于下次妊娠前或妊娠 **14～16 周行宫颈内口环扎术**

第二节　异位妊娠

一、疾病概要

要点		内　容
概述		受精卵在子宫体腔以外着床，称为异位妊娠，习称宫外孕
分类		依受精卵在子宫体腔外种植部位不同而分为：输卵管妊娠、卵巢妊娠、腹腔妊娠、阔韧带妊娠及宫颈妊娠等，**以输卵管妊娠为最常见**，故本节主要介绍输卵管妊娠。**输卵管妊娠以壶腹部妊娠最多见**
病因		①**输卵管炎症，是输卵管妊娠最常见的因素** ②输卵管发育不良或功能异常 ③输卵管妊娠史或手术史 ④输卵管周围肿瘤、子宫内膜异位症、宫内节育器的放置、避孕失败、辅助生殖技术等均可增加输卵管妊娠的发生概率
临床表现	症状	**腹痛是就诊的最主要症状**，其次为停经、阴道流血，一般不超过月经量；**晕厥与休克**，其严重程度与内出血速度和出血量成正比，与阴道流血量不成比例
	体征	异位妊娠破裂流产前无明显异常体征。破裂流产后出血，患者呈贫血貌，严重时出现休克征象；腹部有明显压痛、反跳痛，肌紧张，以患侧为甚。出血多时，叩诊有移动性浊音；盆腔检查后穹窿饱满、有触痛，宫颈抬举痛明显，子宫有漂浮感，患侧附件可触及压痛包块

续表

要点		内　　容
辅助检查	阴道后穹窿穿刺	适用于疑有腹腔内出血的患者，**是一种简单、可靠的诊断方法**，抽出腹腔暗红色不凝固血液，说明有腹腔内出血
	腹腔镜检查	适用于输卵管妊娠未破裂或流产的早期不能确诊的患者。若腹腔大出血或伴有休克者，禁做此项检查
	B超检查	可协助诊断
	子宫内膜病理检查	宫腔排出物病理检查**仅见蜕膜，未见绒毛**，有助于异位妊娠诊断
治疗原则	保守治疗	早期输卵管妊娠、未发生输卵管流产或破裂、无明显内出血，且要求保留生育功能者，可行化学药物治疗
	手术治疗	适用于输卵管流产或破裂、有明显内出血者

二、输卵管妊娠的结局和病理

结局	病　　理
输卵管妊娠流产	**多见于壶腹部妊娠，常发生在妊娠 8～12 周**。若整个胚囊排入腹腔形成完全流产，出血不多；若胚囊部分留在管腔为输卵管不完全流产，出血较多
输卵管妊娠破裂	**多见于峡部妊娠，常发生在妊娠约 6 周左右**。胚囊绒毛穿破管壁全层，形成输卵管妊娠破裂，发生大量腹腔出血致休克，亦可反复出血，形成盆腹腔血肿
陈旧性宫外孕	输卵管妊娠流产或破裂后，出血停止，胎囊吸收或机化，与周围组织粘连形成陈旧性宫外孕
继发性腹腔妊娠	输卵管妊娠流产或破裂后，胚囊在原处或腹腔脏器、大网膜等处继续生长发育，形成继发腹腔妊娠

三、常见护理诊断/问题

要点	内　　容
疼痛	与输卵管妊娠流产或破裂有关
组织灌注量不足	与腹腔大量内出血有关
潜在并发症	失血性休克

三、护理措施

要点	内　　容
一般护理	①指导患者卧床休息，保持大便通畅，避免腹部压力增大，减少输卵管妊娠破裂的机会 ②加强营养，增加含铁和蛋白质丰富的食物，以促其进血红蛋白的增加，增强抵抗力
病情观察	①严密观察患者的生命体征、神志、面色、尿量等，及时发现休克征象。尤应注意全身情况与阴道流血量不成比例 ②观察腹部有无压痛、反跳痛，压痛的部位及程度，有无晕厥等
治疗配合	①保守治疗者：密观病情，应用 B 超和血 hCG 严密监护胚胎情况。若发现病情加剧或胚胎仍存活，应报告医生改为手术治疗 ②手术治疗者：**遵医嘱按腹部急诊手术常规做好术前准备；建立静脉通道；交叉配血，输血准备。对失血性休克者，置平卧或中凹位；保暖；吸氧；遵医嘱迅速补充血容量及给药**

续表

要点	内　容
治疗配合	③用药护理，对使用化疗药物治疗的患者遵医嘱正确留取血标本，以监测治疗效果，密切观察药物副作用
健康教育	保持良好卫生习惯及外阴清洁，**禁性生活1个月**；注意休息与营养，提高机体抵抗力；彻底治疗盆腔炎；**若下次妊娠及时就医**

第三节　妊娠期高血压疾病

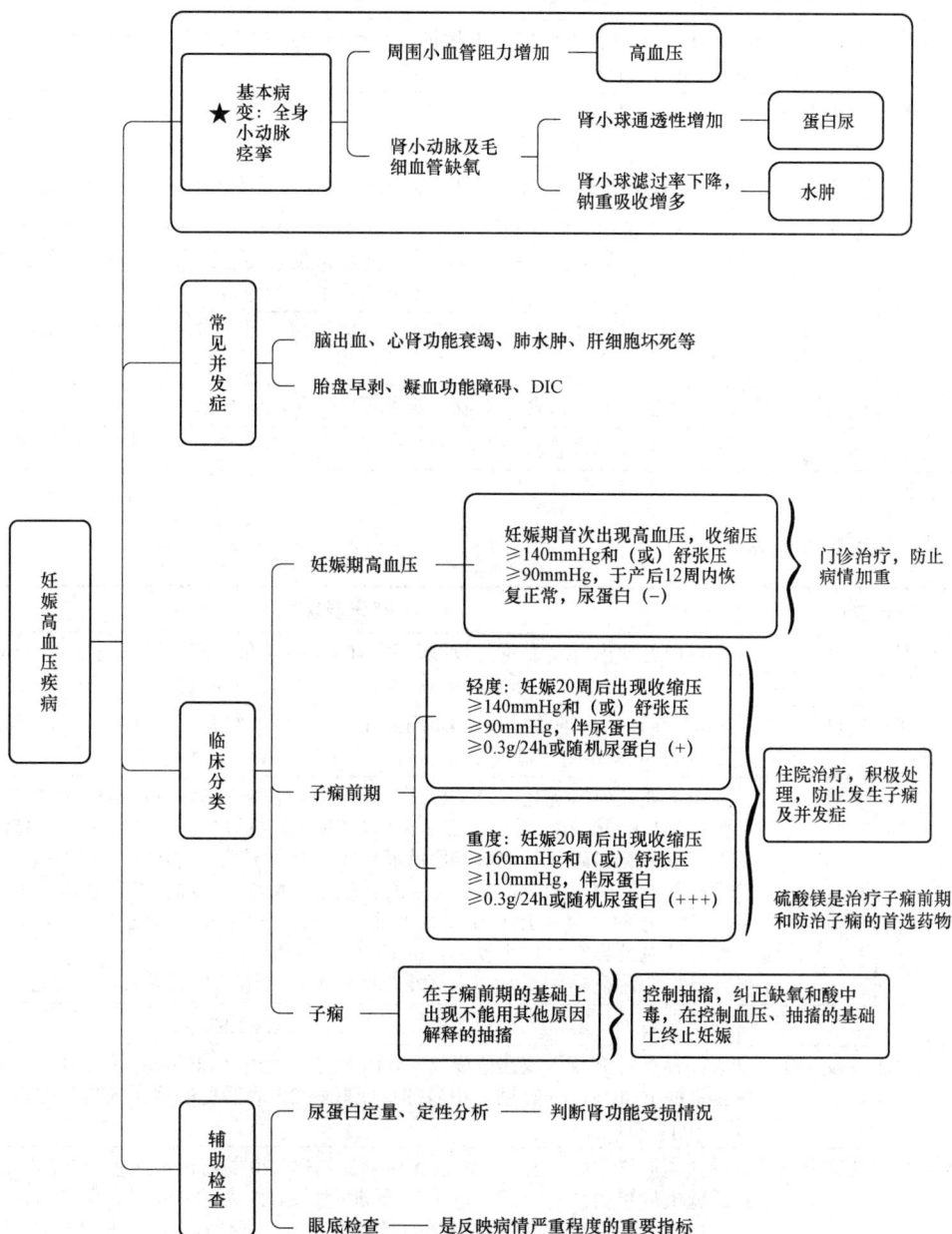

一、疾病概要

要点		内　容
概述		妊娠期高血压疾病是妊娠与高血压并存的一组疾病，包括**妊娠期高血压、子痫前期、子痫、慢性高血压并发子痫前期以及妊娠合并慢性高血压**
病因		确切病因不清，其发病的**高危因素**有：①孕期精神过度紧张；②寒冷刺激；③初孕妇、年龄＜18 岁或＞35 岁；④有慢性高血压、肾炎、糖尿病等病史；⑤营养不良，如贫血、低蛋白血症、缺钙等；⑥体型矮胖，BMI＞24；⑦子宫张力过高，如羊水过多、多胎妊娠、葡萄胎等；⑧有妊娠期高血压疾病史或家族史
病理		**基本病理变化是全身小动脉痉挛**
临床特点		主要表现为高血压、水肿、蛋白尿三大体征。严重时出现头晕、眼花、腹部不适等自觉症状，甚至引起抽搐、昏迷
辅助检查	尿液检查	24 小时尿蛋白定量、定性分析，可判断肾功能受损情况；应取中段尿进行尿蛋白检查。24 小时尿蛋白定量≥0.3 g 为异常
	眼底检查	**观察眼底小动脉可直接推测全身动脉痉挛情况，是反映病情严重程度的重要指标**
	血液检查	测定血红蛋白、血细胞比容、血浆黏度、全血黏度以了解血液浓缩程度；重症患者应行凝血功能系列检查，了解有无凝血功能异常；测定血电解质及二氧化碳结合力，及时了解有无电解质紊乱及酸中毒
	肝、肾功能测定	测定 ALT、AST、血尿素氮、肌酐及尿酸等，以了解肝、肾功能受损程度
治疗原则	病情较轻者	注意休息、调节饮食、采取左侧卧位，防止病情加重
	病情较重者	解痉、降压、镇静、合理扩容与利尿、适时终止妊娠，防止子痫及并发症

二、分类及临床表现

分类		临床表现
妊娠期高血压		妊娠期首次出现高血压，收缩压≥140 mmHg 和（或）舒张压≥90 mmHg，于产后 12 周内恢复正常，尿蛋白（−），多无自觉症状。产后方可确诊
子痫前期	轻度	妊娠 20 周后出现收缩压≥140 mmHg 和（或）舒张压≥90 mmHg，伴蛋白≥0.3 g/24 h 或随机尿蛋白（+）。可伴有轻微上腹不适或头痛等症状
	重度	出现下述任何情况之一：①血压持续升高，收缩压≥160 mmHg 和（或）舒张压≥110 mmHg；②尿蛋白≥5.0 g/24 h 或随机尿蛋白≥（+++）；③持续性头痛或视觉障碍或其他脑神经症状；④肝功能异常：持续上腹部不适，血清丙氨酸转氨酶（ALT）或门冬氨酸转氨酶（AST）升高；⑤肾功能异常：少尿（24 小时尿量＜400 ml 或每小时尿量＜17 ml）或血清肌酐＞106μmol/L；⑥血液系统异常：血小板＜100×10^9/L，血管内溶血、贫血、黄疸或血 LDH 升高；⑦胎盘早剥；⑧心力衰竭、肺水肿；⑨胎儿生长受限或羊水过少
子痫		在子痫前期的基础上出现不能用其他原因解释的抽搐
慢性高血压并发子痫前期		既往存在的高血压或在妊娠 20 周前发现收缩压≥140 mmHg 和（或）舒张压≥90 mmHg，妊娠期无明显加重或妊娠 20 周后首次诊断高血压并持续到产后 12 周以后
妊娠合并慢性高血压		慢性高血压孕妇，妊娠 20 周前无蛋白尿，妊娠 20 周后出现尿蛋白≥0.3 g/24 h 或随机尿蛋白≥（+）；或妊娠 20 周前有蛋白尿，妊娠 20 周后尿蛋白定量明显增加；或出现血压进一步升高等达到上述重度子痫前期的任何一项表现

三、常见护理诊断/问题

要点	内 容
有母儿受伤的危险	与发生子痫抽搐、昏迷和胎盘供血不足有关
体液过多	与水肿、高血压、低蛋白血症及妊娠子宫压迫下腔静脉有关
焦虑	与担心自身及胎儿的安危有关
潜在并发症	脑出血、胎盘早剥、DIC、肾功能衰竭等

四、护理措施

要点		内 容
一般护理		妊娠期高血压以门诊治疗为主,加强孕期检查,多休息、采取左侧卧位,密切观察病情变化,避免病情加重;均衡营养,不必严格限制食盐
		子痫前期及子痫患者以住院治疗为主,左侧卧位休息,适当限制食盐入量(每日少于3 g)。每4小时测1次血压。保持病室安静,避免声、光刺激。还应准备好急救物品
子痫的急救护理	协助控制抽搐	遵医嘱首选硫酸镁,必要时加用镇静药
	专人护理	**首先取头低侧卧位,保持呼吸道畅通;吸氧;必要时用吸引器吸出喉部黏液及呕吐物;取出假牙,压舌板放于上下白齿间,防止抽搐时咬伤唇舌;放置开口器并用舌钳夹住舌向外牵拉,防舌后坠;置床挡防坠床;产妇未清醒前禁止饮食及服药**
	避免诱发抽搐因素	**产妇置单间暗室,避免声、光刺激;治疗和护理相对集中,保持绝对安静**
	病情监测	**严密监测生命体征、记出入量;及时做好辅助检查的配合**
	终止妊娠的准备	**对未临产清醒后24~48小时内引产者,或子痫控制后6~12小时者,遵医嘱做好终止妊娠的准备**
产时及产后护理		经阴道分娩者,第一产程监测生命体征、产科情况、尿量、有无自觉症状。协助第二产程尽量缩短。**第三产程遵医嘱在胎前肩娩出后用缩宫素(禁用麦角新碱),观察血压及自觉症状。因产后24小时及5天内有子痫的可能,重症者继续用硫酸镁1~2天。产后48小时内至少每4小时观察血压1次,并注意宫缩、阴道流血情况**
健康教育		加强孕早期的健康教育,使孕妇定时产前检查;指导合理饮食,**减少过量脂肪和盐摄入,增加蛋白质、维生素及富含钙、铁、锌的食物;建议妊娠20周起,每日补钙剂2 g;**左侧卧位;保持心情愉快

五、硫酸镁的用药护理

要点	内 容
适应症	**解痉首选药物为硫酸镁**,适用于子痫前期或子痫患者
作用机制	镁离子能抑制运动神经末梢对乙酰胆碱的释放,阻断神经和肌肉间的传导,使骨骼肌松弛,从而预防和控制子痫发作,且对宫缩和胎儿均无不良影响

续表

要点	内容
用药方法	可遵医嘱采用静脉给药结合肌内注射。24 小时硫酸镁总量 25～30 g，疗程 24～48 小时。①静脉用药：用硫酸镁 2.5～5 g，溶于 10%葡萄糖 20 ml 静脉推注（15～20 分钟），或者于 5%葡萄糖 100 ml 快速滴注，继而 1～2 g/h 静滴维持。②肌内注射：25%硫酸镁 20 ml 和 2%利多卡因 2 ml **臀部肌肉深部注射。注射时应注意使用长针头。**注射后用无菌棉球或创可贴覆盖针孔，防止注射部位感染。必要时可行局部按揉或热敷，促进肌肉组织对药物的吸收
中毒反应	**首先表现为膝反射消失，**随着血镁浓度的增加可出现全身肌张力减退及呼吸抑制，严重者心跳可突然停止
解毒方法	出现中毒反应时，**立即停用硫酸镁，及时静脉缓慢（5～10 分钟）推注 10%葡萄糖酸钙 10 ml 解毒，**必要时可每小时重复一次，直至呼吸、排尿和神经抑制恢复正常，但 24 小时内不超过 8 次
注意事项	在用药前及用药过程中除评估孕妇的血压外，还应监测以下指标：①**膝反射必须存在；**②**呼吸不少于 16 次/分；**③**尿量不少于 600 ml/24 h，或不少于 25 ml/h**

第四节 前置胎盘

一、疾病概要

要点		内容
概述		正常胎盘附着于子宫体部的前壁、后壁和侧壁，若胎盘附着于子宫下段，甚至下缘达到或覆盖宫颈内口处，其位置低于胎儿先露部，称前置胎盘。多见于经（多）产妇
病因		目前病因尚未明确，**高龄初产妇（>35 岁）、经产妇及多胎产妇、瘢痕子宫者、吸烟或吸食毒品妇女为高危人群。**可能与下列因素相关：①子宫内膜病变与损伤；②胎盘面积过大；③受精卵的滋养层发育迟缓
病理		妊娠晚期或临产后子宫下段逐渐伸展，宫颈管消失，宫口扩张，而附着在此位置的胎盘不能相应伸展，发生错位性出血
临床表现	症状	妊娠晚期或临产时（偶尔发生在妊娠约 20 周），**发生无诱因、无痛性反复阴道流血。**出血时间、反复发生次数、出血量与前置胎盘的类型有很大关系
	体征	**贫血程度与出血量成正比。**若反复多次出血，或出血较多时，产妇呈贫血貌，大出血时可呈休克征象，发生胎儿窘迫，甚至宫内死亡。腹部检查：**子宫软无压痛，大小符合孕周；**胎位清楚，因胎盘前置，影响先露入盆，故先露高浮、甚至胎位异常
辅助检查		①**B 超可确定胎盘位置及其类型，是目前最安全、有效的首选方法** ②产后检查若破膜口距胎盘边缘<7 cm，则为前置胎盘

要点	内容	
治疗原则	止血、纠正贫血、预防感染	
	期待疗法	适用于阴道出血量不多，情况良好，妊娠不足 36 周或估计胎儿体重小于 **2000 g** 并存活者
	终止妊娠	适用于阴道大出血致休克者、在期待治疗期间发生大量出血或近预产期反复出血者

二、分类和出血特点

分类	出血特点
完全性（中央性）前置胎盘	宫颈内口全部被胎盘组织所复盖。初次出血较早，在妊娠 28 周左右，反复出血次数频、量较多，有时一次大量出血即可使产妇陷入休克状态
部分性前置胎盘	宫颈内口部分被胎盘组织所覆盖。出血情况介于完全性前置胎盘和边缘性前置胎盘之间
边缘性前置胎盘	胎盘附着于子宫下段，胎盘边缘不超过宫颈内口。初次出血发生较晚，多在妊娠 37~40 周或临产后，量较少

三、常见护理诊断/问题

要点	内容
组织灌注量不足	与大量失血有关
有感染的危险	与出血及前置胎盘剥离面靠近子宫颈口有关
潜在并发症	早产、失血性休克、胎儿窘迫

三、护理措施

要点	内容		
期待疗法的护理要点	住院治疗期间，**绝对卧床休息**，左侧卧位；减少刺激，**禁止肛查及阴道检查**；外阴擦洗 2 次/日，保持外阴清洁、干燥；测量生命体征、胎心率及准确估计阴道出血量；**间歇吸氧**；加强饮食营养，**纠正贫血**；遵医嘱用药		
治疗配合	终止妊娠的方法	剖宫产	迅速结束分娩，对母儿较安全，是处理前置胎盘的主要手段
		阴道分娩	母儿情况良好，估计短时间内可结束分娩者
	失血性休克的护理	置平卧或中凹位；保暖；吸氧；建立静脉通道；交叉配血；遵医嘱迅速补充血容量，做好术前准备、新生儿抢救的准备	

续表

要点		内　容
治疗配合	紧急情况下的转运	患者阴道流血而当地无医疗条件处理时，先输液输血，在消毒条件下用无菌纱布进行阴道填塞、腹部加压包扎以暂时压迫止血，迅速转送到上级医院治疗
健康教育		指导避免多次人工终止妊娠及多产；注意月经期及性卫生；孕妇避免吸烟、酗酒；妊娠期阴道出血及时就医

第五节　胎盘早剥

一、疾病概要

要点		内　容
概念		妊娠 20 周后或分娩期，正常位置的胎盘在胎儿娩出前，部分或全部从子宫壁剥离
病因		确切病因不清，可能与下列因素有关：①血管病变，如妊娠高血压疾病；②机械因素，如外伤、外转胎术、宫腔内压力骤减、子宫体积骤然缩小；③子宫静脉压突然升高；④其他：某些高危因素，如吸烟、吸毒等
病理		主要是**底蜕膜出血**，形成血肿，使胎盘自附着处剥离。内出血严重时，胎盘后血肿压力越来越大，血液可浸润子宫肌层，甚至子宫表面，引起肌纤维分离、断裂、变性，子宫失去收缩能力，子宫表面呈紫蓝色，称为**子宫胎盘卒中**
临床表现	症状	**妊娠晚期，突然发生持续性腹痛，伴有或不伴有阴道出血**
	体征	详见分度
辅助检查		①**B 型超声检查**：子宫与胎盘间有液性暗区提示胎盘后血肿 ②血液检查：了解贫血程度与凝血功能 ③Ⅱ度、Ⅲ度胎盘早剥患者应检测肾功能与二氧化碳结合力，必要时做 DIC 筛选试验与纤溶确诊试验
治疗原则		一旦确诊，要及时终止妊娠。伴有休克者，在抗休克的同时终止妊娠，避免各种并发症的发生

二、分型

分型	出血特点
显性剥离	当胎盘后血肿使胎盘剥离面不断扩大，血液冲开胎盘下缘及胎膜，沿胎膜与宫壁间经宫颈向外流出，又称**外出血**
隐性剥离	胎盘下缘仍附着于子宫壁上，或胎膜与子宫壁未剥离，血液不能外流而积聚在胎盘与子宫壁之间，又称**内出血**
混合性出血	当内出血逐渐增多，胎盘后血肿越积越大，血液也可冲开胎盘下缘与胎膜，向宫颈口外流出，形成混合性出血

三、分度

分度	类型	症状	体征
Ⅰ度	多见于外出血型。**胎盘剥离面积<1/3**	无腹痛或腹痛轻微，阴道流血量较少，色暗红，多无贫血	**子宫软、无压痛或压痛不明显，子宫大小与妊娠月份相符**，胎位清楚，胎心率多正常。产后检查见胎盘母体面有凝血块及压迹
Ⅱ度	多见于内出血型。**胎盘剥离面积>1/3**	**突然发生的持续性腹部疼痛**、腰酸或腰背痛，腹痛程度与胎盘后积血量相关。无阴道流血，但有贫血	子宫处于高张状态，有压痛，尤以胎盘附着处明显；若胎盘附着于子宫后壁，则压痛不明显。宫底随胎盘后血肿增大而增高，子宫大于妊娠周数。胎位可扪及，胎儿存活
Ⅲ度	多见于混合型出血。胎盘剥离面积**>1/2**	持续性腹痛剧烈，阴道流血可多可少。患者可出现休克征象，且休克程度与阴道流血不成比例。有时可见血性羊水	**子宫硬如板状**，压痛明显，胎位触不清楚，胎心消失

四、常见护理诊断/问题

要点	内容
疼痛	与胎盘后积血刺激子宫平滑肌收缩有关
组织灌注量不足	与大量失血有关
潜在并发症	失血性休克、DIC 与凝血功能障碍、产后出血、急性肾功能衰竭等

五、护理措施

要点		内容
一般护理		①安静病房休息，轻症者取左侧卧位，休克者取平卧位，积极纠正休克 ②指导产后加强营养，及时更换消毒会阴垫，保持会阴清洁，防止感染。新生儿存活者，给予母乳喂养指导。死产者及时采取退乳措施 ③密切观察病情，及时发现 DIC 早期征象
治疗配合	纠正休克	对伴有休克的患者，应立即取平卧位、吸氧、保暖，建立静脉通道，遵医嘱输液、输血，迅速补充血容量，改善机体状况。同时做好剖宫产术前准备及新生儿抢救准备，协助迅速终止妊娠
	协助医生及时终止妊娠	**剖宫产取出胎儿、胎盘后，立即注射宫缩剂并按摩子宫**。发现有子宫胎盘卒中，配以按摩子宫和热盐水纱布垫湿热敷或填塞宫腔，多数宫缩情况转好
防治并发症	凝血功能障碍	遵医嘱及时足量输入新鲜血和血小板，以补充血容量和凝血因子
	产后出血	胎儿娩出后立即遵医嘱使用宫缩剂，严密观察，及时发现并处理 DIC
	急性肾功能衰竭	患者尿量<30 ml/h，提示血容量不足，应及时遵医嘱补充血容量；血容量已补足而尿量<17 ml/h 或无尿（尿量<100 ml/24 h）时，应考虑肾功能衰竭，可遵医嘱给予呋塞米 20～40 mg 静脉推注，或用 20%甘露醇 500 ml 快速静脉滴注，必要时可重复使用。如仍无好转或病情加重，应协助行血液透析治疗

第六节　妊娠期肝内胆汁淤积症

一、疾病概要

要点	内　容	
概述	是一种妊娠期特有的疾病，由于再次妊娠时可以复发，故又称妊娠复发性胆汁淤积或妊娠期特发性肝内胆汁淤积，本病常发生于**妊娠晚期**，缩写为 ICP	
病因	目前尚不清楚，可能与**孕妇体内雌激素增加**、遗传及环境等因素有关	
病理	患者肝组织活检见肝细胞无明显炎症或变性表现，仅肝小叶中央区胆红素轻度淤积，毛细胆管胆汁淤积及胆栓形成。电镜切片发现毛细胆管扩张合并微绒毛水肿或消失	
临床表现	症状	**无皮肤损伤的瘙痒是首发症状**，黄疸和轻微消化道不适
	体征	无特异体征
辅助检查	①**血清胆汁酸水平增高是诊断的最主要实验室证据**。无诱因的皮肤瘙痒及血清 TBA＞10 μmol/L，可考虑 ICP 的诊断；血清 TBA＞40 μmol/L，提示病情较重 ②肝功能测定：血清丙氨酸转氨酶（ALT）和天冬氨酸转氨酶（AST）水平轻、中度增高，可协助诊断 ICP。肝功能在产后 4～6 周恢复正常 ③病理检查：在诊断不明而病情严重时可行肝组织活检，仅肝小叶中央区胆小管内可见胆汁淤积或胆栓形成，电镜切片发现毛细血管扩张合并微绒毛水肿或消失	
治疗原则	缓解瘙痒症状，恢复肝功能，降低血胆酸水平，降低围生儿死亡率	

二、常见护理诊断/问题

要点	内　容
有皮肤完整性受损的危险	与瘙痒抓伤有关
有胎儿受伤的危险	与高胆汁酸引起胎儿缺氧有关
焦虑	与担心胎儿安危有关

三、护理措施

要点	内　容
一般护理	①保持病室安静舒适，温度、湿度适宜，床铺整洁 ②督促患者注意休息，取左侧卧位，以增加胎盘血流量，并给予间断吸氧 ③指导患者穿宽松舒适、透气性好、吸水性好的纯棉内衣、内裤、袜子，保持良好的卫生习惯 ④合理安排清淡饮食，忌辛辣、刺激及高蛋白饮食，多食水果、蔬菜 ⑤**避免搔抓皮肤，禁用过热的水沐浴，勿用肥皂擦洗**
治疗配合	①做好产前监护，一旦确诊 ICP 应视为高危妊娠，在高危门诊定期随访 ②协助适时终止妊娠：一旦发现胎动减少、胎心变化等胎儿窘迫征兆，应立即做好终止妊娠准备

续表

要点	内　容
用药护理	能使孕妇临床症状减轻，胆汁淤积的生化指标和围产儿预后改善 ①熊去氧胆酸为治疗 ICP 的一线药物。能迅速减轻瘙痒，降低血清肝酶水平，常用剂量为每日 1 g 或 15 mg/（kg·d） ②S–腺苷蛋氨酸为 ICP 临床二线药物或联合治疗药物。每日 1 g，静脉滴注；或 500 mg，每日 2 次，口服。病情重者，或渐进性加重者可以两者联合治疗 ③辅助治疗及护理：地塞米松主要用于妊娠 34 周前促进胎儿肺成熟，估计 7 日内分娩者；炉甘石洗液、薄荷类药物外用，口服抗组胺药物对瘙痒有缓解作用；出现明显的脂肪痢或凝血酶原时间延长时，应及时补充维生素 K。茵陈汤等中药治疗 ICP 有一定效果
健康指导	指导患者注意休息，采取左侧卧位；加强保肝治疗，多食富含维生素 C、维生素 B_6 的新鲜水果；避免使用对肝脏有损害的药物；指导孕晚期自我胎动计数，发现异常及时住院治疗。指导正确的避孕方法，不可服用含雌激素、孕激素的避孕药，以免诱发肝内胆汁淤积

第七节　多胎妊娠

一、疾病概要

要点		内　容
概述		一次妊娠在宫腔内同时有两个或两个以上胎儿，称为多胎妊娠，其中以双胎妊娠常见。有双胎妊娠家族史、促排卵药的使用、胎次多、年龄大者发生率高。近年来，随着辅助生殖技术的广泛开展，双胎妊娠发生率明显增高
分类	双卵双胎	由两个卵子分别受精而形成，占双胎妊娠的 70%。因两个胎儿来源于不同的受精卵，其遗传基因不完全相同，故两个胎儿的性别、血型可以相同或不同，容貌、指纹等不同
	单卵双胎	由一个卵子受精后分裂而形成，占双胎妊娠的 30%。因两个胎儿来源于同一个受精卵，故遗传基因完全相同，胎儿的性别、血型相同，相貌极相似
临床表现	症状	早孕反应较重、持续时间长，压迫症状明显（腰背酸痛、呼吸困难、下肢水肿及静脉曲张等），孕妇自觉胎动频繁，胎动部位不固定
	体征	产前检查：子宫比孕周大，胎头较小，与子宫大小不成比例，可触及 2 个胎头及多个肢体，在不同部位听到 2 个频率不同的胎心，胎心率 1 分钟相差 10 次以上，或 2 胎心之间隔有无音区
辅助检查		①B 型超声检查：是主要的确诊方法，妊娠 35 日后，宫腔内可见两个妊娠囊；妊娠 6 周后，可见两个原始胎心搏动。可筛查胎儿结构畸形，如联体双胎、开放性神经管畸形等。B 超还可确定两个胎儿胎位 ②多普勒胎心仪：在妊娠 12 周后听到两个频率不同的胎心音
治疗原则		妊娠期积极防治各种并发症，监护胎儿生长发育情况和胎位变化；分娩期多数双胎妊娠能经阴道分娩，有剖宫产指征者行剖宫产术结束分娩。无论阴道分娩还是剖宫产，均需防止产后出血

85

二、常见护理诊断/问题

要点	内 容
舒适度改变	与双胎妊娠引起的食欲下降、下肢浮肿、静脉曲张、腰背痛等有关
有母儿受伤的危险	与双胎妊娠易引起前置胎盘、早产等多种并发症有关
潜在并发症	早产、脐带脱垂、胎盘早剥、前置胎盘、妊娠期高血压疾病等

三、护理措施

要点	内 容
一般护理	①加强产前检查，每次监测宫高、腹围和体重，做好孕期保健和管理 ②加强营养，注意补充足够的蛋白质、铁剂、维生素、叶酸、钙剂等。鼓励孕妇少量多餐以缓解胃部受压导致的不适感 ③尽量避免过度劳累。妊娠 30 周后应多卧床休息，积极预防妊娠并发症，避免早产的发生 ④减轻压迫症状，休息取左侧卧位，必要时抬高下肢
治疗配合	①妊娠期积极防治贫血、妊娠期高血压疾病、早产等各种并发症。妊娠 26 周前明确胎儿畸形者，协助医生行引产术；妊娠 26 周后明确胎儿畸形者，协助医生行剖宫取胎术 ②分娩期严密观察产程进展和胎心音变化。如阴道分娩者，第一胎儿娩出宜慢，娩出后立即夹紧脐带，以防第二胎儿失血，同时应在产妇腹部固定第二胎儿维持纵产式。通常等待 20 分钟左右第二胎儿自然娩出，若等待 15 分钟仍无宫缩，则可协助人工破膜或遵医嘱静脉滴注低浓度缩宫素促进宫缩 ③预防产后出血，产程中开放静脉通道，做好输液、输血准备；第二胎儿娩出后立即肌内注射或静脉滴注缩宫素，腹部放置沙袋，并以腹带裹紧腹部，防止腹压骤降引起休克，产后严密观察子宫收缩及阴道流血情况，发现异常报告医生及时处理。若为早产，产后加强对早产儿的观察与护理

第八节 早 产

一、疾病概要

要点	内 容	
概念	妊娠满 28 周至不满 37 周期间终止者	
病因	母体感染、胎膜因素、宫腔内压力过大、机械性刺激、妊娠合并症及并发症等	
临床表现	先兆早产	妊娠满 28 周至不足 37 周，出现不规则宫缩或轻微规则的宫缩（至少 10 分钟一次），伴少许阴道血性分泌物，子宫颈管缩短
	早产临产	规则宫缩（20 分钟≥4 次），持续 30 秒以上；宫颈管消退≥80%以上；宫颈口扩张 1 cm 以上。若胎膜破裂，早产已不可避免
辅助检查	①阴道分泌物检查：了解有无胎膜早破，排除感染 ②B 型超声检查：了解胎儿情况，排除胎儿畸形、多胎妊娠、死胎，确定胎先露，了解胎儿生长情况；估计羊水量，有无羊水过多；了解胎盘位置，排除前置胎盘、胎盘早剥 ③电子胎心监护监测宫缩和胎心情况	
治疗原则	若胎儿存活，无胎儿窘迫、胎膜未破，需卧床休息、用抑制宫缩药物，尽可能延长妊娠周数。若早产不可避免，应尽量救治，提高早产儿存活率，减少并发症	

二、常见护理诊断/问题

要点	内 容
有新生儿受伤的危险	与早产儿发育不成熟有关
焦虑	与担心早产儿预后有关

三、护理措施

要点	内 容
一般护理	①对先兆早产者，指导其左侧卧位休息，**胎膜早破者适当抬高臀部**，以减少羊水流出；保持环境清洁、安静；加强营养，促进胎儿成熟；多食纤维丰富的食物，防止便秘；教会患者自数胎动，有异常及时报告医师 ②对早产临产者，指导其自由体位，鼓励进食，督促每两小时排小便一次，以免膀胱充盈影响宫缩
治疗配合	协助医生终止妊娠，如早产已不可避免，做好分娩的准备。阴道分娩者，产程中加强胎心监护，分娩处理不提倡常规会阴侧切，也不支持无指征的产钳助产。做好早产儿保暖、复苏抢救或转院准备。**早产儿娩出后适当延长断脐时间 30～120 s**，或待脐带停止搏动后断脐，可减少新生儿输血的需要及减少 50%的脑室内出血，提高早产儿存活质量
预防和健康教育	避免低龄或高龄妊娠（年龄≤17 岁或≥35 岁）；做好孕期保健工作，指导孕妇加强营养，保持心情愉快、避免剧烈活动或抬举重物。高危孕妇必须多卧床休息，以左侧卧位为宜。慎做肛查和阴道检查等，积极治疗妊娠期合并症和并发症；妊娠晚期节制性生活，防胎膜早破

第九节　过期妊娠

一、疾病概要

要点		内 容
概述		**凡平时月经周期规律，妊娠达到或超过 42 周尚未分娩者，称过期妊娠**
病因		①雌、孕激素比例失调；②头盆不称；③胎儿畸形；④遗传
病理和临床表现	胎盘	一种为胎盘功能正常；另一种为胎盘功能减退，出现胎盘老化现象，使物质与转换能力下降，胎盘缺血，供氧不足
	羊水	羊水迅速减少，羊水粪染率明显增高
	胎儿　正常生长及巨大儿	胎盘功能正常者，能维持继续生长，约 25%成为巨大儿
	胎儿过熟综合征	胎儿表现为过熟综合征的特殊外貌，皮肤干燥、松弛、脱皮、胎脂消失、皮下脂肪减少、"小老人"容貌，与胎盘功能减退、胎儿缺氧和营养缺乏有关
	胎儿生长受限	小样儿与过期妊娠并存，后者更增加胎儿的危险性，约 1/3 过期妊娠死产儿为生长受限小样儿

续表

要点		内容
辅助检查	B型超声检查	可确定孕周和判断羊水量，5～12周以胎儿顶臀径推算孕周，12～20周以胎儿双顶径、股骨长度推算孕周
	电子胎心监护	如无应激试验（NST）为无反应型，则需进一步做缩宫素激惹试验（OCT），若反复出现晚期减速，提示胎盘功能减退、胎儿缺氧
	自我监测胎动情况	胎动若出现明显减少提示胎儿缺氧
	羊膜镜检查	观察羊水颜色，了解胎儿是否因缺氧而有胎粪排出
治疗原则		**核准孕周，判断胎盘功能。根据胎儿情况选择分娩方式，尽快终止妊娠**

二、常见护理诊断/问题

要点	内容
有胎儿窘迫的危险	与妊娠过期胎盘功能可能退化有关
有新生儿受伤的危险	与胎儿宫内缺氧及助产术有关
焦虑	与未知的妊娠结果有关

三、护理措施

要点		内容
一般护理		①对过期妊娠的孕妇及其家属做好解释工作，同时为引产做好准备 ②再次确定孕周，并在引产前期严密观察产兆 ③教会孕妇自我监测胎动，定时监测胎心。如发现异常，及时通知医生，尽快处理 ④如妊娠超过41周仍无产兆，应定期行胎心监护，以便及时了解胎儿的情况 ⑤嘱左侧卧位，并给予氧气吸入30分钟，每日2次 ⑥进入产程后，给予氧气吸入、胎心监护，并做好抢救新生儿的准备
治疗配合	促宫颈成熟	**Bishop评分≥7分者**，可协助直接引产；**Bishop评分<7分者**，引产前遵医嘱促宫颈成熟，如应用PGE$_2$阴道制剂和宫颈扩张球囊
	引产术	**宫颈已成熟即可行引产术。**遵医嘱给予缩宫素静脉滴注诱发宫缩直至临产。**胎头已衔接者，先人工破膜再滴缩宫素引产，**人工破膜即可诱发内源性前列腺素的释放，增加引产效果
	终止妊娠	需剖宫产术终止妊娠者，及时做好术前准备。经阴道分娩可考虑会阴侧切术，以缩短第二产程，减少分娩过程中对胎儿的压迫，减少产伤。做好新生儿抢救准备及护理配合
健康教育		①加强孕期保健，督促孕妇按时产前检查，足月后复核预产期，每日计数胎动，嘱超过预产期1周未临产者及时住院 ②鼓励孕妇近预产期时适当活动，如散步、爬楼梯等，以利胎先露下降，促进临产

第十节 羊水量异常

一、羊水量过多

要点		内 容
概念		凡在妊娠期间羊水量超过 **2000 ml** 者
病因		确切病因不清，临床常见以下情况：①孕妇患病：如糖尿病、ABO 或 Rh 血型不合等；②胎儿畸形：**以中枢神经系统和消化系统畸形最常见**；③多胎妊娠及巨大儿；④胎盘、脐带病变；⑤特发性羊水过多
分类及临床表现	急性羊水过多	较少见。常发生在妊娠 20~24 周，孕妇出现呼吸困难，不能平卧，甚至发绀。**表情痛苦**。下肢及外阴部静脉曲张
	慢性羊水过多	较多见。常发生在妊娠晚期。大部分孕妇无不适，仅产前检查时，见腹部膨隆，**测量宫高和腹围大于妊娠月数，腹壁皮肤发亮、变薄**；触诊胎位不清；胎心遥远或听不清
辅助检查	**B 型超声检查**	**是重要检查方法**，如果羊水指数（AFI）≥25 cm 或羊水最大暗区垂直深度（AFV）≥8 cm 诊断羊水过多
	测定孕妇血型、血糖	排除母儿血型不合和妊娠期糖尿病
	胎儿染色体检查	做羊水细胞培养或胎儿血培养，分析染色体核型，了解染色体数目、结构，排除胎儿染色体异常
治疗原则	羊水过多胎儿无畸形	孕周不足 37 周，胎肺不成熟者，应尽可能延长孕周
	羊水过多合并胎儿畸形	及时终止妊娠
护理措施	一般护理	**卧床休息**，压迫症状明显时抬高床头，改善子宫胎盘循环。抬高下肢，减轻水肿。减少增加腹压的活动，**低盐饮食**，多食蔬菜，预防便秘，以防胎膜早破。每周复查羊水指数及胎儿生长情况
	治疗配合 — 羊水过多胎儿无畸形	①经腹羊膜穿刺减压注意无菌操作，一次放羊水总量<1500 ml，防止速度过快、量过多，放羊水后在腹部置沙袋或用腹带包扎，以防血压骤降甚至发生休克 ②前列腺素合成酶抑制剂治疗，常用吲哚美辛，发现羊水量明显减少或动脉导管狭窄，立即停药。妊娠>34 周者不宜使用
	治疗配合 — 羊水过多合并胎儿畸形	①人工破膜引产时需注意行高位破膜，用穿刺针刺破胎膜 1~2 个小孔，使羊水缓慢流出，避免宫腔内压力骤然下降引起胎盘早剥。严格无菌操作，羊水流出过程中密切观察孕妇血压、心率变化 ②经腹羊膜腔穿刺，放出适量羊水后，可注入依沙吖啶引产

二、羊水量过少

要点		内　容
概念		足月妊娠时羊水量少于 **300 ml**
病因		确切病因不清，临床常见以下情况：①胎儿畸形：**以泌尿系统畸形多见**；②胎盘功能异常；③母体因素：孕妇脱水或服用某些药物；④羊膜病变
临床表现	症状	不典型，部分孕妇于**胎动时感觉腹痛**
	体征	腹部检查：**宫高、腹围小于孕周**、胎位异常发生率增加。触诊感子宫紧裹胎体。阴道检查：前羊膜囊不明显，胎膜紧贴胎儿先露部，破膜后羊水流出少，有时呈粪染
辅助检查	**B 型超声检查**	**是最重要的检查方法**，羊水指数（AFI）≤8 cm 为临界值，可疑为羊水过少，AFI≤5 为绝对值，可确诊。羊水最大暗区垂直深度（AFV）≤2 为羊水过少，AFV≤1 为严重羊水过少
	直接测羊水量	以破膜时羊水量<300 ml 为诊断标准
	胎儿电子监护	羊水过少使脐带和胎盘受压，胎儿储备能力减弱，NST 呈无反应型，严重时出现胎心变异减速和晚期减速
治疗原则	羊水过少胎儿无畸形	寻找和去除病因，嘱孕妇自数胎动，定期超声动态监测羊水量及电子胎心监护，评估羊水量及胎儿宫内情况
	羊水过少合并胎儿畸形	及时终止妊娠
护理措施	一般护理	嘱孕妇休息时取**左侧卧位**，改善胎盘血液供应；加强营养，保证孕妇及胎儿发育需要，避免各种不良刺激，积极预防胎膜早破。**吸氧**每日 2～3 次，每次 30 分钟，以改善胎儿缺氧情况
	治疗配合	羊水过少胎儿无畸形	①终止妊娠：对妊娠已足月者，尽早终止妊娠，可行人工破膜引产术。估计短时间不能结束分娩的，应积极协助医生行剖宫产术终止妊娠 ②期待治疗：对妊娠未足月，胎肺不成熟者，可行增加羊水量期待治疗，采用羊膜腔灌注治疗，同时，应用宫缩抑制剂预防早产
		羊水过少合并胎儿畸形	可协助医生在 B 型超声引导下经腹羊膜腔穿刺注入依沙吖啶引产

考前必刷题

【A1 型题】

1. 自然流产最常见的原因是
   A. 孕妇患甲状腺功能低下
   B. 孕妇接触放射性物质
   C. 孕妇细胞免疫调节失调
   D. 母儿血型不合
   E. 染色体异常

2. 先兆流产与难免流产的主要鉴别要点是
   A. 出血时间长短
   B. 宫口开大与否
   C. 早孕反应是否存在
   D. 妊娠试验阳性
   E. 腹痛是否存在

3. 关于复发性流产患者的护理措施，叙述错误的是
    A. 在下次妊娠前尽可能查明流产原因
    B. 妊娠确诊后应卧床休息，加强休息
    C. 黄体功能不足者，予以黄体酮治疗
    D. 治疗期必须达到以往发生流产的妊娠月份
    E. 如宫颈内口松弛者可在妊娠14～16周时行子宫内口缝扎术

4. 输卵管妊娠最常见的原因是
    A. 输卵管炎症　　　　　B. 受精卵游走
    C. 内分泌失调　　　　　D. 输卵管手术
    E. 精神神经功能紊乱

5. 输卵管妊娠最常见的部位是
    A. 输卵管间质部　　　　B. 输卵管壶腹部
    C. 输卵管伞端　　　　　D. 输卵管峡部
    E. 输卵管壶腹部与峡部之间

6. 妊娠高血压综合征最基本的病理变化是
    A. 胎盘绒毛膜退行性变化
    B. 全身小动脉痉挛
    C. 水钠潴留
    D. 底蜕膜出血
    E. 肾小管重吸收功能降低

7. 控制子痫的首选药物是
    A. 硫酸镁　　　　　　　B. 冬眠合剂
    C. 肼酞嗪　　　　　　　D. 双氢克尿噻
    E. 20%甘露醇

8. 与妊娠期高血压疾病发生无关的是
    A. 双胎妊娠　　　　　　B. 糖尿病
    C. 羊水过多　　　　　　D. 前置胎盘
    E. 贫血

9. 关于胎盘早剥，叙述正确的是
    A. 阴道流血量与病情严重程度呈正比
    B. 以无诱因、无痛性反复阴道流血为特点
    C. 是妊娠早期的一种严重并发症，起病急，进展快
    D. 重型胎盘早剥孕妇的子宫硬如板状，有压痛
    E. 孕周不足37周可采取期待疗法

10. 怀疑异位妊娠破裂或流产发生急性腹腔内出血，最有价值的辅助检查方法是
    A. 血/尿 hCG 值　　　　B. B型超声检查

    C. 阴道后穹窿穿刺　　　D. 诊断性刮宫
    E. 腹腔镜检查

11. 前置胎盘的主要症状是
    A. 妊娠晚期无痛性反复阴道出血
    B. 胎位摸不清楚
    C. 子宫体硬
    D. 胎心音消失
    E. 妊娠早期阴道流血

12. 胎盘早期剥离的主要病理变化是
    A. 壁蜕膜出血　　　　　B. 包蜕膜出血
    C. 底蜕膜出血　　　　　D. 真蜕膜出血
    E. 羊膜下出血

13. 妊娠28周至不满37周终止者，称为
    A. 流产　　　　　　　　B. 早产
    C. 足月产　　　　　　　D. 过期产
    E. 难产

14. 诊断妊娠期肝内胆汁淤积症的主要依据是
    A. 雌三醇测定　　　　　B. NST 检查
    C. 胎儿生物物理评分法　D. 肝功能测定
    E. 血清胆汁酸测定

15. 羊水过多是指
    A. 羊水量超过 800 ml
    B. 羊水量超过 1000 ml
    C. 妊娠中期时羊水量超过 2000 ml
    D. 妊娠的任何时期羊水量超过 2000 ml
    E. 妊娠晚期羊水量超过 3000 ml

16. 羊水过少是指
    A. 羊水量少于 100 ml
    B. 羊水量少于 150 ml
    C. 羊水量少于 200 ml
    D. 羊水量少于 250 ml
    E. 羊水量少于 300 ml

17. 妊娠高血压疾病用硫酸镁治疗，其中毒反应首先表现为
    A. 体温升高　　　　　　B. 膝反射消失
    C. 尿量<25 ml/h　　　　D. 呼吸<16 次/分
    E. 头晕头痛

18. 关于双胎妊娠阴道分娩时的护理措施，叙述错误的是

A. 密切观察宫缩、胎心率

B. 第一胎儿娩出宜快

C. 第一胎儿娩出后立即夹紧脐带，以防第二胎儿失血

D. 第一胎儿娩出后要固定第二胎儿呈纵产式

E. 双胎均娩出后要于产妇腹部加压沙袋

19. 过期妊娠指妊娠达到或超过

A. 40 周   B. 41 周

C. 42 周   D. 43 周

E. 44 周

20. 关于先兆早产的护理，叙述错误的是

A. 左侧卧位休息   B. 吸氧

C. 抑制宫缩   D. 促胎肺成熟

E. 立即终止妊娠

【A2 型题】

21. 初孕妇，24 岁。妊娠 36 周，1 周前皮肤瘙痒，近 2 日出现黄疸，食欲正常，肝触不清，转氨酶 45 U，血清胆汁酸值高于正常 4 倍，其诊断应为

A. 妊娠期肝内胆汁淤积症

B. 妊娠合并传染性肝炎

C. 原发性妊娠急性肝脂肪

D. 妊娠期药物性肝炎

E. 妊娠合并毛细胆管炎

22. 患者女性，阴道不规则流血 7 天，尿妊娠试验（+），刮出物未见绒毛，病理检查结果为蜕膜组织，最可能的诊断是

A. 早期妊娠   B. 功能性子宫出血

C. 异位妊娠   D. 炎性子宫出血

E. 葡萄胎

23. 患者女性，26 岁。停经 3 个月伴恶心、呕吐，妊娠试验（+），近 1 周有阴道流血，3 天来流血量增多，伴下腹阵发性疼痛。检查：宫颈口能容 1 指，子宫体妊娠 3 个月大小。最可能的诊断是

A. 先兆流产   B. 子宫肌瘤

C. 不完全流产   D. 难免流产

E. 葡萄胎

24. 患者女性，急诊入院，面色苍白。体格检查：血压 10.6/6.6 kPa（80/50 mmHg），腹部有明显压痛及反跳痛，叩诊移动性浊音。初步诊断为异位妊娠，准备行剖腹探查术。根据患者的情况，下列术前护理中，不恰当的是

A. 立即将患者取半卧位

B. 立即给患者氧吸入并进行保暖

C. 迅速建立静脉通道

D. 做好输血准备

E. 做好腹部手术前准备

25. 患者女性，30 岁，初孕妇。因"停经 20 周，未感胎动"入院就诊，患者近几周来自觉下腹没有明显增大，且未觉胎动。妇科检查：宫颈口闭，子宫妊娠 2^+ 月大小。拟行刮宫术，应重点进行

A. 肝功能检查   B. 肾功能检查

C. 尿常规检查   D. 血气分析

E. 凝血功能检查

26. 患者女性，30 岁，初产妇。现妊娠 39 周，妊娠中期产前检查未见异常。妊娠 38 周时自觉头痛、眼花。查血压 21.3/14.8 kPa（160/110 mmHg），尿蛋白（++），宫缩不规律，胎心 134 次/分。此时应首选的处理措施是

A. 门诊治疗并注意随访

B. 静滴硫酸镁

C. 人工破膜并静脉滴注催产素

D. 行剖宫产术

E. 硝苯地平降压

27. 患者女性，28 岁，初孕妇。妊娠 34 周，自觉头痛、眼花 1 周，经治疗 5 日未见疗效。今晨 4 时突然出现腹痛并逐渐加重，呈持续状，检查腹部发现子宫板状硬。最可能的诊断是

A. 轻型胎盘早剥   B. 重型胎盘早剥

C. 先兆早产   D. 前置胎盘

E. 子宫破裂

28. 患者女性，27 岁。因"妊娠 32 周，胸闷 2 周"入院就诊，患者近 1 个月来腹部增大明显，2 周前出现胸闷，因担心胎儿情况来院就诊。B 超检查示 AFI 36 cm，未发现胎儿畸形。拟行

穿刺放羊水。下列护理措施中，**错误**的是

A. 每小时放羊水量不超过 500 ml

B. 每次放羊水不超过 2500 ml

C. 做好抢救新生儿的准备

D. 密切观察孕妇情况

E. 做好输血、输液准备

29. 患者女性，妊娠 30 周，因腹部迅速增大，伴气急、心悸、不能平卧 2 天入院。体格检查：心率 102 次/分，呼吸 32 次/分，血压 16/10.6 Kpa（120/80 mmHg），下肢水肿（++），腹围 102 cm。胎心音轻而远，胎位不清。应考虑诊断为

A. 双胎　　　　　B. 妊娠合并心脏病

C. 胎盘早期剥离　　D. 急性羊水过多

E. 卵巢囊肿扭转

30. 患者女性，28 岁，已婚。妊娠 37 周，腹胀、行动不便 1 周，加重 1 天。体格检查见孕妇半卧位，腹部明显膨隆，皮肤张力大。胎心 140 次/分，遥远，胎位不清。B 超检查：最大羊水池深度 11 cm，胎儿外观无畸形，胎盘 Ⅲ 级。正确的处理方法应是

A. 卧床休息、口服镇静剂

B. 人工破膜，终止妊娠

C. 口服吲哚美辛

D. B 型超声定位穿刺放羊水，延长孕周

E. 低盐饮食

【A3/A4 型题】

（31～34 题共用题干）

患者女性，29 岁。结婚 5 年，夫妇同居，未避孕，从未怀孕过，平素月经周期规律，现停经 44 天，在抬举重物时突感右下腹剧烈疼痛，伴阴道点滴出血半天。体格检查：BP 100/50 mmHg，白细胞总数 9.5×10⁹/L。妇科检查：阴道内有少许暗红色血，宫颈举痛明显，后穹窿饱满。

31. 最可能的诊断是

A. 先兆流产　　　　B. 稽留流产

C. 异位妊娠破裂　　D. 阑尾炎

E. 复发性流产

32. 该患者确诊的主要方法是

A. 尿 hCG 检查

B. 宫颈活体组织检查

C. 子宫颈黏液检查

D. 后穹窿穿刺

E. 腹部检查

33. 下列对该患者的护理措施中，**错误**的是

A. 严密观察生命体征变化

B. 患者立即取平卧位

C. 监测胎心变化

D. 立即输液，做好输血准备

E. 立即行灌肠术前准备

34. 该患者目前的首优护理诊断是

A. 焦虑　　　　　　B. 知识缺乏

C. 有感染的危险　　D. 组织灌注无效

E. 有胎儿受伤的危险

（35～36 题共用题干）

某孕妇，宫内妊娠 36 周，忽感剧烈腹痛难忍，血压 140/100 mmHg。妇科检查：阴道无流血，子宫似足月妊娠大小，硬如木板，有压痛，胎心 90 次/分，胎位不清。

35. 最可能的诊断是

A. 妊娠高血压综合症　B. 早产临产

C. 前置胎盘　　　　　D. 胎盘早期剥离

E. 不完全性子宫破裂

36. 对该孕妇的正确处理措施应是

A. 及时终止妊娠

B. 等待孕足月自然分娩

C. 积极使用降压药物

D. 及时抑制宫缩

E. 积极补充血容量

（37～38 题共用题干）

患者女性，33 岁，G₄P₀。妊娠 26 周，胎动 1 个月，无明显诱因阴道流血 1 天，无腹痛，无头晕、眼花。体格检查：体温 36.5 ℃，脉搏 80 次/分，血压 110/70 mmHg，一般情况好，心肺无明显异常，下肢无水肿。血常规：RBC 3.46×10¹²/L，WBC 10.6×10⁹/L，Hb 99 g/L，PLT 297×10⁹/L。尿

常规：无异常。B 超：妊娠单胎，存活，胎盘完全遮盖子宫内口，羊水深度 6.4 cm。

37. 最可能的诊断是

    A. 胎盘早剥　　　　　B. 前置胎盘

    C. 流产　　　　　　　D. 正常分娩

    E. 见红

38. 最恰当的处理是

    A. 止血，输液，等待足月终止妊娠

    B. 争取破膜后胎头压迫止血

    C. 输血补液治疗，待血压、心率稳定，胎心
       正常后行剖宫产术

    D. 行急症剖宫产术

    E. 输血同时根据胎产式及胎方位决定分娩方式

（39～40 题共用题干）

    患者女性，33 岁，G_3P_0。妊娠 30 周，下肢水肿（++），血压 130/90 mmHg，尿蛋白（+），未遵医嘱休息和用药。妊娠 32 周，血压 160/110 mmHg，尿蛋白（++），下肢水肿（++）。头痛 1 天，子宫大小符合孕周，胎位、胎心音均正常。

39. 最可能的诊断是

    A. 妊娠期高血压　　　B. 轻度子痫前期

    C. 重度子痫前期　　　D. 子痫

    E. 急性肾炎

40. 对了解上述病例严重程度有实际意义的检查
    项目是

    A. 眼底检查　　　　　B. hCG 测定

    C. 羊水细胞学检查　　D. X 线检查

    E. B 超检查

【护考传真】

41. 患者女性，26 岁。停经 52 天，阴道点滴出血
    2 天，伴轻度下腹阵发性疼痛，尿妊娠试验
    （+）。查体：宫口闭，子宫如妊娠 7 周大小。
    最可能的诊断是（2015）

    A. 先兆流产　　　　　B. 难免流产

    C. 不全流产　　　　　D. 稽留流产

    E. 习惯性流产

42. 患者女性，28 岁。妊娠 34 周，因"头晕、头

痛"就诊。查体：血压 160/115 mmHg。实验室检查：水肿（+），尿蛋白定量 5.5 g/24 h。临床诊断为重度子痫前期，首选的解痉药物是（2015）

    A. 安定　　　　　　　B. 阿托品

    C. 硫酸镁　　　　　　D. 冬眠合剂

    E. 卡托普利

43. 患者女性，29 岁，G_2P_0。妊娠 37 周，前置胎
    盘入院。现有少量阴道流血，孕妇担心胎儿
    安危，会产生的心理问题是（2015）

    A. 无助感　　　　　　B. 恐惧

    C. 悲哀　　　　　　　D. 自尊低下

    E. 倦怠

44. 患者女性，30 岁，G_1P_0。妊娠 37 周，羊水过
    多，行羊膜腔穿刺术后为该孕妇腹部放置沙
    袋的目的是（2015）

    A. 减轻疼痛　　　　　B. 减少出血

    C. 预防休克　　　　　D. 预防血栓形成

    E. 预防感染

45. 孕妇发生早产时容易变得焦虑，主要是因为
    担心（2016）

    A. 难产　　　　　　　B. 胎儿畸形

    C. 产程延长　　　　　D. 早产儿的预后

    E. 宫缩乏力

46. 患者女性，26 岁，初产妇。双胎妊娠 35
    周，因下腹疼痛 2 小时入院。体格检查：
    宫口开大 6 cm。其最可能发生的情况是
    （2016）

    A. 早产

    B. 前置胎盘

    C. 胎盘早剥

    D. 妊娠高血压综合征

    E. 子宫收缩乏力

47. 患者女性，G_2P_0。妊娠 30 周，规律下腹疼痛
    伴阴道流血性分泌物 6 小时。体格检查：胎
    位 LOA，胎心率 146 次/分，宫缩 20 秒/7～8
    分钟，宫缩力弱，肛查胎先露 S-3，宫颈管
    缩短，宫口可容一指尖。目前最恰当的处理
    措施是（2016）

A. 严密观察等待自然分娩

B. 滴注缩宫素加强宫缩

C. 抑制宫缩保胎治疗

D. 立即行剖宫产终止妊娠

E. 阴道检查后确定分娩方式

48. 某孕妇，孕前基础血压为 120/80 mmHg。妊娠 30 周时出现下肢水肿、头痛头晕。体格检查：血压 150/100 mmHg，尿蛋白（+）。诊断为妊娠期高血压疾病。患者出现上述症状的病理、生理变化基础是（2016）

A. 底蜕膜出血

B. 全身的小动脉痉挛

C. 水钠潴留

D. 内分泌功能失调

E. 肾小管重吸收功能降低

49. 某孕妇，妊娠 29 周，因出现无诱因、无痛性阴道出血来院检查。此时一般不主张进行的检查是（2016）

A. 测量血压　　　　B. 胎心监测

C. 超声检查　　　　D. 腹部检查

E. 阴道检查

50. 关于输卵管妊娠非手术治疗患者的护理措施，叙述正确的是（2016）

A. 多活动

B. 流质饮食

C. 定期腹部触诊

D. 避免做增加腹压的动作

E. 无出血危险不必观察

51. 患者女性，30 岁。妊娠 37^{+5} 周，因突发持续性腹痛，伴阴道流血就诊。腹部检查：子宫硬如板状，有压痛。最可能的诊断是（2017）

A. 胎盘早剥　　　　B. 羊水栓塞

C. 前置胎盘　　　　D. 先兆流产

E. 流产

52. 易导致早产的高危因素是（2017）

A. 妊娠晚期性交　　B. 脐带绕颈 1 周

C. 慢性输卵管炎　　D. 骨盆狭窄

E. 瘢痕子宫

53. 妊娠满 28 周而不足 37 周的孕妇，出现下列哪种情况不能作为判断早产的依据（2017）

A. 宫颈管缩短超过 75%

B. 羊水量超过 2000 ml

C. 宫颈管完全消失

D. 出现规律性宫缩

E. 宫颈口扩张超过 2 cm

54. 患者女性，35 岁，G_1P_0。妊娠 40 周待产，LOA。子宫口近开全时，胎膜自然破裂，胎心率 170 次/分，立即给予左侧卧位，吸氧，静脉注射葡萄糖和维生素 C，持续进行胎心电子监护，并做好手术助产的准备。此时给予葡萄糖和维生素 C 的主要目的是（2017）

A. 加强胎儿对缺氧的耐受性

B. 加强母体和胎儿营养

C. 加强胎儿能量和抵抗力

D. 加强母体对缺氧的耐受性

E. 加强母体能量和抵抗力

55. 患者女性，26 岁。妊娠 32 周，突然阴道不自主流液 4 小时入院。入院后医嘱肌注地塞米松，其目的是（2017）

A. 促进胎儿肾脏发育

B. 促进胎儿心脏发育

C. 促进胎儿肺成熟

D. 促进胎儿肝脏发育

E. 促进胎儿大脑发育

56. 妊娠期高血压综合征最不可能出现的病理生理变化是（2018）

A. 心肌缺血　　　　B. 脑血管痉挛

C. 肾血流量下降　　D. 肝功能异常

E. 十二指肠溃疡

57. 患者女性，36 岁，已婚。停经 60 天，阴道少量出血 5 天，色暗红，伴下腹轻微疼痛。今晨在家突然阴道流血增多，并有一烂肉样组织物排出。妇科检查：宫口已开，有组织露出，子宫如妊娠 7 周大小，阴道流血多。首选的措施是（2018）

A. 刮宫并送病理检查

B. 取头高足低位

C. 备皮，为手术做准备

D. 备血

E. 测量生命体征，每4小时1次

58. 关于流产的临床特点，叙述正确的是

  A. 完全流产：腹痛，宫口松弛

  B. 先兆流产：宫口未开，阴道出血量少于月经量

  C. 难免流产：阴道出血少，未破水

  D. 不完全流产：宫口关闭，阴道出血减少

  E. 稽留流产：胚胎或胎儿在宫内已死亡超过10周

59. 早孕流产前常规进行盆腔B超检查的目的是（2018）

  A. 明确早孕诊断

  B. 了解胚胎着床位置

C. 排除异位妊娠

D. 明确妊娠周数

E. 排除盆腔肿瘤

60. 患者女性，妊娠35周。有不规律子宫收缩，胎膜未破，宫口未开，胎心率142次/分，估计胎儿大小为2200 g。目前的处理原则应是（2018）

  A. 立即人工破膜   B. 药物控制宫缩

  C. 温肥皂水灌肠   D. 终止妊娠

  E. 观察阴道出血情况

61. 过期妊娠是指平时月经规则，妊娠达到或超过多少周尚未临产（2018）

  A. 39周   B. 38周

  C. 41周   D. 42周

  E. 40周

【答案与解析】

1. E 解析：染色体异常是引起早期自然流产的最常见原因，宫颈口松弛是晚期流产的主要原因。

2. B 解析：妇科检查先兆流产宫颈口未开；难免流产宫口扩张，有时可见胚胎组织或胎囊堵塞于宫颈口，表示流产不可避免。

3. D 解析：复发性流产以预防为主，保胎至少超过以往流产孕周。

4. A 解析：输卵管炎症是输卵管妊娠最常见的因素。

5. B 解析：输卵管妊娠以壶腹部妊娠最多见。

6. B 解析：妊娠高血压疾病的基本病理变化是全身小动脉痉挛。

7. A 解析：预防和控制抽搐首选硫酸镁，适用于子痫前期或子痫患者。

8. D 解析：妊娠高血压疾病有8个高危因素，与前置胎盘无关。

9. D 解析：胎盘早剥是妊娠晚期的一种严重并发症，一旦发生应立即终止妊娠。重型胎盘早剥以内出血为主，阴道流血量与病情严重程度不呈正比；内出血刺激子宫平滑肌收缩，子宫硬如板状，尤其是胎盘附着处压痛明显，子宫大于妊娠周数。

10. C 解析：阴道后穹窿穿刺适用于疑有腹腔内出血的患者，是一种简单、可靠的诊断方法。

11. A 解析：前置胎盘的症状：妊娠晚期或临产时（偶尔发生在妊娠约20周），发生无诱因、无痛性反复阴道流血。

12. C 解析：胎盘早剥的病理变化主要是底蜕膜出血，形成血肿，使胎盘自附着处剥离。

13. B 解析：妊娠满28周至不满37周期间终止者称为早产。

14. E 解析：血清胆汁酸水平增高是诊断ICP的最主要实验室证据。

15. D 解析：凡在妊娠期间羊水量超过2000 ml者称为羊水过多。

16. E 解析：足月妊娠时羊水量少于300 ml者称为羊水过少。

17. B 解析：妊娠高血压疾病使用硫酸镁中毒反应首先表现为膝反射消失，随着血镁浓度的增加可出现全身肌张力减退及呼吸抑制，严重者心跳可突然停止。

18. B 解析：双胎妊娠阴道分娩者，第一胎儿娩出宜慢。

19. C 解析：过期妊娠指妊娠达到或超过 42 周。

20. E 解析：先兆早产若胎儿存活，无胎儿窘迫、胎膜未破，需卧床休息、用抑制宫缩药物，尽可能延长妊娠周数，而不是终止妊娠。

21. A 解析：皮肤瘙痒，近 2 日出现黄疸，血清胆汁酸值高于正常 4 倍，提示为妊娠期肝内胆汁淤积症。

22. C 解析：异位妊娠发生时受精卵虽未种植在子宫内膜上，但子宫内膜受妊娠黄体分泌甾体激素的影响依然会发生蜕膜样变化。

23. D 解析：先兆流产和难免流产的区别是宫口是否扩张。

24. A 解析：休克患者应采取中凹卧位，抬高头胸部，有利于气道通畅，改善缺氧症状，抬高下肢，有利于下肢静脉血回流，增加回心血量，保证重要脏器的供血。

25. E 解析：该病例提示发生了稽留流产。由于胎儿死亡，胎盘可释放凝血活酶入血，使孕妇发生凝血功能障碍，导致弥漫性血管内凝血。

26. B 解析：预防和控制子痫发作的首选药物是硫酸镁。

27. B 解析：头痛、眼花，治疗未见显效，出现腹痛并逐渐加重，呈持续状，子宫板状硬，提示该患者发生的是妊娠高血压疾病并发胎盘早剥。

28. B 解析：使用 15～18 号腰椎穿刺针进行羊膜腔穿刺放羊水时应以每小时 500 ml 的速度放出羊水，一次放羊水量不宜超过 1500 ml，以孕妇症状缓解为度。在治疗的过程中应严密观察孕妇和胎儿的情况，做好输血、输液准备和抢救新生儿的准备，注意胎盘早剥症状与脐带脱垂的发生，并预防产后出血。

29. D 解析：妊娠 30 周，因腹部迅速增大，胎心音轻而远，胎位不清，考虑急性羊水过多。

30. B 解析：羊水最大暗区垂直深度（AFV）≥8 cm 诊断为羊水过多。妊娠 37 周，胎儿外观无畸形，胎盘Ⅲ级，建议终止妊娠。

31. C 解析：停经 44 天，在抬举重物时突感右下腹剧烈疼痛，妇检宫颈举痛明显，后穹窿饱满。最可能的诊断是异位妊娠破裂。

32. D 解析：阴道后穹窿穿刺适用于疑有腹腔内出血的患者，是一种简单、可靠的诊断方法，抽出腹腔暗红色不凝固血液，说明有腹腔内出血。

33. E 解析：异位妊娠禁止灌肠。

34. D 解析：BP 100/50 mmHg 血压下降考虑组织灌注量不足，应预防休克。

35. D 解析：妊娠晚期，突然发生持续性腹痛，伴有或不伴有阴道出血，子宫硬如板状，考虑胎盘早剥。

36. A 解析：胎盘早剥一旦确诊，要及时终止妊娠。伴有休克者，在抗休克的同时终止妊娠。

37. B 解析：妊娠晚期或临产时（偶尔发生在妊娠约 20 周），发生无诱因、无痛性反复阴道流血，考虑前置胎盘。

38. A 解析：前置胎盘阴道出血量不多，情况良好，妊娠不足 36 周或估计胎儿体重小于 2000 g 并存活者可选择期待疗法。

39. C 解析：血压 160/110 mmHg，尿蛋白（++），下肢水肿（++），头痛提示为重度子痫前期。

40. A 解析：观察眼底小动脉可以直接评估体内重要器官小动脉的痉挛程度，是反应疾病严重程度的重要标志。

41. A 解析：停经后阴道少量流血，伴轻度下腹阵发性疼痛，尿妊娠试验（+），宫口闭，子宫大小与孕周相符，符合先兆流产。

42. C **解析**：重度子痫前期患者解痉首选药物为硫酸镁。

43. B **解析**：前置胎盘的主要临床表现是无痛性阴道出血，出血过多导致胎儿窘迫，引起死亡。G_2P_0 的孕妇，之前是有过流产史的，本次阴道流血担心胎儿安危容易产生恐惧心理。

44. C **解析**：羊膜腔穿刺放羊水后应在腹部置沙袋或用腹带包扎，以防血压骤降甚至发生休克。

45. D **解析**：早产儿发育不成熟，出生后并发症较多，甚至会发生死亡，故孕妇可能因此产生焦虑。

46. A **解析**：双胎妊娠容易早产。前置胎盘和胎盘早剥应有出血，妊娠高血压综合征应有血压变化，下腹疼痛 2 小时宫口开大 6 cm 与子宫收缩乏力不符。

47. C **解析**：该患者发生了早产，治疗原则应是：若胎儿存活，无胎儿窘迫、胎膜未破，需卧床休息、用抑制宫缩药物，尽可能延长妊娠周数。

48. B **解析**：患者诊断为妊娠期高血压疾病。血压 150/100 mmHg，蛋白尿（＋），说明患者出现了肾脏功能损害。肾脏损害的机制是肾小球动脉痉挛。引起高血压的机制是全身小血管，尤其是微动脉痉挛。

49. E **解析**：阴道流血的患者应避免阴道检查。

50. D **解析**：输卵管妊娠患者应卧床休息，避免腹压增大，饮食上宜选用半流质饮食，应随时观察患者阴道出血量、腹痛程度等症状的发展。腹部触诊是用于了解胎方位和入盆程度的检查，与输卵管妊娠关系不大。

51. A **解析**：患者妊娠足月，持续性腹痛，阴道少量流血，查体子宫硬如板状，有压痛，最可能的诊断是胎盘早剥。前置胎盘为无痛性阴道出血，应予以鉴别。

52. A **解析**：脐带绕颈 1 周多会导致胎儿窘迫。慢性输卵管炎会导致受孕困难甚至不孕。骨盆狭窄多会导致胎儿难产。瘢痕子宫再次妊娠可能发生子宫破裂、产后出血、前置胎盘等。妊娠晚期性交的刺激可引起子宫收缩，导致流产或早产。

53. B **解析**：羊水过多不作为判断早产的依据。

54. A **解析**：胎心 170 次/分，提示胎儿有缺氧情况，此时给予葡萄糖和维生素 C 静脉注射是加强胎儿对缺氧的耐受性。

55. C **解析**：地塞米松可促进胎儿肺成熟。

56. E **解析**：妊娠高血压疾病的基本的病理、生理变化是全身小动脉痉挛，可能会引起心、脑、肾和肝功能的变化。十二指肠溃疡的发生与胃酸过多、遗传、环境、精神、幽门螺杆菌感染等因素有关。

57. A **解析**：该患者考虑不全流产，应刮宫并送病检。

58. B **解析**：①先兆流产：停经后阴道少量流血，伴轻微腹痛，宫口未开。②难免流产：由先兆流产发展而来，阴道流血增多，腹痛加剧，宫口已开。③完全流产：指妊娠物完全排出，出血停止，腹痛消失，宫口关闭。④不全流产：指部分胚胎组织排出，部分残留宫腔，残留组织影响子宫收缩，血窦不能关闭，可致持续性出血，易并发感染或休克。⑤稽留流产：又叫过期流产，指宫内胚胎或胎儿死亡后未及时排出者，若时间过长可出现凝血功能障碍引起DIC。

59. C **解析**：早孕流产前常规进行盆腔 B 超检查的目的是排除异位妊娠。

60. B **解析**：早产患者，出现不规则子宫收缩，宫口未开，无胎儿窘迫，胎膜未破，可使用宫缩抑制剂延长孕周。

61. D **解析**：过期妊娠是指平时月经周期规律，妊娠达到或超过 42 周尚未分娩者。

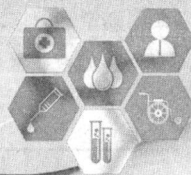

第八章　妊娠期合并症妇女的护理

第一节　心脏病

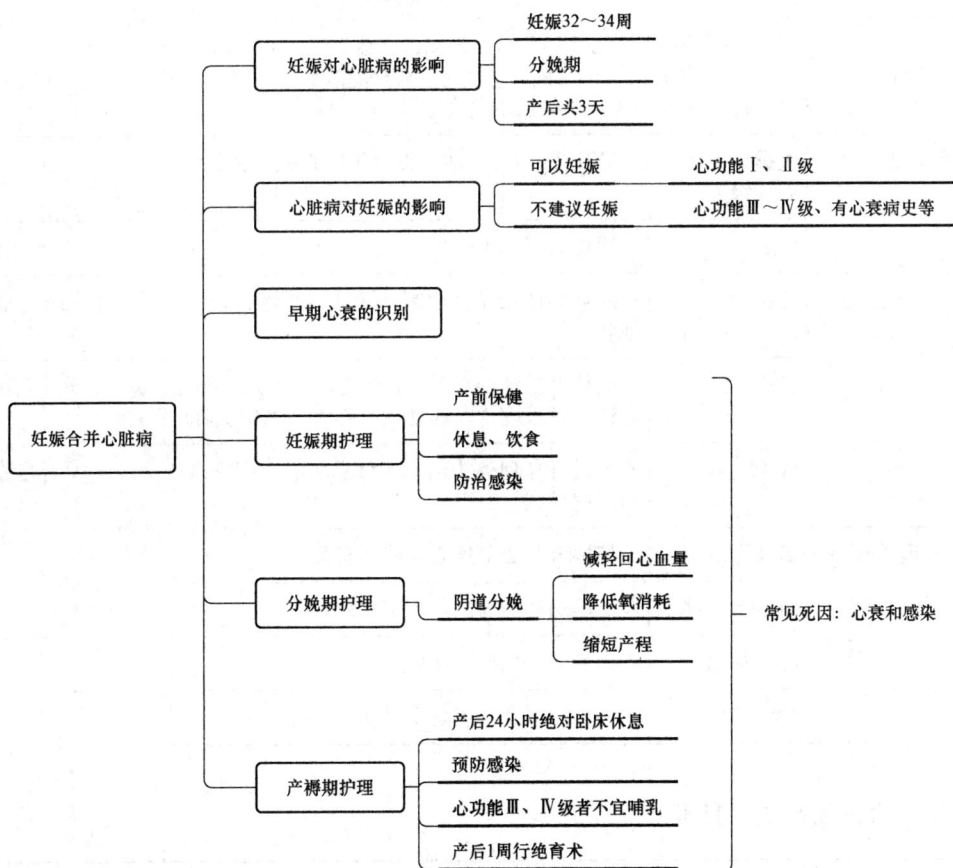

```
                                          妊娠32～34周
                      妊娠对心脏病的影响 ─── 分娩期
                                          产后头3天

                                          可以妊娠 ──── 心功能Ⅰ、Ⅱ级
                      心脏病对妊娠的影响 ─── 不建议妊娠 ── 心功能Ⅲ～Ⅳ级、有心衰病史等

                      早期心衰的识别

                                          产前保健
妊娠合并心脏病 ─────  妊娠期护理 ─────── 休息、饮食
                                          防治感染

                                                       减轻回心血量
                      分娩期护理 ─── 阴道分娩 ───────── 降低氧消耗       常见死因：心衰和感染
                                                       缩短产程

                                          产后24小时绝对卧床休息
                                          预防感染
                      产褥期护理 ─────── 心功能Ⅲ、Ⅳ级者不宜哺乳
                                          产后1周行绝育术
```

一、妊娠与心脏病

要点	内　容
概述	妊娠合并心脏病在我国孕、产妇死因顺位中高居第 2 位，位居非直接产科死因的首位。其中合并先天性心脏病最为多见
妊娠对心脏病的影响	妊娠 32～34 周、分娩期和产后 3 天内，是患心脏病孕产妇最危险的时期

99

续表

要点	内 容
心脏病对妊娠的影响	心脏病不影响受孕。**心功能Ⅰ、Ⅱ级**，无心力衰竭史且无其他并发症者，在内科、产科监护下，可妊娠。有下列情况之一者不宜妊娠：**心功能Ⅲ～Ⅳ级**、有心衰病史、肺动脉高压、严重心律失常、右向左分流型先天性心脏患者、围生期心肌病遗留有心脏扩大、并发细菌性心内膜炎、风湿热活动期者。若已妊娠，应劝导早期终止
心脏病对胎儿和新生儿的影响	因缺氧而引起流产、早产、死胎、胎儿宫内发育迟缓、胎儿窘迫及新生儿窒息的发生率明显增高

二、孕产妇早期心力衰竭的表现、心功能分级与常见护理诊断

名称	症状与体征	
早期心力衰竭的症状与体征	①轻微活动后即感心慌、气短、胸闷；②休息时的心率超过 110 次/分，呼吸超过 20 次/分；③夜间常因胸闷、憋气而需要坐起或到窗口呼吸新鲜空气；④肺底部有少量持续性湿啰音，咳嗽后不消失	
心功能分级	根据患者所能耐受的日常体力活动，美国纽约心脏病协会（NYHA）将心功能分为 4 级	
	Ⅰ级	一般体力活动不受限
	Ⅱ级	一般体力活动稍受限制，活动后心悸、轻度气短，休息时无自觉症状
	Ⅲ级	一般体力活动明显受限，休息时无不适，轻微日常活动即感不适、心悸、呼吸困难，或既往有心力衰竭病史者
	Ⅳ级	不能进行任何体力活动，休息状态下即出现心悸、呼吸困难等心力衰竭症状
常见护理诊断/问题	活动无耐力	与妊娠合并心脏病心功能差有关
	自理能力缺陷	与心脏病活动受限及卧床休息有关
	潜在并发症	心力衰竭、感染、洋地黄中毒
	母乳喂养中断	与心功能不良不能耐受母乳喂养有关

三、治疗原则与护理要点

分期	分类	内 容
妊娠前期	治疗原则	指导患者就诊判别能否妊娠。不宜妊娠者，督促其采取严格避孕措施或做绝育手术
妊娠期	治疗原则	①**不宜妊娠者，若已妊娠，需在妊娠 12 周前行人工流产术**；妊娠 12 周以上且为顽固性心衰者，在严密监护下行剖宫取胎术 ②对可妊娠者治疗和护理的原则是加强监护，避免疲劳，防治感染，预防心衰

分期	分类		内　容
妊娠期	护理措施	加强孕期保健	适当增加产检次数或访视，妊娠 20 周前每 2 周检查一次，妊娠 20 周后，每周检查一次，及时评估心功能状态及胎儿情况。心功能Ⅲ级或以上者，住院治疗；心功能Ⅰ～Ⅱ级者，妊娠 36～38 周入院待产
		调整生活节奏	避免劳累、情绪激动，合理休息、饮食。每天至少睡眠 10 小时，且午休 2 小时；取左侧卧位或半卧位；注意营养，摄入高热量、高维生素、低盐低脂，且富含多种微量元素的食物，多吃蔬菜水果，预防便秘；妊娠 16 周起，食盐不超过 4～5 g/日。控制体重，整个孕期体重增加不超过 12 kg
		防治感染因素	感染会增加心脏的负担，是诱发心衰和产生心内膜炎及栓子形成的重要因素。孕妇应尽量避免感染，特别是上呼吸道感染，注意避免到公共场所、勿与传染病患者接触，注意保暖。要做到早晚刷牙，饭后漱口，预防口腔炎的发生。保持会阴部清洁，预防泌尿系统感染
		预防心力衰竭	积极治疗诱发心力衰竭的因素，如感冒、贫血、妊娠期高血压疾病和各种感染。询问有无胸闷、气促、呼吸困难等自觉症状，监测血压、脉搏、呼吸、心率、心律等重要体征，及早发现早期心衰征象
		治疗配合	发生急性心衰时，取坐位，双腿下垂；高流量加压吸氧，并用 50%乙醇湿化，必要时四肢轮流三肢结扎法；遵医嘱用药，如强心剂，吗啡、速尿、血管扩张剂等。并观察药物疗效及毒性反应
分娩期	治疗原则		①心功能Ⅰ～Ⅱ级、胎位正常、无头盆不称、宫颈条件良好者，在严密监测下可经阴道分娩，需以阴道助产术缩短第二产程 ②心功能Ⅲ～Ⅳ级的初产妇，或心功能Ⅱ级而宫颈条件欠佳，或有产科指征者，均应择期剖宫产
	护理要点		阴道分娩护理原则是降低氧耗量，缩短产程，控制回心血量，预防心衰
		第一产程	适当的应用镇静剂以减轻产妇的紧张情绪，降低氧耗量。安置半卧位，鼓励左侧卧位，氧气吸入。宫缩时指导产妇深呼吸，腹部按摩，以减轻因宫缩引起的不适感。每 15 分钟测血压、脉搏、呼吸、心率、心律各 1 次，30 分钟听胎心率 1 次，并观察宫缩、胎先露及宫口扩张情况。必要时心电监护严密观察生命体征。遵医嘱用药，如强心剂、抗菌药物（用至产后约 1 周）
		第二产程	每 10 分钟 1 次观察产妇和胎儿的生命体征，必要时心电监护。陪伴产妇，并指导避免用力屏气。缩短第二产程，做好阴道手术助产及抢救新生儿准备
		第三产程	胎儿娩出后，立即在产妇腹部放置沙袋（产后 6 小时可除去），防止腹压突降诱发心衰；静脉注射或宫底注射缩宫素，禁用麦角新碱；若输液、输血，注意调整滴速

续表

分期	分类		内　容
产褥期	治疗原则		降低耗氧量，避免疲劳，防治感染，预防心衰
	护理措施	卧床休息	密切观察心功能情况。产后 72 小时内，尤其产后 24 小时内绝对卧床，取半卧位或左侧卧位。心功能Ⅲ级以上者，视病情延长卧床时间。产后至少住院观察 2 周
		一般护理	饮食清淡，防止便秘，必要时用缓泻剂，以防诱发心衰；保持外阴、切口清洁，积极处理感染先兆
		婴儿喂养	心功能Ⅰ、Ⅱ级者，可哺乳；心功能Ⅲ、Ⅳ级者不宜哺乳，及时回奶和指导人工喂养
		生育指导	不宜再妊娠者可在产后 1 周做绝育术；未做绝育术者需严格避孕
		心理护理	促进建立亲子关系，避免发生产后忧郁症

第二节　糖尿病

一、妊娠与糖尿病

要点		内　容
疾病概述	分类	妊娠合并糖尿病包括两种情况，一种是妊娠前已有糖尿病，称为糖尿病合并妊娠，又称孕前糖尿病（pregestational diabetes mellitus，PGDM），另一种是妊娠后才发生或首次发现糖尿病。后者又称妊娠期糖尿病（gestational diabetes mellitus，GDM）。**妊娠合并糖尿病孕妇80%以上为 GDM**
	预后	GDM 患者糖代谢异常多数于产后恢复，但将来患 2 型糖尿病的机会增加。妊娠合并糖尿病孕妇的临床过程比较复杂，对母儿均有很大危害，属高危妊娠，须高度重视
妊娠对糖尿病的影响		使原糖尿病患者病情加重，使隐性糖尿病显性化，使无糖尿病孕妇发生妊娠期糖尿病。孕早期空腹血糖较低，随妊娠进展，抗胰岛素物质增多，胰岛素用量需不断增加。分娩期及产后若不减少胰岛素用量，极易出现低血糖
糖尿病对孕妇的影响	**自然流产**	高血糖可使胚胎发育异常甚至死亡，自然流产发生率达 15%～30%，多发生在早孕期，主要见于病情严重血糖未能控制者
	妊娠期并发症	糖尿病孕妇妊娠期高血压疾病发病率为正常孕妇 4 倍以上，因糖尿病患者可导致小血管内皮细胞增厚及管腔狭窄，组织供血不足，伴有肾血管病变时更易发生
	感染	糖尿病孕妇抵抗力下降易合并感染，最常见泌尿系感染，也可发生产后子宫内膜炎和伤口感染，感染可加重糖尿病代谢紊乱，甚至诱发酮症酸中毒
	羊水过多	发生率较非糖尿病孕妇多 10 倍，其原因可能与胎儿高血糖、高渗性利尿致胎尿排出增多有关。羊水过多又可增加胎膜早破和早产的发生率
		糖尿病孕妇巨大儿发生率高，导致头盆不称、宫缩乏力增加，剖宫产率升高。巨大胎儿经阴道分娩使**难产机会增加**，产程延长易**发生产后出血**

要点		内　容
糖尿病对胎儿的影响	巨大儿	发生率高达 25%～40%。其原因为孕妇血糖高，胎儿长期处于母体高血糖状态所致的高胰岛素血症环境，促进蛋白质、脂肪合成和抑制脂解，促进胎儿宫内生长，导致躯干过度发育
	胎儿畸形	胎儿畸形率高于非糖尿病孕妇，严重畸形发生率为正常妊娠的 7～10 倍，与受孕后最初数周高血糖水平密切相关，是围生儿死亡的重要原因。以心血管畸形和神经系统畸形最常见。妊娠合并糖尿病患者应在妊娠期加强对胎儿畸形的筛查
	早产	发生率约为 10%～25%。其原因为合并妊娠期高血压疾病、羊水过多、胎儿宫内窘迫等并发症时，需提前终止妊娠
	胎儿生长受限（FGR）	发生率为 21%。妊娠早期高血糖可抑制胚胎发育，导致孕早期胚胎发育落后。糖尿病合并微血管病变者，胎盘血管出现异常，影响胎儿发育
糖尿病对新生儿的影响	新生儿呼吸窘迫综合症（NRDS）	高血糖刺激胎儿胰岛素分泌增加，形成高胰岛素血症，使胎儿肺表面活性物质产生与分泌减少，致使胎儿肺成熟延迟
	新生儿低血糖	新生儿出生后仍存在高胰岛素血症，若不及时补充糖，易发生新生儿低血糖，严重时可危及新生儿生命
	其他：低钙血症、低镁血症、高胆红素血症、红细胞增多症等的发生率均较正常妊娠新生儿高	

二、辅助检查

要点	内　容
血糖测定	2 次或 2 次以上空腹血糖＞5.8 mmol/L，诊断 GDM
糖筛查试验	妊娠 24～28 周进行。葡萄糖 50 g 加水 200 ml，5 分钟服完，1 小时后测血糖≥7.8 mmol/L 为异常，再查空腹血糖。空腹血糖异常者可诊断为 GDM。空腹血糖正常者再行葡萄糖耐量试验（OGTT）
葡萄糖耐量试验	禁食 12 小时后，口服葡萄糖 75 g。诊断标准：空腹为 5.1 mmol/L、1 小时为 10.0 mmol/L、2 小时为 8.5 mmol/L。任何一点血糖值达到或超过上述标准，诊断为 GDM
其他检查	包括眼底检查、24 小时尿蛋白定量、肝肾功能检查等。另外，通过 B 超检查、胎儿成熟度与胎儿电子监护仪了解胎儿发育情况、胎儿成熟度等

三、常见护理诊断/问题

要　点	内　容
知识缺乏	缺乏妊娠合并糖尿病的相关知识
有感染的危险	与糖尿病对感染的抵抗力下降有关
营养失调（低于或高于机体需要量）	与血糖代谢异常有关
有受伤的危险（胎儿）	与巨大儿、畸形儿、胎肺成熟延迟有关
潜在并发症	低血糖、酮症酸中毒

四、治疗原则和护理要点

分期		内　容
孕前期		糖尿病妇女孕前应确诊能否妊娠
妊娠期		控制血糖，加强监测
	饮食控制	①**GDM 患者中 80%仅用饮食控制即可达到治疗目的** ②**饮食控制的原则是少量多餐**，多食蔬菜和豆制品，注意补充维生素及钙、铁等微量元素，忌糖，如伴高血压者适当限制食盐摄入量 ③饮食控制要达到使血糖维持在 6.11～7.77 mmol/L 的水平而孕妇又无饥饿感为理想 ④热量摄入按现有体重与理想体重的比值计算，标准体重每日热量摄入 30 kcal（/kg·d），建议每日碳水化合物40%、蛋白质20%、脂肪40%；将热量分配于三餐及三次点心的比例：早餐10%、午餐和晚餐各30%、点心（3次）占30%
	药物治疗	**对饮食不能控制的糖尿病，胰岛素是主要的治疗药物。不宜口服磺脲类及双胍类降糖药**，因该类药能够通过胎盘，引起胎儿胰岛素分泌过多，导致胎儿低血糖或畸形
	孕期监测	注意监测血糖、检查肝肾功能和眼底；运用数胎动、B 超、胎儿电子监测、胎盘功能测定评估胎儿状况
分娩期		①根据胎儿大小、胎龄、肺成熟度、胎盘功能等综合考虑终止妊娠的时间。**若母儿情况良好者，一般可妊娠至38～39 周终止** ②有巨大胎儿、胎盘功能不良、糖尿病病情较重、胎位异常或有其他产科指征者，应行剖宫产结束分娩 ③经阴道分娩要严密观察产程进展及胎心变化，鼓励进食并在 **12 小时内结束分娩。如产程大于 16 小时易发生酮症酸中毒**
产褥期	产妇	①因分娩后由于胎盘排出，抗胰岛素的激素迅速下降，故产后 **24 小时内的胰岛素用量减为原用量的 1/2，48 小时以后减为原用量的 1/3** ②密切观察有无感染发生，如发热、子宫压痛、恶露异常等，根据医嘱给予广谱抗生素预防创口感染，伤口拆线时间可稍延长
	新生儿	①**新生儿无论体重大小均按早产儿处理，注意保温、吸氧，提早喂糖水、早开奶**。新生儿娩出后 30 分钟开始定时滴服 25%葡萄糖液 ②注意观察有无低血糖、低血钙、高胆红素血症和新生儿呼吸窘迫综合征等症状，并遵医嘱给予及时处理

第三节　病毒性肝炎

一、妊娠与病毒性肝炎

要点	内　容
疾病概述	病毒性肝炎是妊娠妇女肝病和黄疸最常见的原因，按病原体分为甲型、乙型、丙型、丁型、戊型 5 种肝炎，其中以乙型肝炎最常见。重症肝炎是我国孕产妇死亡的主要原因之一
妊娠对病毒性肝炎的影响	妊娠本身并不增加对肝炎病毒的易感性。而妊娠的某些生理变化确可增加肝脏负担，使原有肝损害进一步加重

要点		内　容
病毒性肝炎对妊娠的影响	对孕产妇的影响	早孕反应加重；妊娠期高血压疾病发生率升高；产后出血机会增加；若为重症肝炎常并发 DIC；在肝功能损害的基础上，以产后大出血、消化道出血、感染等为诱因，最终导致肝性脑病、肝肾综合征，甚至死亡
	对胎儿及新生儿的影响	妊娠早期患病毒性肝炎，其胎儿畸形发生率约比正常高 2 倍。由于肝炎病毒可经胎盘感染胎儿，易造成流产、早产、死胎、死产和新生儿死亡，使围生儿死亡率明显增高
病毒性肝炎的母婴传播	甲型病毒性肝炎	主要经粪–口传播，一般不通过胎盘传给胎儿
	乙型病毒性肝炎	妊娠期经胎盘宫内传染
		产时传播是 HBV 母婴传播的主要途径，其发生率占 40%～60%，主要是接触母血和羊水
		产后传播，与接触母亲乳汁和唾液有关

二、常见护理诊断/问题

要　点	内　容
知识缺乏	缺乏有关病毒性肝炎感染途径、传播方式、母儿危害和预防保健等知识
营养失调（低于机体需要量）	与饮食、恶心、呕吐和营养摄入不足有关
潜在并发症	肝性脑病和产后出血

三、治疗原则和护理要点

分期	内　容
妊娠期	①已患肝炎的育龄妇女要避孕，待肝炎痊愈后至少半年，最好 2 年后再怀孕 ②妊娠早期患急性肝炎，在积极治疗的前提下可继续妊娠；慢性活动性肝炎，应在治疗后行人工流产 ③肝炎孕妇在妊娠期间应注意休息（每天保证 9 小时睡眠和适当午睡时间），加强营养（高维生素、高蛋白、足量碳水化合物、**低脂肪饮食**），积极进行保肝治疗，避免应用可能损害肝脏的药物，注意预防感染
分娩期	①分娩前数日开始肌注维生素 K_1，每日 20～40 mg，预防产后出血 ②临产后应用先锋霉素或氨苄青霉素等对肝损害较小的广谱抗生素控制感染，这是防止肝炎病情恶化的关键 ③宫口开全后可行胎头吸引或产钳助产，缩短第二产程，减轻肝脏负担 ④对 HBsAg 及 HBeAg 阳性孕妇，分娩时严格执行消毒隔离制度，防止产道损伤及新生儿产伤、羊水吸入等，减少垂直传播 ⑤对重症肝炎，经积极控制 24 小时迅速终止妊娠，分娩方式以剖宫产为宜，以减轻肝脏负担

续表

分期	内　容
产褥期	①观察子宫复旧和阴道流血情况，预防产后出血 ②凡产妇接触过的器械、布类、衣物等均用 0.5%过氧乙酸浸泡消毒，最好使用一次性产包，用后焚毁。排泄物、呕吐物、乳汁等用含氯消毒液处理，胎盘宜作特殊处理 ③继续保肝措施，保证足够的休息及营养，避免疲劳 ④目前主张只要新生儿接受免疫，单纯 **HBsAg** 阳性的母亲可以哺乳。对其他急性或慢性肝炎产妇不宜哺乳，建议人工喂养，指导正确的喂养方法，回奶不用雌激素，以免损害肝脏，可服生麦芽或芒硝外敷乳房退奶 ⑤新生儿出生后及时进行免疫接种，切断母婴传播

第四节　缺铁性贫血

一、妊娠与缺铁性贫血

要点	内　容
疾病概述	贫血是妊娠期最常见的合并症。**最常见的贫血是缺铁性贫血**
	妊娠期贫血的诊断标准不同于非妊娠期。WHO 标准：孕妇外周血血红蛋白＜110 g/L 及血细胞比容 ＜0.33 为妊娠期贫血
妊娠对贫血的影响	妊娠使原有贫血病情加重
贫血对妊娠的影响	对孕妇的影响：**重度贫血可导致贫血性心脏病、妊娠期高血压疾病、产后出血，且易发生失血性休克、产褥感染等**
	对胎儿的影响：母儿在竞争摄入孕妇血清铁过程中，胎儿占优势，故一般胎儿缺铁程度轻。当孕妇重度贫血，使胎儿生长受限、胎儿窘迫、早产、死胎

二、我国诊断标准

要点	内　容
妊娠期贫血	**血红蛋白＜100 g/L、血细胞比容＜0.30 或红细胞计数＜35×10^{12}/L。孕妇血清铁＜6.5 µmol/L，可诊断缺铁性贫血**
妊娠期贫血的分度	轻度：红细胞计数（3.0～3.5）×10^{12}/L，血红蛋白 81～100 g/L
	中度：红细胞计数（2.0～3.0）×10^{12}/L，血红蛋白 61～80 g/L
	重度：红细胞计数（1.0～2.0）×10^{12}/L，血红蛋白 31～60 g/L
	极重度：红细胞计数＜1.0×10^{12}/L，血红蛋白≤30 g/L

二、常见护理诊断/问题

要点	内 容
知识缺乏	缺乏妊娠合并贫血的保健知识及服用铁剂重要性的相关知识
活动无耐力	与贫血引起的疲倦有关
有胎儿受伤的危险	与母亲贫血、早产等有关

三、治疗原则与护理措施

要点		内 容
治疗原则		①以口服补充铁剂为主，同时对因治疗 ②若血红蛋白<60 g/L、接近预产期或短期内需行剖宫产者，可少量多次输血以迅速纠正贫血
护理措施	妊娠前	治疗慢性失血性疾病；纠正偏食的不良饮食习惯，增加营养；治疗胃肠道功能紊乱或消化不良；必要时补充铁剂
	妊娠期	①摄入高铁、高蛋白、高维生素C食物。含铁丰富的食物如动物肝脏、瘦肉、蛋类、豆类等 ②补充铁剂首选口服制剂，**在餐后服用，并同服维生素C及稀盐酸可促进铁吸收**。服药后，可**排黑便**（未吸收的铁剂所致）。便秘者加服软化剂，不可擅自停药。孕末期重度缺铁性贫血或口服铁剂胃肠道反应重者，可**深部肌内注射铁剂** ③严密观察重度缺铁性贫血孕妇的生命体征，警惕贫血性心脏病所致急性心力衰竭 ④注意观察胎儿的生长发育和胎心变化，以防胎儿生长受限、胎儿宫内窘迫和死胎
	分娩期	中、重度贫血者临产后应配血备用；为减少产妇体力消耗，酌情阴道助产；预防产后出血，胎前肩娩出时给缩宫素
	产褥期	观察宫缩及阴道流血，预防产后出血；给予广谱抗生素预防感染；**重度贫血或有严重并发症者，不宜哺乳**，指导人工喂养方法；注意休息及增加营养，避免疲劳

考前必刷题

【A1型题】

1. 妊娠合并心脏病孕产妇死亡的主要原因是

   A. 剖宫产术　　　　B. 羊水栓塞

   C. 心力衰竭　　　　D. 产后出血

   E. 合并妊娠期高血压疾病

2. 关于妊娠合并心脏病，叙述错误的是

   A. 妊娠合并心脏病是孕产妇死亡的主要原因

之一

   B. 妊娠32～34周血容量增加达高峰

   C. 分娩过程中，第二产程心脏负担最重

   D. 第三产程心脏负担仍很重

   E. 产后2～3天心脏负担减轻

3. 妊娠合并心脏病的孕妇最易发生心力衰竭的时间是

   A. 妊娠20～24周　　　B. 妊娠28～30周

C. 妊娠 32~34 周   D. 妊娠 36~38 周

E. 妊娠 38 周以上

4. 关于妊娠合并心脏病的孕妇分娩期的处理，不正确的是

A. 使用抗生素预防感染

B. 尽量缩短第二产程

C. 防止产后出血应给予静脉注射麦角新碱

D. 适当使用镇静剂

E. 产程进展不顺利，立即剖宫产结束分娩

5. 属于妊娠合并糖尿病新生儿并发症的是

A. 新生儿低血糖

B. 新生儿呼吸窘迫综合征

C. 新生儿红细胞增多症

D. 新生儿低钙血症

E. 以上均正确

6. 妊娠期糖尿病分娩的最佳时间为

A. 第 34~35 周   B. 第 36~37 周

C. 第 37~38 周   D. 第 38~39 周

E. 第 39~40 周

7. 关于妊娠合并糖尿病，叙述错误的是

A. 孕期控制饮食

B. 用胰岛素控制血糖，不影响胎儿

C. 已有严重心血管病史，肾功能减退，不宜妊娠

D. 产后继续用产前所用胰岛素剂量

E. 妊娠晚期估计胎儿成熟度

8. 关于妊娠期糖尿病的治疗，叙述正确的是

A. 孕期只需要饮食控制

B. 糖尿病患者孕期继续口服降糖药

C. 饮食控制后，血糖仍高者需要及时加用胰岛素

D. 所有 GDM 孕妇均需要胰岛素控制血糖

E. 以上均不正确

9. 不属于乙型病毒性肝炎母婴传播途径的是

A. 粪-口传染

B. 娩出时接触母亲产道分泌液或血污染

C. 母婴垂直传染

D. 乳汁传染

E. 密切生活接触传染

10. 关于妊娠合并急性病毒性肝炎的叙述，错误的是

A. 原则上肝炎患者不宜妊娠

B. 早孕期不宜终止妊娠，以免增加肝脏负担

C. 妊娠中、晚期注意防止妊高征

D. 分娩时注意缩短第二产程

E. 防治产后出血

11. 妊娠晚期及分娩期合并急性病毒性肝炎，对产妇威胁最大的是

A. 易合并妊娠期高血压疾病

B. 易发展为重型肝炎，孕产妇死亡率高

C. 易发生宫缩乏力产程延长

D. 易发生产后出血和 DIC

E. 易发生早产，围产死亡率增加

12. 妊娠合并病毒性肝炎，临近产期有出血倾向可选用

A. 催产素   B. 维生素 K_1

C. 维生素 C   D. 安络血

E. 维生素 D

13. 关于妊娠期贫血的叙述，错误的是

A. 妊娠期贫血可由铁缺乏引起

B. 轻度的贫血对妊娠期孕妇及胎儿影响不大

C. 产妇对重度贫血的耐受性好，不易发生失血性休克

D. 贫血可降低产妇的抵抗力，易并发产褥感染

E. 重度贫血可导致胎儿宫内发育迟缓、早产或死胎

14. 缺铁性贫血的诊断标准是

A. 孕妇血清铁<4.5 μmol/L

B. 孕妇血清铁<5.5 μmol/L

C. 孕妇血清铁<6.5 μmol/L

D. 孕妇血清铁<7.5 μmol/L

E. 孕妇血清铁<8.5 μmol/L

15. 下列为妊娠合并贫血的产妇提供的产褥期护理中，不必要的是

A. 增加休息和营养

B. 做绝育术术前准备

C. 继续应用抗生素

D. 重度贫血者回奶

E. 补铁剂纠正贫血

【A2 型题】

16. 患者女性，28 岁。因妊娠合并心脏病，心功能Ⅲ级，行剖宫产术。手术顺利，术后安返病房，子宫收缩好，血压正常。下列对该产妇的护理措施中，正确的是
    A. 清淡饮食，防止便秘
    B. 尽早协助哺乳，促进子宫收缩
    C. 不宜妊娠，产后 42 天后行绝育术
    D. 停用恢复心功能的药物，以免影响哺乳
    E. 产后 24 小时可下床活动，预防血栓性静脉炎

17. 患者女性，30 岁。妊娠合并心脏病，心功能Ⅱ级。为预防分娩期间发生心力衰竭，助产士护理工作中应避免的是
    A. 密切观察产程进展
    B. 指导产妇屏气用力，缩短产程
    C. 取半卧位
    D. 吸氧
    E. 胎儿娩出后，腹部立即放沙袋

18. 患者女性，28 岁。孕期检查中发现血糖 14 mmol/L，诊断为妊娠合并糖尿病。患者最可能存在的护理问题是
    A. 活动无耐力　　B. 自理能力缺陷
    C. 营养失调　　　D. 体液过多
    E. 气体交换受损

19. 患者女性，29 岁。妊娠 30 周，测空腹血糖 2 次均大于 5.8 mmol/L，诊断为妊娠期糖尿病。下列护理措施中，不恰当的是
    A. 监测血糖变化
    B. 控制孕妇饮食
    C. 指导正确的口服降糖药方法
    D. 告知胰岛素治疗的注意事项
    E. 指导患者适度运动

20. 患者女性，病毒性肝炎且 HBsAg 及 HBeAg 阳性，于昨日正常分娩一女婴，指导母乳喂养时应注意
    A. 使用雌激素回奶
    B. 不可以母乳喂养
    C. 婴儿接受免疫后可以母乳喂养
    D. 产妇接受免疫后可以母乳喂养
    E. 婴儿和产妇同时接受免疫后可以母乳喂养

【A3/A4 型题】

（21～23 题共用题干）
某孕妇，34 岁，初次怀孕。妊娠 16 周出现心慌、气短，经检查发现心功能Ⅱ级。经过增加产前检查次数，严密监测孕期经过，目前妊娠 37 周，自然临产。

21. 关于该产妇在分娩期应注意的问题，叙述错误的是
    A. 常规吸氧
    B. 胎盘娩出后，腹部放置 1 kg 沙袋
    C. 注意保暖
    D. 注意补充营养
    E. 采取产钳助产

22. 该产妇的体位最好是
    A. 平卧位　　　　B. 右侧卧位
    C. 左侧卧位　　　D. 半卧位
    E. 随意卧位

23. 关于该产妇的产褥期护理，叙述正确的是
    A. 产后第 1 天，最容易发生心衰
    B. 为了早期母子感情的建立，不要让别人帮忙
    C. 积极下床活动，防止便秘
    D. 为避免菌群失调，不能使用抗生素治疗
    E. 住院观察 1 周

（24～25 题共用题干）
患者女性，34 岁，初孕妇。妊娠 28 周，主诉休息时心率超过 126 次/分，呼吸 24 次/分，夜间常因胸闷、憋气而到窗口呼吸新鲜空气。听诊有舒张期杂音，确定为早期心力衰竭。

24. 关于预防妊娠期间发生心力衰竭的措施，错误的是
    A. 按时产前检查　　B. 避免情绪激动
    C. 限制食盐摄入　　D. 临产后入院
    E. 避免去人多地方

25. 为预防分娩期间发生心力衰竭，应避免的事项是
    A. 密切观察产程进展

B. 指导产妇屏气用力，缩短产程

C. 取半卧位

D. 吸氧

E. 胎儿娩出后，腹部立即放沙袋

【护考传真】

（26～27 题共用题干）

患者女性，25 岁，有先天性心脏病病史。现妊娠 8 周，妊娠后表现为一般体力活动受限制，活动后感觉心悸、轻度气短，休息时无症状。

26. 患者现在很紧张，询问是否能继续妊娠。护士应告诉她做决定的依据主要是（2015）

A. 年龄　　　　　　B. 心功能分级

C. 胎儿大小　　　　D. 心脏病种类

E. 病变发生部位

27. 患者整个妊娠期心脏负担最重的时期是

A. 妊娠 12 周内　　B. 妊娠 24～26 周

C. 妊娠 28～30 周　D. 妊娠 32～34 周

E. 妊娠 36～38 周

28. 患者女性，24 岁，初产妇。妊娠 39 周，诊断为妊娠期糖尿病，平时饮食控制血糖。因腹痛伴阴道流液 10 小时，入院待产。入院后遵医嘱给予缩宫素 2.5 U 静脉滴注，正确的使用方法是（2017）

A. 缩宫素+葡萄糖氯化钠 500 ml 静脉滴注，以 10 滴/分开始

B. 缩宫素+0.9%氯化钠 500 ml 静脉滴注，以 4 滴/分开始

C. 缩宫素+5%葡萄糖 500 ml 静脉滴注，以 4 滴/分开始

D. 缩宫素+5%葡萄糖 500 ml 静脉滴注，以 10 滴/分开始

E. 缩宫素+0.9%氯化钠 500 ml 静脉滴注，以 10 滴/分开始

29. 妊娠合并心脏病孕妇为避免加重负担，整个孕期体重增加不应超过（2017）

A. 25 kg　　　　　B. 10 kg

C. 5 kg　　　　　 D. 15 kg

E. 20 kg

30. 患者女性，36 岁。妊娠 10 周，休息时仍感胸闷、气急。体格检查：脉搏 120 次/分，呼吸 22 次/分，心界向左侧扩大，心尖区有 2 级收缩期杂音，肺底有湿啰音。应采取的处理措施是（2018）

A. 立即终止妊娠

B. 控制心衰后终止妊娠

C. 加强产前监护

D. 控制心衰后继续妊娠

E. 限制钠盐摄入

31. 关于妊娠合并风湿性心脏病的分娩期处理，叙述正确的是（2018）

A. 肌注麦角新碱，预防产后出血

B. 除有产科指征外，不需要剖宫产术

C. 宫口开全后，要防止产妇用力屏气

D. 忌用吗啡

E. 无感染征象，不需使用抗生素

【答案与解析】

1. C　**解析：** 妊娠期、分娩期及产褥期均可能使心脏病患者的心脏负担加重而诱发心力衰竭，是孕产妇死亡的重要原因之一。

2. E　**解析：** 妊娠期、分娩期及产褥期均可能使心脏病患者的心脏负担加重而诱发心力衰竭，是孕产妇死亡的重要原因之一。妊娠期妇女总血容量较非孕期增加，妊娠 32～34 周达高峰，较妊娠前增加 30%～45%。妊娠 32～34 周、分娩期及产褥期最初 3 日内，是患有心脏病孕产妇最危险时期，护理时应严密监护，避免心力衰竭的发生。

3. C　**解析：** 妊娠 32～34 周、分娩期及产褥期最初 3 日内，是患有心脏病孕产妇最危险时期，护理时应严密监护，避免心力衰竭的发生。

4. C　**解析：** 妊娠合并心脏病的患者临产后应用谱抗生素控制感染，心功能Ⅰ～Ⅱ级、胎位正常、无头

盆不称、宫颈条件良好者，在严密监测下可经阴道分娩，需以阴道助产术缩短第二产程。心功能Ⅲ～Ⅳ级的初产妇，或心功能Ⅱ级而宫颈条件欠佳，或有产科指征者，均应择期剖宫产。胎儿娩出后，静脉注射或宫底注射缩宫素，禁用麦角新碱，以防静脉压升高。

5. E　**解析**：妊娠合并糖尿病的患者母体高血糖常刺激胎儿β细胞增生肥大，释放较多胰岛素，促进脂肪、蛋白质的合成，引起巨大胎儿；孕期高血糖或低血糖均可能造成胎儿畸形；胎儿娩出后，来自母体的血糖供应中断，新生儿体内高水平胰岛素继续作用，导致出现新生儿低血糖、低血钙。高血糖抑制肺泡Ⅱ型细胞产生表面活性物质，延缓肺泡成熟，导致出现新生儿呼吸窘迫综合征（NRDS）发生。

6. D　**解析**：非糖尿病孕妇，胎肺一般34～35周成熟；99%非糖尿病孕妇妊娠37周胎肺已经成熟；而糖尿病的母儿即使在38周后仍有新生儿呼吸窘迫综合征(NRDS)的发生。故为防止NRDS的发生，在母儿条件良好的条件下，妊娠合并糖尿病患者应选择在第38～39周终止妊娠。

7. D　**解析**：分娩后由于胎盘排出，抗胰岛素的激素迅速下降，故产后24小时内的胰岛素用量减为原用量的1/2，48小时以后减为原用量的1/3。

8. C　**解析**：妊娠期糖尿病的治疗：大多数GDM孕妇通过生活方式（饮食、运动）干预即可使血糖达标，不能达标的推荐使用胰岛素控制血糖，禁忌口服降糖药。

9. A　**解析**：粪–口传染是甲型病毒性肝炎母婴传播的主要途径。

10. B　**解析**：原则上肝炎患者不宜妊娠。一旦怀孕，在妊娠早期轻症者可在治疗的前提下继续妊娠，重症肝炎妊娠后对母儿威胁大，可在治疗后行人工流产。妊娠中晚期尽量避免终止妊娠，经治疗病情仍继续进展者，可考虑终止妊娠。

11. B　**解析**：妊娠合并病毒性肝炎易发展成为重型肝炎，并以产后大出血、消化道出血、感染等为诱因，最终导致肝性脑病、肝肾综合征，甚至死亡。

12. B　**解析**：妊娠合并病毒性肝炎，临近产期有出血倾向可于分娩前数日开始肌注维生素 K_1，每日20～40 mg，预防产后出血。

13. C　**解析**：妊娠合并重度贫血可导致贫血性心脏病、妊娠期高血压疾病、产后出血，且易发生失血性休克、产褥感染等。

14. C　**解析**：孕妇血清铁<6.5μmol/L，可诊断缺铁性贫血。

15. B　**解析**：妊娠合并贫血患者产褥期观察宫缩及阴道流血，继续用抗菌药物、铁剂。注意休息及增加营养，避免疲劳。对输血者，应少量、多次输入，避免诱发急性左心衰。重度贫血或有严重并发症者，不宜哺乳。给予回奶，指导人工喂养方法。

16. A　**解析**：妊娠合并心脏病的患者，心功能Ⅲ级及以上者不宜哺乳；不宜妊娠者，产后1周后行绝育术；产后24小时绝对卧床，观察生命体征。便秘可诱发心衰。

17. B　**解析**：妊娠合并心脏病的产妇屏气用力时肺动脉压力增大，加重心脏负荷可诱发心衰。

18. C　**解析**：妊娠合并糖尿病患者最可能存在的问题是由于糖尿病造成代谢紊乱而出现的营养失调。

19. C　**解析**：妊娠期糖尿病患者使用口服降糖药的安全性和有效性不能得到保证，因此禁忌使用。

20. B　**解析**：单纯HBsAg阳性产妇只要新生儿接受免疫就可以母乳喂养；若HBsAg及HBeAg阳性不宜母乳喂养，应予回奶，回奶不用雌激素，可服生麦芽或芒硝外敷乳房退奶。

21. B　**解析**：妊娠合并心脏病的产妇，分娩期护理应注意在第三产程胎儿娩出后，腹部放置沙袋，防止腹压骤降诱发心衰。

22. D　**解析**：妊娠合并心脏病的产妇，临产后一旦有心衰的表现，应采取半卧位，减轻心脏负荷。

23. A 解析：妊娠合并心脏病的产妇，产后3天，尤其是产后24小时内易发生心衰，产妇需绝对卧床，充分休息，密切监护。产程开始后就应给予抗生素预防感染，产后应至少住院观察2周。

24. D 解析：妊娠合并心脏病的产妇，妊娠期间应定期产检：妊娠20周前每2周检查一次；妊娠20周后，每周检查一次，及时评估心功能状态及胎儿情况。心功能Ⅲ级或以上者，立即住院治疗；心功能Ⅰ～Ⅱ级者，妊娠36～38周入院待产。

25. B 解析：妊娠合并心脏病的患者，为预防分娩期间发生心力衰竭，第二产程产妇应避免屏气用力增加腹压，加重心脏负荷。

26. B 解析：妊娠合并心脏病的孕妇，早期妊娠时决定是否继续妊娠，主要依据心功能的级别。

27. D 解析：妊娠期妇女总血容量较非孕期增加，32～34周达高峰并持续至整个妊娠期，较妊娠前增加30%～45%，是患有心脏病孕产妇最危险时期之一，护理时应严密监护，避免心力衰竭的发生。

28. B 解析：因该孕妇患有妊娠期糖尿病，临产后使用缩宫素静脉点滴，不宜使用5%葡萄糖配制溶液，以免造成血糖升高；可改为2.5U缩宫素加0.9%氯化钠500 ml；滴速一般以4～5滴/分钟开始，严密观察反应，根据宫缩强度进行调整，通常不超过每分钟60滴。

29. B 解析：妊娠合并心脏病孕妇，整个孕期体重增加不应超过10 kg，以免加重心脏负荷。

30. B 解析：该患者早期妊娠即出现早期心衰的表现，因此不宜妊娠，需终止妊娠，但孕妇已出现心衰表现，所以需先控制心衰再做人工流产。

31. C 解析：妊娠合并风湿性心脏病患者分娩期处理：禁用麦角新碱，其虽可促进子宫收缩，但会升高静脉压，易诱发心衰，故不宜使用；除有产科指征者，心功能Ⅲ～Ⅳ级的初产妇、或心功能Ⅱ级而宫颈条件欠佳、均应择期剖宫产；分娩期吗啡作为镇痛药物，可以使用；临产后应使用抗生素，以预防感染；阴道分娩时，宫口开全后，要防止产妇用力屏气，可避免加重心脏负荷。

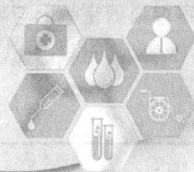

第九章 异常分娩产妇的护理

考前划重点

第一节 产力异常

一、产力异常分类

要点	内容
产力异常（主要指子宫收缩力异常）	在分娩过程中，子宫收缩的节律性、对称性及极性不正常或强度、频率有改变，称子宫收缩力异常
	可分为子宫收缩乏力和子宫收缩过强两类，每类又分为协调性宫缩和不协调性宫缩两种

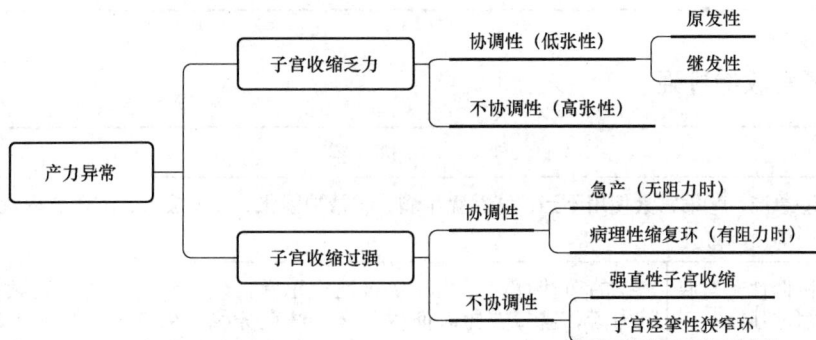

二、子宫收缩乏力

要点	内容
病因	①头盆不称或胎位异常；②子宫因素：子宫肌瘤；③精神因素：初产妇精神过度紧张；④内分泌失调：临产后雌激素、缩宫素等不足，孕激素缓慢下降；⑤药物影响：临产后用大量镇静剂、镇痛剂
临床表现	**协调性子宫收缩乏力（低张性宫缩乏力）** — **最常见**。宫缩有正常的节律性、对称性及极性，但**收缩力弱，持续时间短**，间歇时间长且不规则，宫缩<2次/10分钟。宫缩高峰时，宫体不隆起变硬，用手压宫底部可出现凹陷。**多属继发性宫缩乏力**

续表

要点		内容
临床表现	不协调性子宫收缩乏力（高张性宫缩乏力）	宫缩极性倒置，宫缩兴奋点来自子宫下段一处或多处，其收缩的节律不协调，宫缩时宫底部不强，宫缩间歇期子宫壁不完全松弛，不能使宫口如期扩张及胎先露下降，**属无效宫缩**。多属原发性宫缩乏力
产程曲线异常	**潜伏期延长**	初产妇超过 16 小时
	活跃期延长	初产妇超过 8 小时
	活跃期停滞	进入活跃期后，宫口不再扩张达 2 小时以上者
	第二产程延长	第二产程初产妇超过 2 小时、经产妇超过 1 小时尚未分娩者
	第二产程停滞	第二产程胎头下降无进展达 1 小时者
	胎头下降延缓	宫口扩展减速期及第二产程，胎头下降速度初产妇<1 cm/h，经产妇<2 cm/h 者
	胎头下降停滞	活跃晚期胎头停在原处不下降达 1 小时以上者
	滞产	总产程超过 24 小时者
对母儿的影响	母体	影响进食、休息，严重时致脱水、酸中毒、低钾；盆底受压过久易形成生殖道瘘；易产后出血、产褥感染
	胎儿	手术分娩机会及胎儿产伤增加，易发生胎儿窘迫

三、子宫收缩过强

要点		内容
病因		①急产；②缩宫素使用不当；③胎盘早剥；④精神紧张、过度疲劳；⑤阴道内操作过多或不当
临床表现	协调性子宫收缩过强	宫缩的节律性、对称性及极性均正常，仅收缩力过强、过频。产道无阻力者，宫口在短时间内开全、结束分娩。总产程不足 **3 小时者称急产**。若伴头盆不称、胎位异常或瘢痕子宫可能发生病理性缩复环和子宫破裂
	不协调性子宫收缩过强	强直性子宫收缩过强：基本由外界因素异常引起，如**使用缩宫素不当**，使子宫强力收缩，间歇期短或无，均可致宫颈内口以上部分子宫肌层出现强直性痉挛性收缩。产妇烦躁不安，持续性腹痛、拒按；触不清胎位，听不到胎心，有时可出现病理缩复环
		子宫痉挛性狭窄环：为子宫壁局部肌肉呈痉挛性不协调性收缩所致的环状狭窄，持续不放松。产妇烦躁、持续性腹痛，宫口扩张缓慢，先露下降停滞，胎心快慢不均。阴道检查在宫内触及环。环不随宫缩上升。
对母儿的影响	母体	可致软产道裂伤、子宫破裂、产褥感染，胎盘滞留或产后出血
	胎儿及新生儿	易发生胎儿窘迫、新生儿窒息或死亡、颅内出血、感染、骨折或外伤

四、治疗原则

分类	要点		内 容
子宫收缩乏力	协调性子宫收缩乏力	第一产程	（1）鼓励多进食，必要时给予镇静剂、静脉补充营养 （2）加强宫缩 ①人工破膜：适用于宫口扩张 3 cm 或以上、无头盆不称、胎头已衔接者 ②静脉滴注缩宫素：适用于协调性子宫收缩乏力，宫口扩张 3 cm，胎心良好、胎位正常、头盆相称者
		第二产程	若无头盆不称，可给予缩宫素加强宫缩；若双顶径已达坐骨棘水平以下者，行产钳助产
		第三产程及产后	为预防产后出血，当胎儿前肩娩出时给予缩宫素肌内注射
	不协调性宫缩乏力		**原则是恢复子宫收缩的协调性。**酌情给镇静剂，禁用缩宫素。若处理后宫缩仍为不协调性，并伴头盆不称，胎儿窘迫，应行剖宫产
子宫收缩过强	协调性宫缩过强		注意预防急产，急产后进行抢救
	不协调性宫缩过强	强直性子宫收缩	**给予宫缩抑制剂，**若属梗阻性原因，行剖宫产术
		子宫痉挛性狭窄环	寻找原因，及时纠正；**停止一切刺激；使用镇静剂，**无效者行剖宫产术

五、护理措施

要点		内 容
子宫收缩乏力	一般护理	在宫缩间歇时休息；**少食多餐；**注意检查有无头盆不称，注意及时排空大小便
	产程观察	观察生命体征、宫缩、胎心、宫口扩张及先露下降情况，对产程延长者注意有无感染征兆
	治疗配合	遵医嘱使用缩宫素，加强宫缩。**缩宫素静滴的专人护理：将缩宫素 2.5 U 加入 0.9%生理盐水 500 ml 静脉滴注，从 4～5 滴/分开始，严密观察反应，根据宫缩强度进行调整，通常不超过每分钟 60 滴。**宫缩持续 40～60 秒、间歇 2～3 分钟。若出现 10 分钟内宫缩超过 5 次、宫缩持续 1 分钟以上或胎心有变化，立即停止静脉滴注
子宫收缩过强	产前指导	对有急产史者，**预产期前 1～2 周不宜外出，**提前住院待产
	接生准备	**临产后禁忌灌肠；**密切观察产程进展；提早做好接生及新生儿窒息抢救准备；临产后，指导产妇深呼吸不屏气，以减缓分娩速度；接生时尽可能做会阴切开术
	治疗配合	对来不及消毒接生及新生儿坠地者，遵医嘱注射维生素 K_1、破伤风抗毒素、抗菌药物。产后协助检查产妇软产道，撕裂者给予缝合，并使用抗菌药物
		对梗阻性原因者，或用药后子宫痉挛性狭窄环未消除者，遵医嘱给予镇静剂并做好剖宫产术前准备

第二节　产道异常

一、骨产道异常

要点	内 容
骨盆入口平面狭窄（扁平骨盆）	骶耻外径<**18 cm**，骨盆入口前后径<10 cm，对角径<11.5 cm，常见于扁平骨盆。表现为胎头衔接受阻，**跨耻征检查阳性**；因前羊水囊压力不均，**易胎膜早破**；出现继发性宫缩乏力
	骨盆入口平面轻度狭窄，可疑头盆不称者，协助医师试产 **试产要求：专人守护，保证良好产力；少肛查，禁灌肠，试产中不用镇静、镇痛药；**密切观查胎儿情况及产程进展；**注意脐带脱垂；试产 2～4 小时，胎头仍未入盆，并伴胎儿窘迫，停止试产；注意先兆子宫破裂征象**
中骨盆及骨盆出口平面狭窄（漏斗骨盆）	骨盆壁两侧向内倾斜，似漏斗，**坐骨棘间径<10 cm，坐骨结节间径<8 cm，耻骨弓角度<90°**；坐骨结节间径和出口后矢状径之和<15 cm。临产后胎头可入盆，但易发生持续性枕横位或枕后位，致产程进展缓慢，甚至停滞
	中骨盆和出口平面狭窄，遵医嘱做好阴道手术助产和剖宫产手术前的准备
骨盆三个平面狭窄（均小骨盆）	形态正常，**各平面的径线均小于正常值 2 cm 或以上**，称均小骨盆。常见于身材矮小、体型匀称的妇女
	若胎儿不大、产力好、胎位正常，可经阴道分娩。中等以上大小的胎儿经阴道分娩会有困难
畸形骨盆	骨盆失去对称性

二、软产道异常

要点		内 容
软产道异常分类	外阴异常	**外阴瘢痕、坚韧和水肿**
	阴道异常	包括阴道横隔、纵隔、狭窄和尖锐湿疣
	宫颈异常	包括宫颈外口粘合、宫颈水肿、宫颈坚硬、宫颈瘢痕、宫颈癌、宫颈肌瘤
软产道异常影响		可影响胎头娩出，易造成软产道裂伤、出血和感染

第三节　胎儿异常

一、胎位异常

要点			内 容
异常胎位	持续性枕后位、枕横位	临床表现	临产后胎头衔接较晚及俯屈不良：**枕后位时，枕骨持续压迫直肠，产妇自觉肛门坠胀及排便感，致宫口未开全而过早用腹压，易疲劳、宫颈前唇水肿，影响产程进展**。持续性枕后位、枕横位常见第二产程延长

要点		内　容
异常胎位	持续性枕后位、枕横位 — 腹部检查	宫底部扪及胎臀，胎背偏向母体的后方或侧方，对侧扪及胎肢。若胎头已衔接，胎心在脐下偏外侧最清楚
	肛查或阴道检查	若为枕后位，胎头矢状缝位于骨盆斜径上，前囟在骨盆右前方，后囟在骨盆左后方则为枕左后位，反之为枕右后位。若矢状缝位于前后径上，后囟门位于骨盆正后方，为正枕后位。查明胎头矢状缝位于骨盆横径上，后囟在骨盆左侧方，则为枕左横位，反之为枕右横位
	对母儿的影响	继发宫缩乏力，产程延长；增加产后出血和感染的机会；常引起胎儿窘迫和新生儿窒息
	臀位	**臀先露是最常见的异常胎位**
	临床表现	孕妇常感肋下有硬圆的胎头
	腹部检查	宫底部扪及硬圆的胎头，若未衔接，耻骨联合上方扪及胎臀，胎心音在脐左或右上方最清楚；衔接后，胎心在脐下最明显
	肛查或阴道检查	可触及软而不规则的胎臀或胎足
	对母儿的影响	母体常发生胎膜早破、继发性宫缩乏力、产程延长，产后出血，产褥感染的机会增多。胎儿窘迫甚至死亡，因后出胎头娩出困难，易致软产道撕裂、新生儿窒息及产伤
	肩先露	横产式，胎体横卧于骨盆入口之上，**肩先露是对母儿最不利的胎位**
	临床表现	腹部外观呈横形隆起
	腹部检查	宫底低于孕周，耻骨联合上方空虚。腹部两侧分别扪及胎头与胎臀，胎心在脐周最清楚
	肛查或阴道检查	若胎膜已破，宫口开大，可触及胎儿肩胛骨、肋骨或手
	对母儿影响	易发生宫缩乏力和胎膜早破，若处理不及时，可发生子宫破裂，危及母儿生命
处理原则		加强产前检查，及早发现异常胎位并予以纠正。**妊娠30周后仍为臀先露、肩先露应及时予以纠正。指导膝胸卧位**，让孕妇排空膀胱，松解裤带，双膝跪于床上，身体前俯，胸部尽量贴近床面，大腿与床面垂直。每日2次，每次15分钟，1周后复查。或艾灸至阴穴，每日1次，每次15分钟，1周后复查。或32～34周行**外倒转术**

二、胎儿发育异常

要点	内　容
巨大胎儿	**出生时体重≥4000 g者**。表现为：妊娠期子宫增大较快，妊娠后期可出现呼吸困难，自觉肋两侧及腹部胀痛等。分娩期头盆不称，**肩性难产**、软产道损伤、新生儿产伤
胎儿畸形	脑积水：大量脑脊液潴留于胎头脑腔内、脑室内外，使头颅体积增大，头周径大于50 cm，颅缝明显增宽，囟门增大，称脑积水。可表现为明显头盆不称，跨耻征阳性，不及时处理，可发生子宫破裂
	其他：联体儿、无脑儿可经B超确诊。胎儿颈、胸、腹等部位发育异常或发生肿瘤，常于第二产程胎先露下降受阻，经阴道检查发现

📋 考前必刷题

【A1 型题】

1. 关于宫缩乏力，产程延长的后果，叙述错误的是
   A. 产后出血   B. 生殖道瘘管
   C. 胎盘植入   D. 产褥感染
   E. 尿潴留

2. 最常见的出现病理缩复环的情况是
   A. 胎儿畸形   B. 子宫收缩乏力
   C. 头盆不称   D. 臀位
   E. 协调性宫缩过强

3. 对母儿最不利的胎位是
   A. 臀位   B. 枕前位
   C. 枕后位   D. 胎头高直位
   E. 横位

4. 临床上最常见的异常胎位是
   A. 枕横位   B. 枕前位
   C. 臀位   D. 胎头高直位
   E. 枕后位

5. 纠正臀位最合适的时间是
   A. 20 周   B. 24 周
   C. 30 周   D. 34 周
   E. 36 周

6. 子宫收缩乏力的常见病因不包括
   A. 头盆不称   B. 胎位异常
   C. 产妇过度疲劳   D. 胎儿窘迫
   E. 药物影响

7. 滞产是指总产程超过
   A. 12 小时   B. 18 小时
   C. 20 小时   D. 24 小时
   E. 36 小时

8. 关于急产可能对新生儿的影响，叙述错误的是
   A. 可致颅内出血
   B. 可因坠地而致骨折
   C. 易致新生儿窒息
   D. 可发生新生儿破伤风
   E. 可引起胸锁乳突肌血肿

9. 子宫收缩过强的常见原因不包括

   A. 缩宫素使用不当
   B. 产妇精神过度紧张
   C. 粗暴的宫腔操作
   D. 胎儿过大
   E. 产妇过度疲劳

10. 产力异常的首优护理诊断是
    A. 疼痛   B. 有感染的危险
    C. 有母儿受伤的危险   D. 疲乏
    E. 恐惧

11. 骨盆的入口平面狭窄，影响胎头的
    A. 衔接   B. 内旋转
    C. 外旋转   D. 复位
    E. 俯屈

12. 巨大胎儿是指体重等于或超过
    A. 3000 g   B. 4000 g
    C. 3500 g   D. 4500 g

13. 关于子宫收缩乏力对产程及母儿的影响，叙述错误的是
    A. 容易导致生殖道瘘
    B. 可引起产后出血
    C. 病理性缩复环
    D. 较易发生胎盘胎膜残留
    E. 严重时可引起低钾血症

14. 关于不协调性宫缩乏力的护理措施，叙述错误的是
    A. 镇静休息
    B. 给予背部按摩，分散注意力
    C. 有头盆不称做好剖宫产术准备
    D. 使用缩宫素加强宫缩
    E. 指导产妇宫缩时做深呼吸

15. 下列关于异常分娩的叙述中，最恰当的是
    A. 初产妇第二产程超过 2 小时
    B. 分娩时胎头持续性枕横位
    C. 畸形骨盆
    D. 足月臀位
    E. 以上都是

【A2 型题】

16. 患者女性，初产妇。妊娠 38 周，临产后入院，孕妇极度痛苦，喊叫不已。查体：子宫大小与孕周相符合，宫缩强弱不一，宫缩间歇宫体不完全放松，胎心 160 次/分，宫口开大 3 cm，羊水胎粪污染。正确的诊断是
    A. 协调性子宫收缩乏力
    B. 不协调性子宫收缩乏力
    C. 协调性子宫收缩过强
    D. 不协调性子宫收缩过强
    E. 宫缩正常

17. 患者女性，初产妇。妊娠 28 周行产前检查。骨盆测量：髂棘间径 21 cm，髂嵴间径 23 cm，骶耻外径 16 cm，坐骨结节间径 6.5 cm。该孕妇的骨盆类型是
    A. 均小骨盆　　　　B. 漏斗骨盆
    C. 扁平骨盆　　　　D. 佝偻性骨盆
    E. 畸形骨盆

18. 患者女性，初产妇。妊娠 39 周，宫口开全 2 小时，频频用力，未见胎头拨露。检查：宫底部为臀，腹部前方可触及胎儿小部分，未触及胎头。肛查：胎头已达坐骨棘下 2 cm，矢状缝与骨盆前后径一致，大囟门在前方。应诊断为
    A. 持续性枕横位　　B. 持续性枕后位
    C. 骨盆入口轻度狭窄　D. 头盆不称
    E. 原发性宫缩乏力

19. 患者女性，28 岁，初产妇。足月妊娠临产，2 小时前肛查，宫口开大 6 cm，现肛查后宫口仍然是 6 cm。检查：宫缩 7~8 分钟一次，持续时间 30 秒，胎膜未破，余无异常。从产程图上可以看出，该产妇存在的问题是
    A. 潜伏期延长　　　B. 活跃期延长
    C. 活跃期停滞　　　D. 第二产程延长
    E. 第二产程停滞

20. 患者女性，27 岁，初产妇。妊娠 40 周，规律宫缩 12 小时入院。检查：规律宫缩，宫缩间歇 7~8 分钟，持续 20 秒，胎心 140 次/分。

阴道检查：宫口开大 1 cm，胎位为枕左前位。诊断为协调性宫缩乏力，无头盆不称，护士遵医嘱使用缩宫素加强宫缩。关于应用缩宫素时的注意事项，叙述错误的是
    A. 用药后应专人看护
    B. 适用于协调性宫缩乏力
    C. 常用于静脉点滴
    D. 出现胎心异常立即停药
    E. 每分钟滴数不超过 45 滴

【A3/A4 型题】

（21~22 共用题干）
初产妇，29 岁，0-0-0-0。妊娠 38 周，胎方位 LSA，估计胎儿体重 2500 克，医生建议试产，产妇及家属均签名同意此方案。临产后 6 小时，宫口扩张 3 cm。以后 9 个小时内，宫口扩张 6 cm，胎先露+1，胎心好，子宫收缩时间 20 秒，间隙时间 8 分钟，宫缩有正常的节律性、对称性和极性，收缩力较弱。

21. 该患者的产程曲线图类型属于
    A. 潜伏期延长　　　B. 活跃期停滞
    C. 胎先露下降延缓　D. 胎先露下降停滞
    E. 活跃期延长

22. 依据临床表现，该产妇的产力类型是
    A. 子宫收缩正常
    B. 协调性宫缩乏力
    C. 不协调性宫缩乏力
    D. 协调性宫缩过强
    E. 不协调性宫缩过强

（23~25 共用题干）
患者女性，初产妇。一般情况良好，胎儿足月，枕左前位，胎心 140 次/分，规律宫缩已 17 小时，宫口开大 3 cm，宫缩较初期间歇时间长，约 10~15 分钟一次，持续 30 秒，宫缩高峰时子宫不硬，经检查无头盆不称。

23. 该产妇除宫缩乏力外，还应诊断为
    A. 活跃期延长　　　B. 活跃期缩短
    C. 潜伏期延长　　　D. 潜伏期缩短

E. 第二产程延长

24. 下列对该产妇的护理措施中，错误的是

   A. 严密观察产程进展

   B. 鼓励产妇进食

   C. 定时听胎心

   D. 做好心理护理

   E. 指导产妇6~8小时排尿一次

25. 对该产妇正确的处理应为

   A. 立即行剖宫产术

   B. 行胎头吸引术

   C. 立即产钳结束分娩

   D. 静脉点滴催产素

E. 待其自然分娩

【护考传真】

26. 某初孕妇，28岁。妊娠30周，胎儿臀位。护士对孕妇进行指导以减轻孕妇的焦虑情绪。下列指导中，错误的是（2017）

   A. 可采用膝胸卧位矫正

   B. 矫正无效时，须提前住院待产

   C. 采用膝胸卧位时须排空膀胱

   D. 可行外转胎位术矫正

   E. 胎位可自行转为头先露

【答案与解析】

1. C　解析：宫缩乏力可以影响进食、休息，严重时致脱水、酸中毒、低钾；盆底受压过久形成生殖道瘘；还易发生产后出血、产褥感染。但不会引起胎盘植入。

2. C　解析：若子宫收缩力过强伴头盆不称或胎位异常发生梗阻性难产可能引发病理性缩复环，甚至子宫破裂。

3. E　解析：横产式的足月胎儿无法经阴道分娩，对母儿的影响最不利。

4. C　解析：临床上最常见的异常胎位是臀位。

5. C　解析：妊娠30周之前，臀先露多能自行转为头先露，若妊娠30周之后仍为臀位的应予纠正。

6. D　解析：胎儿窘迫不属于引起子宫收缩乏力的常见病因，其余均是。不协调子宫收缩乏力可引起胎儿窘迫。

7. D　解析：总产程超过24小时者为滞产。

8. E　解析：急产及强直性子宫收缩使子宫胎盘血流减少，子宫痉挛性狭窄环使产程延长，均可导致胎儿窘迫、新生儿窒息，由于急产胎儿娩出过快，胎头在产道内受到的压力突然解除，可致新生儿颅内出血。接产时来不及消毒，新生儿易发生感染。若坠地可致骨折、外伤等。

9. D　解析：子宫收缩过强常见的病因包括急产、缩宫素使用不当、胎盘早剥、精神紧张和过度疲劳以及阴道内操作过多或不当等。

10. C　解析：产力异常对母体影响：容易形成生殖道瘘、产后出血、子宫破裂、产褥感染等损伤。产力异常对胎儿影响：易发生胎儿窘迫、新生儿窒息或死亡、颅内出血、感染、骨折或外伤。因而，产力异常的首优护理诊断是有母儿受伤的危险。

11. A　解析：骨盆的入口平面狭窄，影响胎头的衔接入盆。

12. B　解析：巨大胎儿是指体重等于或超过4000 g的新生儿。

13. C　解析：子宫收缩乏力影响母体的进食、休息，严重时致脱水、酸中毒、低钾，容易引起生殖道瘘、产后出血、产褥感染，容易发生胎儿窘迫及产伤，宫缩过强伴头盆不称时可能出现病理缩复环。

14. D　解析：不协调性宫缩乏力的处理：应遵医嘱酌情给镇静剂，经充分休息后，多能恢复转为协调性宫缩。在宫缩恢复协调性之前，禁用缩宫素。若处理后宫缩仍为不协调性，并伴头盆

不称，胎儿窘迫，应行剖宫产。

15. E 解析：初产妇第二产程不应超过 2 小时，超过 2 小时属于第二产程延长；分娩时胎头持续性枕横位属于异常胎位；畸形骨盆可引起难产；足月臀位为异常胎位，亦可以引起难产。因此，以上都属于异常分娩。

16. B 解析：不协调性子宫收缩乏力又称为高张性宫缩乏力，因为失去正常节律性，表现为宫缩间歇期宫体不完全放松。

17. A 解析：由该产妇骨盆外测量径线值可知比正常值均小 2 cm，因此可判断为均小骨盆。

18. B 解析：查体宫底部为臀，肛查胎头已达坐骨棘下 2 cm，矢状缝与骨盆前后径一致，大囟门在前方，则枕骨位于后方，所以胎位为枕后位。另宫口全开 2 小时，未见胎头拨露，因此可判断为持续性枕后位。

19. C 解析：该产妇第一产程宫口开大 6 cm，持续 2 小时无进展，因此可判断为活跃期停滞。

20. E 解析：协调性宫缩乏力排除头盆不称，可使用缩宫素加强宫缩。缩宫素使用应专人看护，将缩宫素 2.5 U 加入 0.9% 生理盐水 500 ml 静脉滴注，从 4～5 滴/分开始，严密观察反应，根据宫缩强度进行调整，通常不超过每分钟 60 滴，宫缩持续 40～60 秒、间歇 2～3 分钟。若出现 10 分钟内宫缩 >5 次、宫缩持续 1 分钟以上或胎心有变化，立即停止静脉滴注。

21. E 解析：从宫口扩张 3 cm 到宫口开全，产妇约需 4 小时，超过 8 小时为活跃期延长。

22. B 解析：一般刚进入产程宫缩即可达 30 秒，间歇 5～6 分钟。此病例进入活跃期，子宫收缩时间仅为 20 秒，间歇长达 8 分钟，但宫缩表现有正常的节律性、对称性和极性，提示协调性宫缩乏力。

23. C 解析：宫口开大 3 cm，规律宫缩 17 小时，超过 16 小时，为潜伏期延长。

24. E 解析：分娩期第一产程应指导产妇 2～4 小时排尿一次。

25. D 解析：枕左前位（正常胎位），宫口开大 3 cm，排除头盆不称，可以选用缩宫素加强宫缩，促进产程进展。

26. E 解析：妊娠 30 周之前，臀先露多能自行转为头先露。若妊娠 30 周之后仍为臀位的应予纠正：可采用膝胸卧位矫正，采用膝胸卧位时须排空膀胱，松解裤带；也可于 32～34 周行外转胎位术矫正；矫正无效时，须提前住院待产。

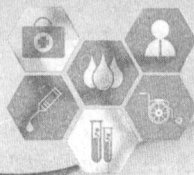

第十章　分娩期并发症妇女的护理

第一节　胎膜早破

一、疾病概要

要点		内　容
概述		临产前胎膜破裂者，称胎膜早破。**早产、脐带脱垂和感染是胎膜破裂后常见的并发症**
病因		创伤、宫颈内口松弛、妊娠后期性交、下生殖道感染、羊膜腔内压力升高、胎儿先露部与骨盆入口未能很好衔接、胎膜发育不良、孕妇缺乏微量元素等
临床表现	症状	孕妇突感有**较多液体自阴道流出，当咳嗽、打喷嚏、负重等时即流出**
	体征	肛查或阴道检查触不到羊膜囊。上推胎儿先露部可见到流液增多
辅助检查	阴道液酸碱度检查	阴道分泌液 pH 为 4.5～5.5，尿液为 5.5～6.5，羊水为 7.0～7.5。若流出液 pH≥6.5 时，提示胎膜早破
	阴道液体涂片检查	见羊齿状结晶。诊断正确率可达 **95%**
	羊膜镜检查	可直视胎先露部，见不到前羊膜囊
治疗原则	期待疗法	**妊娠在 28～35 周**，胎儿肺不成熟，无感染征象、无胎儿窘迫者，可采用期待疗法尽量延长妊娠时间
	终止妊娠	适用于**妊娠 35 周以上者**。在期待疗法过程中**如出现感染征象，应及时终止妊娠**

二、常见护理诊断/问题

要点	内　容
有感染的危险	与破膜后下生殖道内病原体上行感染有关
有胎儿受伤的危险	与脐带脱垂和早产儿肺部不成熟有关
恐惧	与担忧自身和胎儿安危有关

三、护理措施

要点	内 容
生活护理	①胎先露尚未衔接的孕妇应绝对卧床休息，抬高臀部，预防脐带脱垂 ②协助做好孕妇的基本生活需求，将呼叫器放在孕妇伸手可及之处。协助孕妇在床上排泄 ③积极预防卧床时间过久导致的血栓形成、肌肉萎缩等并发症
减少刺激	避免腹压增加的动作。治疗与护理时，动作轻柔，减少对腹部的刺激。避免不必要的肛查和阴道检查
预防感染	①密切观察孕妇体温、血常规、C-反应蛋白等。及时发现感染征象并报告医生 ②保持外阴清洁，每日用 1%苯扎溴铵（新洁尔灭）擦洗 2 次，便后及时擦洗，使用消毒会阴垫并及时更换 ③破膜超过 12 小时未分娩者，遵医嘱给予抗生素预防感染
病情观察	评估胎心、胎动、羊水性质及羊水量、NST 及胎儿生物物理评分等。指导孕妇监测胎动情况
治疗配方	①期待疗法：绝对卧床，抬高臀部；预防感染，减少刺激；给予糖皮质激素促进胎肺成熟；应用宫缩抑制剂，预防早产 ②终止妊娠：一旦胎肺成熟或发现明显感染征象，应立即终止妊娠，行阴道分娩或剖宫产术
健康教育	①**妊娠晚期禁止性生活，不宜劳累**，避免腹压突然增加，防止腹部撞击或外伤 ②积极预防和治疗下生殖道感染 ③宫颈内口松弛者于**妊娠 14～18 周行宫颈内口环扎术** ④加强营养，注意补充维生素、锌、铜、钙等 ⑤骨盆狭窄、胎位异常、双胎等孕妇应**提前入院待产** ⑥一旦发生胎膜早破，应立即取平卧位并抬高臀部，勿直立行走

第二节 产后出血

一、疾病概要

要点	内 容
概述	①产后出血：胎儿娩出后 24 小时内阴道出血量超过 500 ml，或剖宫产出血量超过 1000 ml ②产后出血按其发生的时间分为 3 类：即胎儿娩出后至胎盘娩出前、胎盘娩出至产后 2 小时、产后 2 小时至 24 小时。80%以上产后出血发生于产后 2 小时内 ③产后出血是分娩期的严重并发症，是产妇死亡的重要原因之一，**在我国居产妇死亡原因的首位** ④希恩综合征：由于产后大出血，尤其伴有长时间失血性休克，使垂体组织缺血、缺氧、变性、坏死，继而纤维化，最终导致垂体功能减退的综合征。最早表现是无乳汁分泌，然后**出现继发性闭经、性欲减退、阴道干燥，阴毛、腋毛脱落，乳房、生殖器萎缩和精神淡漠、嗜睡等症状和体征**

要点			内　容
病因	子宫收缩乏力		是产后出血的最主要原因，占产后出血总数的 70%～80%。子宫收缩乏力可由产妇的全身因素所致，也可由子宫局部因素所致
	胎盘因素		包括胎盘剥离不全、胎盘剥离后滞留、胎盘嵌顿、胎盘粘连、胎盘植入、胎盘和（或）胎膜残留
	软产道损伤		常因急产、子宫收缩过强、产程进展过快、软产道未经充分扩张、胎儿过大、保护会阴不当、助产手术操作不当等因素，致胎儿娩出时软产道撕裂
	凝血机制障碍		较少见，包括两种情况：一为妊娠合并凝血功能障碍性疾病，如血小板减少症、白血病、再生障碍性贫血、重症肝炎等；二为妊娠并发症导致凝血功能障碍，如妊高症重度子痫前期、重度胎盘早剥、羊水栓塞、稽留流产均可影响凝血功能，发生弥散性血管内凝血。凝血功能障碍所致的产后出血常为难以控制的大量出血
临床表现	主要表现为阴道流血过多。如出血速度快，产妇可迅速出现头晕、出冷汗、烦躁、脉搏细速、血压下降等休克表现。随病因不同表现也不一样		
	宫缩乏力	症状	胎盘剥离延迟，或胎盘娩出后子宫出血不止，呈阵发性表现。流出的血液能凝固
		体征	子宫大而软，宫底升高，轮廓不清。压之有较多的血液血块流出
	胎盘因素	症状	胎儿娩出后，胎盘剥离缓慢或未剥离或剥离不全，30 分钟后胎盘仍未娩出（胎盘滞留），伴有阴道大量出血
		体征	胎盘剥离不全及胎盘滞留时，可见宫缩乏力；胎盘嵌顿时可见子宫下段出现病理性缩窄环；胎盘粘连或植入，徒手剥离胎盘时可发现胎盘较牢固地附着在子宫壁上或与宫壁连成一体；胎盘和（或）胎膜残留，可在检查胎盘、胎膜时发现有缺损
	软产道裂伤	症状	胎儿娩出后，立即出现持续不断的能自凝的新鲜血流出
		体征	出血时宫缩良好。检查可见宫颈、阴道、会阴有裂伤及血肿。阴道及会阴裂伤按其轻重程度可分为 4 度。Ⅰ度指会阴皮肤和阴道入口黏膜撕裂，未达肌层，一般出血不多；Ⅱ度指裂伤已达会阴体筋膜及肌层，累及阴道后壁黏膜，甚至沿阴道后壁两侧沟向上撕裂，裂伤多不规则，出血较多；Ⅲ度指裂伤向下扩展，肛门外括约肌断裂。Ⅳ度指直肠阴道膈及部分直肠壁前壁有裂伤，直肠肠腔暴露，但出血量不一定很多
	凝血功能障碍	症状	孕前或妊娠期有全身出血倾向，血液不凝
		体征	胎盘剥离或产道有损伤时出血不凝，可合并全身多处出血
辅助检查	失血量的测定及估计	称重法	分娩后敷料重（湿重）−分娩前敷料重（干重）＝失血量。血液比重为 1.05 g＝1 ml
		容积法	用专用产后接血容器收集血液后用量杯测定失血量
		面积法	血湿面积按 10 cm×10 cm＝10 ml 计算失血量
		休克指数法	休克指数＝脉率/收缩压（mmHg） 指数为 1，丢失血量为 500～1500 ml 指数为 1.5，失血量为 1500～2500 ml 指数为 2.0，失血量为 2500～3500 ml
	其他		血常规、出凝血时间测定、凝血酶原时间及纤维蛋白原测定等
治疗原则			寻找病因，迅速止血；抢救休克；预防感染

二、常见护理诊断/问题

要点	内　容
潜在并发症	失血性休克、希恩综合征
有感染的危险性	与身体抵抗力低下、手术操作有关
活动无耐力	与产后出血导致贫血有关
恐惧	与大量出血危及生命有关

三、护理措施

要点		内　容
一般护理		纠正失血性休克及控制感染： ①提供安静舒适的环境以缓解患者的紧张情绪 ②保持平卧位或中凹位、吸氧、注意保暖 ③开放静脉通道，遵医嘱输液、输血 ④立即抽取血样，进行血常规检查和凝血功能检查 ⑤遵医嘱使用抗生素防止感染
病情观察		①严密观察并详细记录患者的意识状态、皮肤颜色、血压、脉搏、呼吸及尿量 ②**注意子宫收缩，准确估计阴道出血量。有无全身出血倾向**
配合止血	子宫收缩乏力	按摩子宫、肌注或静脉推注宫缩剂（缩宫素或麦角新碱）、纱布填塞子宫腔（24 小时后取出）、结扎盆腔血管、髂内动脉栓塞术、切除子宫等方法止血
	软产道撕裂伤	及时准确地修复、缝合裂伤以达到有效止血
	胎盘因素	采取"取、挤、刮、切"。取：取出宫腔内胎盘。挤：从腹部挤压宫底，使胎盘排出。刮：刮出小的残留胎盘。切：植入性胎盘应作子宫次全切除术
	凝血功能障碍	针对不同病因、疾病种类进行治疗和护理
积极预防产后出血	产时预防	正确处理产程，预防产后出血。**第一产程**密切观察产程进展，保证产妇基本需要，避免产妇衰竭状态，必要时给予镇静剂以保证产妇的休息，防止产程延长；**第二产程**严格执行无菌技术，指导产妇正确使用腹压，适时适度做会阴侧切术，缓慢娩出胎头、胎肩，胎肩娩出后立即肌注或静脉滴注缩宫素，以加强子宫收缩；第三产程正确处理胎盘娩出和测出血量，胎盘未剥离前，不可过早牵拉脐带或按摩、挤压子宫，待胎盘剥离征象出现后，及时协助胎盘娩出，并仔细检查胎盘、胎膜是否完整
	产后预防	**胎盘娩出后 2 小时内，产妇仍需留在产房接受监护**。定时观察产妇的子宫收缩、阴道出血及会阴切口情况，定时测量产妇的血压、脉搏、体温、呼吸；督促产妇及时排空膀胱，以免影响宫缩致产后出血；早期哺乳，可刺激子宫收缩，减少阴道出血量；对可能发生产后出血的高危产妇，保持静脉输液通畅，充分作好输血和急救的准备，并作好产妇的保暖护理
健康教育		①产褥期应加强营养，鼓励进食营养丰富易消化饮食，多进富含铁、蛋白质、维生素的食物，如瘦肉、鸡蛋、牛奶、绿叶蔬菜、水果等，注意少量多餐 ②注意产褥期卫生，如保持外阴部清洁、禁止盆浴、禁止性生活等

第三节　子宫破裂

一、疾病概要

要点			内　容
概述	**概念**		**是指在分娩期或妊娠晚期子宫体部或子宫下段发生破裂。**子宫破裂是产科极严重的并发症，如未能及时诊断和治疗可导致胎儿及产妇死亡。多发生于经产妇，特别是多产妇
	分类	根据破裂发生时间	分为妊娠期子宫破裂和分娩期子宫破裂
		根据破裂部位	分为子宫下段破裂和子宫体部破裂
		根据发生原因	分为自发性破裂和损伤性破裂
		根据破裂程度	分为完全性子宫破裂和不完全性子宫破裂。完全性子宫破裂指子宫肌层全部或部分裂开，子宫腔直接与腹腔相通。不完全性子宫破裂指子宫肌层全部或部分裂开，但浆膜层尚保持完整，宫腔与腹腔不相通
病因	**梗阻性难产**		**是引起子宫破裂最常见的原因**
	瘢痕子宫		因近年来剖宫产率增高，瘢痕子宫破裂发生率有上升趋势
	手术创伤或外伤		不恰当或粗暴的阴道助产术或因外伤引起
	宫缩剂使用不当		未正确掌握缩宫素的适应症或剂量过大
临床表现	子宫破裂多发生在分娩期，可分为**先兆子宫破裂和子宫破裂两个阶段**		
	症状	先兆子宫破裂	**多见于产程长，宫缩过强，有胎先露下降受阻的产妇。**产妇可有烦躁不安，下腹疼痛，胎动频繁
		子宫破裂	不完全破裂：产妇诉**下腹部疼痛难忍**
			完全破裂：**突感下腹部撕裂样疼痛，随即宫缩停止，很快呈全腹持续性疼痛。因内出血进入休克状态**
	体征	先兆子宫破裂	产妇排尿困难和血尿；腹部检查出现病理性缩复环；下腹部压痛；胎心率改变或听不清是先兆子宫破裂的四大主要表现
		子宫破裂	不完全破裂：子宫轮廓清楚，宫体一侧触及边界不清、逐渐增大的**囊性包块**。胎心音多不规则或消失
			完全破裂：**休克征象明显。**在腹壁可清楚地触及胎体，胎心音消失。内出血较多时移动性浊音阳性。如若做阴道检查，先露部触不到或升高
辅助检查	①血红蛋白值下降。肉眼血尿或镜下血尿 ②腹腔穿刺可证实腹腔内出血 ③**B超**可发现子宫破裂的部位及胎儿与子宫的关系		
治疗原则	①先兆子宫破裂：立即抑制宫缩，尽快行剖宫产手术防止子宫破裂 ②子宫破裂：不论胎儿是否存活，均应在抢救休克的同时剖宫取胎。根据子宫破裂的程度、部位、时间、有无感染决定手术方式（包括子宫修补术、次全切除或子宫全切术）		

二、常见护理诊断/问题

要点	内容
疼痛	与强直性子宫收缩、病理性缩复环或子宫破裂血液刺激腹膜有关
组织灌注量不足	与子宫破裂后大出血有关
预感性悲哀	与胎儿死亡或子宫切除有关

三、护理措施

要点		内容
治疗配合	先兆子宫破裂	对于异常的宫缩强度、产妇异常疼痛及腹部异常轮廓者都要提高警惕，密切注意胎心率的变化。出现病理性缩复环，立即遵医嘱给予肌内注射哌替啶抑制宫缩、吸氧及做好剖宫产的术前准备，同时观察产妇生命体征
	子宫破裂	**补充血容量。做好剖腹探查术前准备，术后给抗生素预防感染**
病情观察	先兆子宫破裂	**注意宫缩强度，有无先兆子宫破裂的征象。注意胎心率变化**
	子宫破裂	注意胎心、胎动是否存在。**急查血常规评估失血量**
心理护理	产妇胎儿死亡	帮其度过悲伤阶段，树立生活的信心
	产妇子宫全切	做好产妇及其家属心理调整，对其表示同情和理解
健康教育		①瘢痕子宫、产道异常、胎位异常等子宫破裂的高危因素者，要提前入院待产 ②子宫修补术的产妇，应**避孕2年再孕**，避孕方法可选用**药物或工具避孕**

第四节 羊水栓塞

一、疾病概要

要点	内容
概述	**羊水栓塞是指在分娩过程中羊水进入母体血循环引起急性肺栓塞、休克、弥散性血管内凝血（DIC）、肾功能衰竭等一系列严重症状的综合征。本病起病急、病情凶险、进展快，是导致孕产妇死亡的重要原因之一**
病因	①胎膜早破、前置胎盘、胎盘早剥、子宫破裂、剖宫产等因素导致**子宫壁血窦开放** ②在子宫收缩过强、急产等原因作用下使**羊膜腔压力增高** ③大部分羊水栓塞发生在腔膜破裂之后，羊水中的有形物质（胎儿毳毛、角化上皮、胎脂、胎粪）挤压进入母体血液循环引起发病

续表

要点	内 容	
病理生理	羊水中的有形物质进入母体血液循环系统后，通过阻塞肺小血管，引起变态反应并导致凝血机制异常，使机体发生一系列病理生理变化：包括**肺动脉高压**；**过敏性休克**；**弥散性血管内凝血（DIC）和全身多脏器损伤**等	
临床表现	羊水栓塞起病急，多发生于分娩过程中，尤其是胎儿娩出前后的短时间内。典型临床经过可分为三个阶段	
	呼吸循环衰竭（急性休克期）	在分娩过程中，尤其是破膜不久或胎儿娩出后短时间内，产妇突然出现寒战、呛咳、气急、烦躁不安等前驱症状；继而出现呼吸困难、紫绀、面色苍白、四肢厥冷、心率加快、血压下降、抽搐与昏迷等，迅速进入休克状态。听诊肺底部出现湿啰音。严重者甚至无先兆症状，仅惊叫一声，血压迅速下降直至消失，产妇数分钟内心跳呼吸骤停而死亡
	凝血功能障碍（出血期）	患者渡过第一阶段后，继之发生难以控制的全身广泛性出血：阴道流血不止、切口渗血、全身皮肤黏膜出血、血尿、消化道出血等，血液不凝固。产妇可因出血性休克死亡
	多脏器损伤（肾功能衰竭期）	由于全身循环衰竭，发生多脏器损伤。除心脏外，肾脏是最常受累的器官，患者后期出现少尿、无尿和尿毒症的表现。部分羊水栓塞病例，缺少呼吸循环系统的症状，以产后不易控制的阴道出血为主要表现，也有出血、休克同时合并少尿与无尿者。钳刮术中出现羊水栓塞也可以仅表现为一过性呼吸急促与胸闷
辅助检查	胸部 X 线摄片	双侧肺部**弥漫性点片状阴影，沿肺门呈扇形分布**
	心电图	提示**右心扩大**，常有心肌劳损图像
	下腔静脉血涂片	见到羊水中的**有形物质**即可确诊
	其他	与凝血功能及 DIC 相关的检查
治疗要点	①迅速纠正呼吸衰竭，**抗休克，抗过敏**，纠正凝血功能障碍，防治急性肾衰竭 ②**病情稳定后尽快结束分娩**	

三、常见护理诊断/问题

要点	内 容
气体交换受损	与肺血管阻力增加、肺动脉高压、肺水肿有关
组织灌注量改变	与 DIC 有关
有胎儿窘迫的危险	与羊水栓塞、母体呼吸循环受阻有关

三、护理措施

要点	内 容
急救护理	①立即停用宫缩剂，停止手术操作，配合医生积极施行抢救 ②产妇取半卧位，加压吸氧，建立静脉通路，遵医嘱给药 ③立即抽取血样，进行必要的检验
病情观察	若子宫出血不止，应做好子宫切除术的术前准备

续表

要点		内　容
治疗配合	解除肺动脉高压	加压给氧，使用解痉药，必要时做气管插管或气管切开
	抗过敏、抗休克	立即静脉推注地塞米松或氢化可的松。用低分子右旋糖酐、新鲜血液补充血容量。用毛花苷 C 纠正心衰、消除肺水肿。纠正酸中毒及电解质紊乱
	防止 DIC 及肾衰竭	用肝素控制高凝状态。及时输新鲜血或血浆、纤维蛋白原等凝血因子。少尿给予呋塞米、甘露醇等利尿剂
	产科处理	先行抢救。待病情好转后再处理产科情况。①在第一产程发病：行剖宫产结束分娩。②在第二产程发病：采取阴道助产。③无法控制的子宫出血：边抢救休克边行子宫切除术。④分娩结束后：应用足量抗生素预防感染
心理护理		激动、愤怒、否认和悲哀等情绪变化，医护人员应给予理解和同情
健康教育		①向患者及其家属解释羊水栓塞的病因及治疗计划 ②为患者及其家属提供舒适的环境，鼓励其进食，以更好地恢复体力 ③为患者提供产褥期的休养计划，帮助产妇尽快调整情绪
预防		①人工破膜应在宫缩间歇期进行，注意控制羊水流出速度 ②剖宫产手术时，切开子宫后先将羊膜切一小口，应尽量吸尽羊水后再娩出胎头 ③钳刮术时应尽量在羊水流尽后再宫腔操作；合理使用宫缩剂 ④在分娩时加强宫缩及用其引产时应避免宫缩过强；正确处理前置胎盘、胎盘早剥等妊娠并发症

考前必刷题

【A1 型题】

1. 关于胎膜早破的临床表现，叙述错误的是
   A. 咳嗽时有较多液体自阴道流出
   B. 上推胎先露可见较多液体流出
   C. 阴道 pH≥3.5
   D. 阴道液干燥片可见羊齿状结晶
   E. 若胎儿窘迫，羊水可能为绿色

2. 胎膜早破的治疗原则是
   A. 定时做阴道检查，了解产程进展
   B. 妊娠不足 28 周者，尽量保胎
   C. 等待 8 小时未临产，予以引产
   D. 妊娠 36 周以上者，维持至 40 周分娩
   E. 胎儿未足月则给孕妇注射地塞米松促进胎肺成熟

3. 关于胎膜早破预防感染的护理措施，叙述错误的是

   A. 保持外阴清洁
   B. 每日 2 次会阴擦洗
   C. 破膜 12 小时以上，遵医嘱给予抗生素
   D. 监测体温，检查血常规
   E. 定时肛门检查

4. 关于各种因素导致的产后出血的治疗方法，叙述错误的是
   A. 子宫收缩乏力引起的产后出血须立即加强宫缩
   B. 软产道裂伤引起的产后出血需立即缝合
   C. 胎盘滞留引起的产后出血需将胎盘及时取出
   D. 使用麻醉剂后取出嵌顿的胎盘
   E. 胎盘植入者需进行刮宫术

5. 关于预防产后出血的措施，叙述错误的是
   A. 孕期加强监护，做好孕期保健
   B. 胎头娩出前肌内注射缩宫素
   C. 胎儿前肩娩出后立即肌内注射缩宫素

D. 胎盘未完全剥离前不可过早牵拉脐带或揉
挤子宫

E. 产后在产房观察 2 小时

6. 先兆子宫破裂首先的处理要点是

A. 立即行剖宫产

B. 吸氧、备血、皮试

C. 抑制子宫收缩

D. 术前大剂量抗生素

E. 静脉输液补充能量

7. 不属于子宫破裂原因的是

A. 均小骨盆　　　B. 子宫瘢痕

C. 缩宫剂使用不当　D. 头盆不称

E. 尿潴留

8. 关于先兆子宫破裂的临床表现，叙述错误的是

A. 下腹拒按

B. 出现病理性缩复环

C. 产妇烦躁不安

D. 胎心清楚

E. 血尿

9. 先兆子宫破裂与重型胎盘早剥共有的临床表
现是

A. 有外伤史　　　B. 伴有头盆不称

C. 伴有多量阴道出血　D. 持续性剧烈腹痛

E. 子宫呈板状硬，不放松

10. 不属于羊水栓塞临床表现的是

A. 休克　　　　　B. 出血

C. 呼吸困难　　　D. 急性肾衰竭

E. 阴道流血有凝血块

11. 关于预防羊水栓塞的护理措施，叙述错误的是

A. 正确使用缩宫素引产方法

B. 中期引产先钳出胎块再流出羊水

C. 羊膜穿刺次数不超过 3 次

D. 前置胎盘的产妇禁肛查

E. 宫缩间歇时行人工破膜术

12. 致使羊膜腔内压力过高的诱因是

A. 子宫破裂　　　B. 高龄初产

C. 子宫收缩过强　D. 前置胎盘

E. 剖宫产

13. 宫缩时行人工破膜术可能导致的严重并发症是

A. 子宫破裂　　　B. 产后出血

C. 胎盘早剥　　　D. 羊水栓塞

E. 产褥感染

14. 关于羊水栓塞的发病特点，叙述错误的是

A. 过敏性休克　　B. 肺动脉高压

C. 弥散性血管内凝血　D. 急性肾衰竭

E. 中毒性休克

15. 关于胎膜早破的叙述，错误的是

A. 指临产前胎膜自然破裂

B. 是少见的分娩期并发症

C. 对妊娠和分娩均不利

D. 可导致早产率增加

E. 使产褥感染率增加

16. 关于胎膜早破的处理措施，叙述正确的是

A. 住院待产，应绝对平卧，增加肛查和阴道
检查的次数

B. 妊娠 33～35 周者，应积极治疗并维持妊
娠至 37 周以上分娩

C. 破膜 12 小时以上者，应预防性应用抗菌
药物以预防感染

D. 确定有无隐性脐带脱垂，若有脐带先露或
脐带脱垂应马上引产

E. 若胎儿已足月而未临产又无感染征象，可
保守治疗 48～72 小时

17. 产后出血是指胎儿娩出后 24 小时内出血量超
过多少

A. 300 ml　　　　B. 500 ml

C. 600 ml　　　　D. 700 ml

E. 800 ml

18. 不属于子宫收缩乏力性产后出血原因的是

A. 胎盘剥离不全

B. 精神过度紧张或恐惧

C. 体力衰竭

D. 羊水过多

E. 膀胱、直肠过度充盈

19. 关于羊水栓塞的叙述，正确的是

A. 属于产科合并症

B. 死亡率低

C. 主要表现为子宫破裂、出血

D. 羊水及有形成分进入母体血液循环导致羊水栓塞

E. 与临产前使用镇静剂有关

20. 关于胎盘因素引起的产后出血的处理措施，叙述正确的是

A. 胎盘剥离后滞留者，用手按摩子宫使之收缩，让产妇屏气向下用力，另一手轻拉脐带协助胎盘、胎膜娩出

B. 胎盘粘连、胎盘剥离不全者，行徒手剥离胎盘术

C. 胎盘嵌顿者，肌内注射阿托品 0.5 mg 或 1%肾上腺素 1 ml，待子宫狭窄环松解后，用手取出胎盘；无效时可在乙醚麻醉下取出胎盘

D. 胎盘植入者，行次全子宫切除术

E. 以上均正确

【A2 型题】

21. 患者女性，28 岁。妊娠 38 周，因阴道持续性流液 2 小时入院，诊断为胎膜早破。护士协助其采用的卧位应为

A. 平卧位　　　　B. 头高足低位
C. 头低足高位　　D. 截石位
E. 膝胸卧位

22. 患者女性，28 岁。妊娠 32 周，阴道不自主流液 3 小时住院。护士指导孕妇预防感染的措施，叙述正确的是

A. 坐浴　　　　　B. 外阴热敷
C. 外阴湿敷　　　D. 保持外阴清洁
E. 远红外线照射外阴

23. 胎儿娩出后即发生阴道流血，色鲜红，能自凝，子宫收缩良好，检查宫颈重度裂伤。出血的原因可能是

A. 重度营养不良　　B. 凝血机制障碍
C. 软产道损伤　　　D. 子宫收缩乏力
E. 胎盘因素

24. 患者女性，29 岁。20 分钟胎盘娩出，阴道出血约 600 ml，检查胎盘母体面有明显缺损。该产妇出血的原因最可能是

A. 胎盘滞留　　　　B. 凝血功能障碍
C. 胎盘植入　　　　D. 胎盘残留
E. 胎儿因素

25. 患者女性，30 岁，G_1P_0。妊娠 32 周，自觉胎动消失 1 周。B 超检查：胎儿死亡。经人工破膜及缩宫素静脉滴注，娩出一死婴后，阴道持续性流血，血不凝。产后出血的原因可能是

A. 产后宫缩乏力
B. 软产道损伤
C. 胎盘剥离不全、残留
D. 凝血功能障碍
E. 子宫破裂

26. 患者女性，26 岁。妊娠 38 周，产程进展 24 小时，宫口开大 45 cm，应用缩宫素加强宫缩。应用过程中宫缩持续不缓解，胎心 100 次/分，耻骨联合处有压痛，应考虑为

A. 前置胎盘　　　　B. 胎盘早剥
C. 痉挛性子宫　　　D. 先兆子宫破裂
E. 子宫收缩过强

27. 患者女性，29 岁，G_1P_0。妊娠 38 周，因胎儿畸形，分娩时子宫破裂行子宫修补术。该患者术后再次妊娠至少需要

A. 3 个月　　　　　B. 6 个月
C. 1 年　　　　　　D. 2 年
E. 3 年

28. 患者女性，妊娠 38 周。胎膜早破，行催产素引产，宫缩强，产程仅 3 小时，娩出一活女婴，2 分钟后胎盘娩出，经检查胎盘完整，宫颈撕裂，修补后阴道出血仍不止，抽血做凝血实验（试管法）6 分钟见血凝块，子宫时软时硬。该产妇产后出血的原因可能是

A. 凝血功能障碍　　B. 胎盘滞留
C. 产道损伤　　　　D. 子宫收缩乏力
E. 子宫复旧不良

29. 初产妇，宫缩过强，胎儿迅速娩出，婴儿体重 4000 g。胎儿娩出后，产妇出现较多量的持续性阴道出血，色鲜红。出血的原因最可能是

A. 产后宫缩乏力　　B. 凝血功能障碍

C. 胎盘剥离不全　　D. 胎盘残留

E. 软产道损伤

30. 初产妇，28 岁，足月妊娠。发生宫缩乏力性产后出血，不宜采取的措施是

　　A. 按摩子宫　　　　B. 应用宫缩剂

　　C. 刮宫术　　　　　D. 宫腔纱布填塞法

　　E. 结扎盆腔血管

31. 初产妇，30 岁，足月妊娠。为预防产后出血，不宜采取的措施是

　　A. 指导产妇正确使用腹压

　　B. 适时适度做会阴侧切术

　　C. 迅速娩出胎头、胎肩

　　D. 胎肩娩出后立即肌注或静脉滴注缩宫素

　　E. 及时协助胎盘娩出

32. 初产妇，30 岁，足月妊娠。产后发生羊水栓塞。下列治疗措施中错误的是

　　A. 低流量给氧　　　B. 抗凝治疗

　　C. 纠正酸中毒　　　D. 抗休克

　　E. 防治多器官损伤

33. 初产妇，34 岁，双胎足月妊娠，分娩过程中出现病理性缩复环。关于病理性缩复环的叙述，错误的是

　　A. 强有力的宫缩，子宫下段拉长变薄

　　B. 子宫上、下段薄厚不同，子宫内面有一环状隆起

　　C. 使宫体更加增厚变短

　　D. 宫体于子宫下段间形成环状凹陷

　　E. 凹陷上升达脐部或以上

【A3/A4 型题】

（34～35 题共用题干）

　　某产妇，35 岁，G_1P_0。妊娠 41^{+1} 周，自然分娩，胎盘娩出 30 分钟后，出现阴道大量流血伴血块，呈暗红色。产妇面色苍白，主诉心慌、气短、口渴。查体：P110 次/分，BP 90/50 mmHg。子宫软，轮廓不清。

34. 该产妇出血的原因可能是

　　A. 子宫收缩乏力　　B. 软产道裂伤

　　C. 胎膜残留　　　　D. 子宫张力过高

E. 凝血功能障碍

35. 对该产妇采取的首要护理措施应是

　　A. 遵医嘱应用止血药

　　B. 协助医生检查软产道

　　C. 协助医生按摩子宫，同时注射缩宫素

　　D. 遵医嘱给抗凝血药

　　E. 遵医嘱给抗生素

（36～38 题共用题干）

　　孕妇张某，28 岁，G_2P_0。妊娠 37 周，凌晨四点突感有较多液体自阴道流出，急诊住院。产科检查无宫缩，胎先露高浮，胎心 146 次/分。

36. 接诊护士应首先考虑

　　A. 前置胎盘　　　　B. 胎盘早剥

　　C. 胎膜早破　　　　D. 先兆流产

　　E. 先兆早产

37. 此时责任护士最主要的措施应是

　　A. 立即报告医生

　　B. 通知家属准备婴儿衣物

　　C. 立即送产妇进产房

　　D. 孕妇绝对卧床，高抬臀部

　　E. 孕妇绝对卧床，高抬双腿

38. 责任护士落实的护理措施不包括

　　A. 监测胎心、胎动的变化

　　B. 监测孕妇的体温

　　C. 观察羊水的性状

　　D. 做好会阴部护理

　　E. 常规行肛诊

（39～41 题共用题干）

　　患者女性，40 岁，初产妇。妊娠 39 周，于胎儿分娩后突然出现烦躁不安、恶心呕吐，继而出现呛咳、呼吸困难。呼吸 24 次/分，心率 126 次/分，血压 80/50 mmHg。

39. 此时产妇很可能发生了

　　A. 失血性休克　　　B. 羊水栓塞

　　C. 心力衰竭　　　　D. 哮喘发作

　　E. 急性胃肠炎

40. 下列针对该产妇病情的处理措施中，不恰当

的是

A. 加压给氧　　　　　B. 抗过敏

C. 用阿托品解痉　　　D. 纠正心衰

E. 抗休克

41. 为该产妇提供的心理支持不包括

A. 给予安慰，增强信心

B. 适当允许家属陪伴

C. 向家属介绍患者病情

D. 鼓励下床活动，利于康复

E. 病情稳定后共同制定康复计划

（42～43 题共用题干）

初产妇李某，33 岁，妊娠 36 周时发生胎膜早破，住院观察。

42. 下列哪项不是胎膜早破的临床表现

A. 孕妇突感较多液体自阴道流出

B. 上推胎先露见流液量增多

C. 阴道排液有时会混有胎脂

D. 打喷嚏时羊水即流出

E. 肛诊触及羊膜囊

43. 给患者预防性使用抗生素，用药时间为破膜后的

A. 48 小时　　　　　B. 36 小时

C. 12 小时　　　　　D. 16 小时

E. 24 小时

【护考传真】

44. 某产妇，29 岁，G_1P_0。妊娠 39 周，因胎儿畸形分娩时子宫破裂行子宫修补术。该患者术后再次妊娠至少需要（2015）

A. 3 个月　　　　　B. 6 个月

C. 1 年　　　　　　D. 2 年

E. 3 年

45. 引起产后出血最主要的原因是（2018）

A. 胎膜早破，宫内感染

B. 第二产程过短

C. 未给予药物预防产后出血

D. 子宫收缩乏力

E. 凝血功能障碍

【答案与解析】

1. C　解析：阴道 pH 值为 4.5～5.5，羊水 pH 值为 7.0～7.5。胎膜早破者羊水流出，阴道 pH 值应增高，pH≥6.5 可诊断。

2. E　解析：胎膜早破时，若胎儿未足月则给孕妇注射地塞米松促进胎肺成熟。

3. E　解析：胎膜早破者尽量避免肛门检查以预防感染。

4. E　解析：胎盘植入者行次全子宫切除术。

5. B　解析：胎儿前肩娩出后酌情肌内注射缩宫素。

6. C　解析：先兆子宫破裂首先的处理要点是抑制子宫收缩。

7. E　解析：瘢痕子宫是近年来导致子宫破裂的常见原因，如剖宫产术、子宫肌瘤剔除术；子宫畸形；多次刮宫、感染等。高龄初孕妇、骨盆狭窄、头盆不称、胎位异常、胎儿畸形等可引起梗阻性难产。在胎儿未娩出前不正确使用宫缩剂可发生子宫破裂。不适当或粗暴的阴道助产手术亦可导致子宫破裂。此题中子宫破裂的原因可能为均小骨盆、子宫瘢痕、缩宫剂使用不当、头盆不称，不包括尿潴留。

8. D　解析：先兆子宫破裂胎先露下降受阻，子宫强烈收缩，产妇感下腹部剧痛难忍，拒按，烦躁不安、呼叫、呼吸急促、脉搏加快，胎动频繁，可有排尿困难及血尿。由于子宫强直性收缩，子宫体部肌壁变得越来越厚，子宫下段被拉长，肌壁变薄，在子宫上、下段之间形成病理性缩复环。子宫呈葫芦形，压痛明显，胎心音改变或听不清。

9. D　解析：先兆子宫破裂与重型胎盘早剥共有的临床表现是持续性剧烈腹痛。

10. E　解析：羊水栓塞的典型临床表现分为三个阶段：①休克期：产妇出现呛咳、呼吸困难、发绀、

抽搐昏迷等征象。发病急骤者进入昏迷状态，呼吸、心搏骤停，于数分钟内死亡。②出血期：持续性大量阴道出血，且血液不凝，有时有全身出血倾向。③急性肾功能衰竭期：少尿、无尿或尿毒症征象，产妇心率快、血压下降，全身皮肤、黏膜有出血点及瘀斑，阴道、切口出血不止，且不凝固。

11. B　解析：中期引产时为预防羊水栓塞，应先流出羊水再钳出胎块。

12. C　解析：子宫收缩过强可致使羊膜腔内压力过高。

13. D　解析：宫缩时行人工破膜术可能导致的严重并发症是羊水栓塞。

14. E　解析：羊水栓塞的产妇，可导致过敏性休克、肺动脉高压、弥散性血管内凝血、急性肾衰竭等，但不会出现中毒性休克。

15. B　解析：胎膜在临产前自然破裂称胎膜早破，较常见，可引起早产、脐带脱垂、胎盘早剥、胎儿窘迫及宫腔感染等。可导致早产率增加、产褥感染率增加，是常见的分娩期并发症，对妊娠和分娩均不利。

16. C　解析：胎膜早破的产妇住院待产，应绝对平卧，避免肛查和阴道检查。孕龄已达35周或以上者，可适时终止妊娠。破膜12小时以上者应预防性应用抗菌药物以预防感染。若有脐带先露或脐带脱垂等造成早产不可避免，用地塞米松促进胎儿肺成熟度，减少新生儿呼吸窘迫综合征的发生，降低围生儿的死亡率，同时在数分钟内结束分娩。

17. B　解析：胎儿娩出后24小时内出血量超500 ml为产后出血。

18. A　解析：子宫收缩乏力是引起产后出血最常见的原因，常见病因包括全身因素及局部因素。本题中精神过度紧张或恐惧、体力衰竭、羊水过多、膀胱、直肠过度充盈等均可以影响子宫收缩，造成宫缩乏力。

19. D　解析：羊水栓塞属于产科分娩期并发症，足月分娩发生者死亡率高达70%～80%，可导致肺栓塞、休克、弥散性血管内凝血、急性肾功能衰竭或骤然死亡等。是由于羊水及有形成分进入母体血液循环所致，与产前镇静剂的使用无关。

20. E　解析：处理因胎盘因素引起的产后出血时，胎盘剥离后滞留者用手按摩子宫使之收缩后轻拉脐带协助胎盘、胎膜娩出；胎盘粘连、剥离不全者行徒手剥离胎盘术；胎盘嵌顿者肌内注射阿托品或肾上腺素，待子宫狭窄环松解后手取胎盘，无效时可在乙醚麻醉下取出胎盘。若为胎盘植入者，行次全子宫切除术。

21. C　解析：胎膜早破应采用头低足高位以防脐带脱垂。

22. D　解析：胎膜早破应保持外阴清洁以预防感染。外阴湿热敷和远红外线照射是针对外阴局部病变的护理措施，坐浴可造成逆性感染应禁忌。

23. C　解析：软产道损伤时，胎儿娩出后即发生阴道流血，血液鲜红能自凝，子宫收缩良好。

24. D　解析：胎盘残留者胎盘母体面会出现明显缺损。

25. D　解析：该孕妇阴道持续性流血，血不凝，考虑凝血功能障碍。

26. D　解析：该产妇应用缩宫素加强宫缩过程中，宫缩持续不缓解，耻骨联合处有压痛，考虑为先兆子宫破裂。

27. D　解析：子宫破裂行子宫修补术，术后再次妊娠至少需要2年。

28. D　解析：该孕妇胎膜早破行催产素引产，产程仅3小时。胎盘娩出完整排除胎盘因素；宫颈撕裂，修补后阴道出血仍不止，排除产道裂伤；抽血做凝血试验（试管法）6分钟见血凝块，排除凝血功能障碍；子宫时软时硬，考虑为子宫收缩乏力。

29. E　**解析**：该产妇宫缩过强，胎儿迅速娩出后出现较多量的持续性阴道出血，色鲜红。考虑为软产道损伤。

30. C　**解析**：宫缩乏力性产后出血不宜采取刮宫术。

31. C　**解析**：为预防产后出血，可指导产妇正确使用腹压，避免胎儿娩出过快，造成产道裂伤；适时适度做会阴侧切术，待胎肩娩出后立即肌注或静脉滴注缩宫素，及时协助胎盘娩出。

32. A　**解析**：羊水栓塞者应加压高流量给氧，抗凝治疗，纠正酸中毒、抗休克，防治多器官损伤。

33. B　**解析**：病理性缩复环是强有力的宫缩造成的子宫下段拉长变薄，使宫体更加增厚变短，宫体于子宫下段间形成环状凹陷，凹陷上升达脐部或以上。

34. A　**解析**：该产妇胎盘娩出后出现阴道大量流血，呈暗红色，伴血块排除凝血功能障碍；产妇面色苍白，主诉心慌、气短、口渴。查体血压下降，子宫软，轮廓不清考虑为子宫收缩乏力。

35. C　**解析**：对子宫收缩乏力采取的首要护理措施是协助医生按摩子宫，同时注射缩宫素。

36. C　**解析**：该孕妇凌晨四点突感有较多液体自阴道流出，无宫缩，胎先露高浮，考虑为胎膜早破。

37. D　**解析**：胎膜早破的孕妇应绝对卧床，高抬臀部，以防脐带脱垂。

38. E　**解析**：责任护士应监测胎心、胎动的变化，监测孕妇的体温，观察羊水的性状，做好会阴部护理，避免行肛诊。

39. B　**解析**：该产妇分娩后突然出现烦躁不安、恶心呕吐，继而出现呛咳、呼吸困难，考虑为羊水栓塞的早期症状。

40. C　**解析**：羊水栓塞者应加压给氧、抗过敏、纠正心衰、抗休克，解痉无效。

41. D　**解析**：此时病情危重不适合下床活动。家属陪伴；向家属介绍患者病情；卧床；待病情稳定后共同制定康复计划。

42. E　**解析**：胎膜早破孕妇会突感较多液体自阴道流出。上推胎先露见流液量增多，阴道排液有时会混有胎脂，打喷嚏时羊水即流出。肛诊触不到羊膜囊。

43. C　**解析**：给患者预防性使用抗生素，用药时间为破膜后的12小时。

44. D　**解析**：子宫破裂行子宫修补术，术后再次妊娠至少需要2年。

45. D　**解析**：引起其产后出血最主要的原因是子宫收缩乏力。

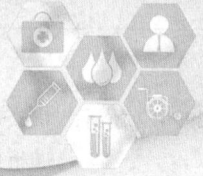

第十一章　产后并发症妇女的护理

考前划重点

第一节　产褥感染

一、疾病概要

要点		内　容
概述	产褥感染	**分娩时或产褥期生殖道受病原体侵袭而引起局部或全身**的炎性变化
	产褥病率	分娩 24 小时以后的 10 日内，每日测量体温 4 次，间隔时间 4 小时及以上，有 2 次达到或超过 38 ℃
病因	诱因	胎膜早破、羊膜腔感染、产科手术操作、产程延长、产前产后出血、产妇体质虚弱、慢性疾病、营养不良、妊娠期贫血及妊娠晚期性生活等
	病原体	多为**需氧菌**（链球菌、杆菌、葡萄球菌等）和**厌氧菌**（厌氧链球菌、厌氧类杆菌等）**混合感染，以厌氧菌为主**。生殖道内许多非致病菌在特定环境下可以致病。**需氧性链球菌是外源性感染的主要致病菌**，尤其 β－溶血性链球菌（**GBS**）产生外毒素与溶组织酶，有极强的致病力、毒力和播散力，可致严重的产褥感染
	感染途径	包括内源性感染（机体抵抗力下降、病原体数量增多、毒力增强等）和外源性感染（外界病原体通过污染的衣物、用具等进入生殖道）
临床表现	**发热、疼痛、异常恶露是产褥感染的三大主要症状** ①急性外阴、阴道、宫颈炎：分娩时会阴部损伤或手术产引起，可致局部灼热、疼痛、下坠感、黏膜充血水肿溃疡，脓性物增多 ②急性子宫内膜炎、子宫肌炎：**最常见**。阴道有大量分泌物，子宫复旧不良，宫底部压痛明显 ③急性盆腔结缔组织炎、输卵管炎：寒战、高热、下腹疼痛；输卵管增粗，积脓时可扪及边界不清的包块 ④急性盆腔腹膜炎、弥漫性腹膜炎：**寒战，高热**。下腹或全腹**疼痛及压痛、反跳痛，肌紧张多不明显** ⑤血栓性静脉炎：感染性栓子随血流上行引起**盆腔血栓性静脉炎**，多发生于产后 **1～2 周**，患者继子宫内膜炎后出现反复发作的**寒战、弛张热**；如下行扩散形成下肢血栓性**静脉炎**，病变多在股静脉、腘静脉及大隐静脉，患者除有弛张热外还有**下肢持续性疼痛，静脉血液回流受阻引起下肢水肿，称"股白肿"** ⑥脓毒血症、败血症：当感染血栓脱落进入血液循环可引起脓毒血症，出现肺、脑、肾脓肿或肺栓塞。当侵入血液循环系统的细菌大量繁殖引起败血症时，可出现严重的全身症状及感染性休克症状，如寒战、高热、脉细数、血压下降、呼吸急促、尿量减少等，可危及生命

要点		内　容
辅助检查		①血常规：白细胞计数增高，尤其是**中性粒细胞升高** ②病原体培养、分泌物涂片检查、病原体抗原和特异抗体检测 ③CT、B 超：**定位及定性**诊断
治疗原则	药物治疗	根据**细菌培养和药敏试验**结果选用抗生素。**必要时**短期用激素。增加蛋白质及维生素的摄入。**纠正贫血和水、电解质紊乱**
	对症治疗	清宫腔残留物。伤口**扩创引流、切开排脓或**穿刺引流。血栓性静脉炎加用肝素、尿激酶等

二、常见护理诊断/问题

要点	内　容
体温过高	与**生殖道感染引起全身炎性反应**有关
疼痛：腹痛及下肢痛	与**盆腔炎及下肢静脉炎**有关
焦虑	与自身疾病及母婴分离有关

三、护理措施

要点	内　容
一般护理	①患者卧床休息，取半卧位或将床头抬高以利于恶露排出，使炎症局限。如为下肢血栓性静脉炎应抬高患肢，局部保暖，湿热敷，增加静脉回流，减轻水肿 ②增加营养，给予高热量、高蛋白、高维生素、易消化的食物，以增加机体抵抗力 ③体温高达 39 ℃者应采取物理降温，鼓励产妇多饮水，遵医嘱补液
局部护理	①保持外阴清洁、干燥，取健侧卧位 ②清洁会阴，用苯扎溴铵擦洗或冲洗，每日 2 次 ③会阴水肿者，局部用 50%mgSO$_4$ 湿热敷
病情观察	严密观察体温、脉搏、呼吸、血压、意识及全身情况。注意**恶露的量、颜色、气味，伤口愈合情况**
心理护理	促进家庭支持，增加其治疗信心以配合治疗，促进康复
健康教育	①临产前 **2 个月避免盆浴和性生活** ②操作**严格遵守无菌要求**。减少不必要的阴道检查。勤换会阴垫 ③及时发现外阴、阴道等慢性炎症并给予治疗 ④避免胎膜早破、产程延长、产后出血等**产褥感染诱因**的出现

第二节　晚期产后出血

一、疾病概要

要点			内　容	
概述			分娩 **24 小时**以后，在**产褥期**发生的子宫大量出血。产后 **1～2 周**多见	
病因	胎盘、胎膜残留			**最常见**。多发生于产后 **10 天**左右
	蜕膜残留			可继发子宫内膜炎，引起出血
	子宫胎盘附着面感染或复旧不全			**胎盘附着面的修复需要 6～8 周**。多发生在产后 **2 周左右**
	剖宫产术后			多发生于**产后 2～3 周**
	感染及其他			**子宫内膜炎**、产后子宫滋养细胞肿瘤及子宫黏膜下肌瘤等
临床表现	症状	阴道流血	由胎盘、胎膜残留（**产后 10 天发生**）、胎盘附着部位复旧不良（**产后 2 周发生**）、剖宫产子宫切口裂开或愈合不良（**术后 2～3 周发生**）导致。**可继发贫血或失血性休克**	
		腹痛发热	见于合并感染者，常伴恶露量增多、有恶臭	
	体征		**子宫复旧不良**、**宫颈口松弛**，伴有感染者子宫明显压痛	
辅助检查	血、尿常规检查			了解感染与贫血情况
	宫腔分泌物培养或涂片、标本送病理			**明确诊断**
	B 型超声检查			了解宫腔内有无残留物、切口愈合情况
治疗原则	药物治疗		**有效控制出血是治疗的关键**。使用宫缩素促进子宫收缩	
	手术治疗		疑有胎盘、胎膜或蜕膜残留时行刮宫术。刮出物常规**送病理检查**	

二、常见护理诊断/问题

要点	内　容
组织灌注量改变	与阴道大量流血有关
有感染的危险	与失血过多、机体抵抗力下降、反复检查及操作有关
焦虑、恐惧	与阴道流血、担心自身安危及对婴儿照顾产生影响有关
潜在并发症	失血性休克

三、护理措施

要点	内 容
一般护理	进食高热量、高蛋白、高维生素、易消化饮食。加强口腔、皮肤、会阴及乳房的清洁护理
病情观察	注意观察阴道流血的量、颜色、气味，评估出血量、速度及阴道有无块状排出物，伤口有无红、肿、热、痛及炎性渗出物等，子宫收缩情况、是否有压痛
治疗配合	①及时补充血容量，纠正贫血，防止失血性休克 ②遵医嘱进行相关检查，查明出血原因，并配合医生采取止血措施。如使用宫缩剂；发现胎盘、胎膜残留者应做好清宫术准备，并送病理检查 ③保持床单应清洁干燥，及时更换会阴垫，每日用碘伏棉球擦洗外阴并遵医嘱给予有效抗生素
心理护理	耐心听取患者诉说心理感受，主动给予产妇关心、支持和安慰，增加其安全感。向产妇及其家属做好解释工作，允许家属陪伴，提高产妇战胜疾病信心
健康教育	①教会产妇观察子宫复旧及恶露变化，正确施行会阴及伤口护理 ②产后定期进行复查，发现异常及时就诊 ③指导产妇产褥期禁止性生活与盆浴

第三节　产后抑郁症

一、疾病概要

要点		内 容
概述		产后抑郁症是指产妇在分娩后出现抑郁症状。一般发生在分娩后2周
病因	内分泌因素	体内激素的不平衡所致
	分娩因素	产时并发症、产钳助产、对分娩疼痛的恐惧及不良分娩结局
	社会心理因素	产妇年龄、职业、文化程度、家庭收入等
	个性特征因素	个性特征敏感、情绪不稳定、社交能力不良、内向性格等
	遗传因素	产后心理障碍的潜在因素
临床表现	情绪改变	沮丧、焦虑、易哭、易怒、易激惹、过度担忧
	自我评价降低	自罪感，自暴自弃，与家人、丈夫关系不协调
	厌倦生活	出现厌食、睡眠障碍、错乱或昏睡、绝望、自杀或杀婴倾向
辅助检查		美国精神病学会（1994）制定的诊断标准： （1）在产后2周内出现下列5条或5条以上的症状，必须具备①②两条 ①情绪抑郁。②对全部或多数活动明显缺乏兴趣或愉悦。③体重显著下降或增加。④失眠或睡眠过度。⑤精神运动性兴奋或阻滞。⑥疲劳或乏力。⑦遇事均感毫无意义或自责感。⑧思维能力减退或注意力不集中。⑨反复出现自杀企图。 （2）在产后4周内发病

续表

要点		内　容
治疗原则	心理治疗	通过心理咨询，**解除致病的心理因素**。尽量调整好家庭关系
	药物治疗	应用**抗抑郁的药物**，适用于中度抑郁症的心理治疗无效者。尽量选用不进入乳汁的药物。首选 5-羟色铵再摄取抑制剂，如帕罗西汀、氟西丁等

二、常见护理诊断/护理问题

要　点	内　容
个人应对无效	与产妇抑郁行为有关
家庭作用改变	与产妇抑郁行为有关
有暴力行为的危险	与产后严重的心理障碍有关

三、护理措施

要点	内　容
一般护理	妊娠期间加强宣教，利用**孕妇学校、图谱**等使孕妇了解有关知识。条件允许时行导乐分娩。允许丈夫或亲人**全程陪产**，给予更多、更好的关心和精神支持
病情观察	①了解产妇对婴儿的**喜恶程度及对分娩的感受** ②了解产妇的夫妻关系及与家庭其他成员的关系 ③注意安全保护，观察睡眠形态改变，防范意外事件发生
治疗配合	遵医嘱使用抗抑郁症的药物，并注意观察药物疗效的不良反应
健康教育	①**宣教丈夫及其家庭成员从感情上更加爱护和关怀产妇** ②鼓励产妇能够**表达自己的内心感受**，倾听产妇诉说心理问题 ③**避免精神刺激，减轻生活中的压力**。重症患者要高度警惕伤害性行为

考前必刷题

【A1 型题】

1. 关于产褥感染的病因，叙述错误的是
   A. 缩宫素的使用
   B. 产科手术操作
   C. 妊娠末期同房
   D. 产道本身存在细菌
   E. 盆浴

2. 关于产褥感染的临床表现，叙述正确的是
   A. 外阴炎产妇的恶露增多伴臭味
   B. 急性子宫内膜炎时切口见脓性分泌物

C. 急性子宫肌炎时子宫复旧不良
D. 急性盆腔结缔组织炎产妇外阴皮肤发白
E. 下肢血栓性静脉炎时大腿皮肤发红

3. 产褥感染产妇的体位是
   A. 半卧位　　　B. 俯卧位
   C. 膝胸卧位　　D. 截石位
   E. 左侧卧位

4. 护理产褥感染产妇，下列选项中与观察生殖器官变化无关的是
   A. 恶露的颜色、质地、量和气味
   B. 子宫复旧情况

C. 腹部体征

D. 每天出入量

E. 会阴切口愈合情况

5. 下列控制产褥感染的措施中，无需产妇配合的是

A. 坚持半卧位

B. 及时更换会阴垫

C. 增加饮水量

D. 高蛋白、高热量、高维生素饮食

E. 选择抗生素

6. 不属于产褥期高热可采取的护理措施的是

A. 卧床休息取半卧位

B. 指导患者少量饮水

C. 及时更换衣物

D. 给予高蛋白、高维生素、高热量食物

E. 遵医嘱应用抗生素

7. 关于产褥感染的护理措施，叙述错误的是

A. 为防止交叉感染，应进行床旁隔离

B. 产妇平卧，臀部抬高

C. 体温超过 38 ℃应停止哺乳

D. 保证营养摄入

E. 保持外阴清洁

8. 产褥感染的主要症状不包括

A. 发热　　　　　B. 下腹疼痛

C. 恶露有异味　　D. 腹膜刺激征

E. 下肢皮肤发白、肿痛

9. 关于产褥病率的叙述，正确的是

A. 分娩 24 小时以后的 10 日内，用口表每日测量体温 4 次，间隔时间 4 小时及以上，有 2 次达到或超过 38 ℃，称产褥病率

B. 造成产褥病率的主要原因是产褥感染

C. 泌尿系统感染、乳腺炎、上呼吸道感染亦可造成产褥病率

D. 可反映出产褥感染的情况

E. 以上都对

10. 关于晚期产后出血的病因，叙述错误的是

A. 胎盘、胎膜残留最常见，多发生于产后 10 天左右

B. 蜕膜因剥离不全而长时间残留，可继发子宫内膜炎，引起晚期产后出血

C. 子宫胎盘附着面感染或复旧不全

D. 剖宫产术后不易引起晚期产后出血

E. 产后子宫滋养细胞肿瘤及子宫黏膜下肌瘤

11. 下列辅助检查中，晚期产后出血不必做的是

A. 血、尿常规检查

B. B 型超声检查

C. 宫腔刮出物或切除子宫标本送病理学检查

D. 宫腔分泌物培养或涂片检查

E. 心电图

12. 关于产后抑郁症的叙述，错误的是

A. 一般发生在分娩后 2 年

B. 临产前胎盘类激素的释放达最高值，分娩后突然减少所致

C. 产时并发症、产钳助产、对分娩疼痛的恐惧心理，均会造成产后心理障碍

D. 年龄≥35 岁的产妇，由于机体条件差，妊娠并发症多，产后心理障碍的发生率也偏高

E. 不良分娩结局，如死产、畸形儿及产妇家庭对婴儿性别的反感可引起

13. 关于产后抑郁症的临床表现，叙述正确的是

A. 沮丧、焦虑、易哭、易怒、易激惹和对自身及婴儿健康过度担忧

B. 自我评价降低，自罪感，自暴自弃

C. 与家人、丈夫关系不协调

D. 厌食、睡眠障碍、易疲倦、性欲减退，有时处于错乱或昏睡状态

E. 以上均对

14. 关于美国精神病学会（1994）制定的产后抑郁症的诊断标准，叙述错误的是

A. 情绪抑郁

B. 对全部或多数活动明显缺乏兴趣或愉悦

C. 失眠或睡眠过度

D. 自我评价良好

E. 疲劳或乏力

15. 关于产后抑郁症患者的健康教育内容，叙述错误的是

A. 宣教丈夫及其家庭成员从物质及情感上

提供支持和帮助

B. 帮助产妇适应母亲角色，培养产妇的自信心

C. 产后抑郁症患者尽量待在家中，避免其参与社会活动以免造成对他人的伤害

D. 鼓励产妇能够表达自己的内心感受，学会倾诉与放松

E. 减轻产妇心理负担和身体症状

【A2 型题】

16. 某产妇，35 岁。因胎儿宫内窘迫产钳助产娩出一活婴。产后 3 天会阴部疼痛难忍。查体：会阴部肿胀，左侧切口红肿、变硬、有触痛。下列处理措施中，**错误**的是

A. 红外线照射

B. 50%硫酸镁湿敷切口

C. 每日冲洗外阴

D. 取健侧卧位

E. 1:5000 高锰酸钾液坐浴

17. 某产妇，35 岁，自然分娩。出院时责任护士告知其预防产褥感染的措施。下列措施中，**错误**的是

A. 加强营养　　　B. 禁止盆浴

C. 注意卫生　　　D. 禁止外出

E. 防止感冒

18. 某产妇，31 岁。分娩后 7 日，发现侧切伤口局部有硬结。关于该伤口的护理措施，正确的是

A. 每日观察恶露的性状

B. 每日观察宫缩的情况

C. 分娩后 7～10 天给予温水坐浴

D. 硫酸镁湿热敷

E. 患侧卧位

19. 某产妇，足月产后 3 天，出现下腹痛，体温不高，恶露多，有臭味，子宫底位于脐上 1 指，子宫体软。下列护理措施中，**错误**的是

A. 做好会阴护理

B. 半卧位或抬高床头

C. 监测体温变化

D. 做好心理支持

E. 红外线照射会阴部，每日 3 次，每次 1 小时

20. 某产妇，37 岁。行胎盘剥离术后第 6 天出现下腹部疼痛，恶露增多，浑浊有臭味。体温 37.8 ℃，宫底脐下 2 指，宫体软，边界不清且有明显压痛。最可能的诊断是

A. 急性盆腔炎

B. 急性外阴阴道炎

C. 急性宫颈炎

D. 急性子宫内膜炎

E. 盆腔血栓性静脉炎

21. 初产妇，33 岁。足月妊娠，经阴道分娩出一健康女婴，产后被诊断为晚期产后出血。关于晚期产后出血的叙述，正确的是

A. 产后 12 小时的大出血称为晚期产后出血

B. 最常发生在产后的 1～2 周

C. 发生晚期产后大出血子宫体已恢复

D. 晚期产后大出血多伴有凝血功能障碍

E. 人工喂养产妇多发生晚期产后大出血

22. 某产妇，28 岁，产后 2 周。下肢肿胀、疼痛、皮肤紧张发白。应考虑可能发生的并发症是

A. 子宫内膜炎、子宫颈炎

B. 产后下肢血栓性静脉炎

C. 急性盆腔结缔组织炎

D. 急性盆腔腹膜炎

E. 子宫肌炎

23. 某产妇，30 岁，产后 3 天发生乳房胀痛。下列护理措施中，**错误**的是

A. 哺乳前按摩乳房

B. 哺乳前热敷乳房

C. 指导产妇带合适的乳罩

D. 两次哺乳间冷敷乳房

E. 限制汤类饮食，不排空乳房

24. 某产妇，产后 6 天发热 40 ℃，恶露多而浑浊，有臭味，子宫复旧不佳，有压痛。下列护理措施中，**错误**的是

A. 半卧位　　　　　B. 床边隔离

C. 物理降温　　　　D. 抗感染治疗

E. 坐浴 1～2 次/日

25. 初产妇，会阴侧切。产后第 3 天，体温 39 ℃，

伴有脉速、头痛。下腹疼痛，恶露有臭味。最有效的对因治疗为

A. 鼓励产妇多饮水

B. 给与半流质饮食

C. 取半卧位

D. 保证室内通风

E. 用敏感、足量、高效的抗生素

【A3/A4 型题】

（26～30 题共用题干）

产妇，35 岁。足月产后 5 天出现下腹痛，体温升高，恶露多且有臭味，子宫底脐上 1 指，子宫体软。

26. 该患者首先应考虑的诊断是

A. 产褥感染 　　　　　B. 晚期产后出血

C. 胎盘残留 　　　　　D. 急性胃肠炎

E. 胎盘植入

27. 不恰当的处理是

A. 选用有效的抗生素

B. 改善全身一般情况

C. 半卧位以利引流

D. 禁用宫缩剂，避免感染扩散

E. 清除宫腔内残留物

28. 引起感染最常见的病原体是

A. 产气荚膜杆菌 　　　B. 轮状病毒

C. 厌氧性链球菌 　　　D. 乳头瘤病毒

E. 白色念珠菌

29. 引起感染的途径不包括

A. 污染的衣物、用具

B. 孕早期性交

C. 不洁的外阴垫、内裤、床单、便盆

D. 体内寄生的病原体

E. 污染的各种手术器械

30. 关于该患者的健康教育，叙述正确的是

A. 加强孕期保健及卫生宣传，预防产褥感染

B. 加强营养，提高机体抵抗力

C. 指导产妇注意会阴部清洁卫生，勤换会阴垫

D. 指导产妇正确进行母乳喂养

E. 以上均对

【护考传真】

31. 患者女性，29 岁，因双胎妊娠行剖宫产娩出两活婴。新生儿均因轻度窒息转儿科治疗。该产妇因患有活动性乙型肝炎，护士告知其需要退奶，产后第 2 天值班护士查房时发现产妇情绪低落，其可能的原因不包括（2016）

A. 母婴分离

B. 手术后疲劳

C. 生产过程中缩宫素的使用

D. 产妇体内雌、孕激素水平急剧下降

E. 家属对新生儿的高度关注带来的失落感

32. 患者女性，25 岁。产后 1 周出现会阴侧切伤口感染，细菌培养结果为金黄色葡萄球菌感染。该细菌最有可能对哪种抗生素存在耐药性（2016）

A. 头孢菌素 　　　　　B. 红霉素

C. 甲硝唑 　　　　　　D. 青霉素

E. 两性霉素 B

33. 患者女性，28 岁，妊娠 27 周。因胎儿畸形行引产术后 2 周，感自责、自罪，并有自伤行为。该患者最可能发生的心理障碍是（2017）

A. 产后自残 　　　　　B. 产后抑郁

C. 产后沮丧 　　　　　D. 产后焦虑

E. 产后紧张

34. 患者女性，30 岁，3 周前剖宫产分娩一男婴。3 小时前开始阴道出血，量多。最可能的诊断是（2017）

A. 功能失调性子宫出血 　B. 产褥感染

C. 晚期产后出血 　　　D. 产后出血

E. 葡萄胎

35. 关于产褥感染的护理措施，叙述错误的是（2018）

A. 保证足够液体摄入

B. 每 4 小时测体温 1 次

C. 给予高蛋白饮食

D. 产妇取平卧、臀部抬高位

E. 遵医嘱使用广谱抗生素

【答案与解析】

1. A **解析**：产褥感染的病因：①感染：如产妇体质虚弱、营养不良、贫血、羊膜腔感染、产科手术、产程延长等。②病原体：如大肠埃希菌、葡萄球菌、厌氧性链球菌、支原体及衣原体等入侵。此题中，产科手术操作、妊娠末期同房、产道本身存在细菌、盆浴均可导致产褥感染，而与缩宫素的使用无关。

2. C **解析**：外阴炎表现为局部灼热、疼痛、下坠感，恶露无特异改变；急性子宫内膜炎表现为阴道有大量分泌物，切口无异常；子宫肌炎时子宫复旧不良；急性盆腔结缔组织炎表现为寒战、高热、下腹疼痛，宫旁结缔组织片状增厚，压痛，输卵管增粗，无外阴皮肤改变；下肢血栓性静脉炎因静脉血液回流受阻，引起下肢疼痛、水肿、皮肤发白，称"股白肿"。

3. A **解析**：产褥感染产妇的体位是半卧位，有利于恶露排出和炎症局限。

4. D **解析**：产褥感染产妇观察生殖器官变化包括恶露的颜色、质地、量和气味，子宫复旧情况，腹部体征，会阴切口愈合情况，而感染情况与每天出入量关系不大。

5. E **解析**：控制产褥感染的措施中，需产妇坚持半卧位以利于恶露排出；及时更换会阴垫以预防感染发生；增加饮水量、进高蛋白、高热量、高维生素饮食以增强体力、预防感染。无需产妇配合的是药物的选择。

6. B **解析**：产褥期高热，产妇卧床休息取半卧位，大量饮水，及时更换衣物，给予高蛋白、高维生素、高热量食物，遵医嘱应用抗生素。

7. B **解析**：产褥感染时，为防止交叉感染，应进行床旁隔离，体温超过 38 ℃应停止哺乳，保证营养摄入、保持外阴清洁。产妇应半卧位以便恶露排出。

8. E **解析**：发热、疼痛、异常恶露是产褥感染的三大主要症状。由于病原体的种类、侵入部位及机体的防御能力不同，亦可表现出腹膜刺激征，但不会造成下肢病变。

9. E **解析**：产褥病率是指分娩 24 小时以后的 10 日内，用口表每日测量体温 4 次，间隔时间 4 小时及以上，有 2 次达到或超过 38 ℃。造成产褥病率的主要原因是产褥感染，但也包括生殖道以外部位的感染，如泌尿系统感染、乳腺炎、上呼吸道感染等。产褥病率可反映出产褥感染的情况。

10. D **解析**：剖宫产术后 2～3 周，子宫切口裂开或切口愈合不良亦可引起产后出血。

11. E **解析**：晚期产后出血需要做的辅助检查包括血、尿常规检查，B 型超声检查，宫腔刮出物或切除子宫标本送病理学检查，宫腔分泌物培养或涂片检查。若无重大循环系统病变表现则无需做心电图。

12. A **解析**：产后抑郁症是指产妇在分娩后出现抑郁症状，一般发生在分娩后 2 周。

13. E **解析**：产后抑郁症患者可表现出情绪改变、自我评价降低、厌倦生活等，有时处于错乱或昏睡状态，严重者可能出现绝望、自杀或杀婴倾向。

14. D **解析**：美国精神病学会制定的产后抑郁症的诊断标准中产妇应表现为自我评价较差。

15. C **解析**：产后抑郁症患者若非重症或行为不良者，可参与社会活动以放松精神。

16. E **解析**：该产妇产后 3 天会阴侧切部肿胀、切口红肿、变硬、有触痛，可行红外线照射、50%硫酸镁湿敷切口、每日冲洗外阴、取健侧卧位。不可坐浴以免引起伤口感染。

17. D **解析**：该产妇自然分娩。出院时责任护士应告知其预防产褥感染的措施，包括加强营养、禁止盆浴、注意卫生、防止感冒。不必禁止其外出。

18. D **解析**：该产妇分娩后 7 日发现侧切伤口局部有硬结，可用硫酸镁湿热敷。

19. E **解析**：该产妇可做会阴护理以预防感染、半卧位或抬高床头以便恶露排出、监测体温变化以防感染发生、做好心理支持。红外线照射会阴部每日 3 次，每次 20～30 分钟即可。

20. D **解析**：急性子宫内膜炎表现为阴道有大量分泌物，子宫复旧不良，子宫尤其宫底部压痛明显。可伴高热、头痛、寒战、心率增快、白细胞增高等全身感染症状。该产妇行胎盘剥离术后第 6 天出现下腹疼痛，恶露增多，浑浊有臭味。体温 37.8 ℃，宫底脐下 2 指，宫体软，边界不清且有明显压痛。最可能的诊断是急性子宫内膜炎。

21. B **解析**：晚期产后出血是指分娩 24 小时以后，在产褥期发生的子宫大量出血。产后 1～2 周多见，也有延长至产后 6 周发病者。发生晚期产后大出血子宫体尚未恢复，少伴有凝血功能障碍，人工喂养与产妇晚期产后大出血无关。

22. B **解析**：血栓性静脉炎常于产后 1～2 周后出现弛张热，下腹疼痛和压痛；下肢血栓性静脉炎可出现"股白肿"。该产妇产后两周下肢肿胀、疼痛、皮肤紧张发白，应考虑可能发生的并发症是产后下肢血栓性静脉炎。

23. E **解析**：该产妇应多喝汤类饮食，及时排空乳房。

24. E **解析**：该产妇为产褥感染，需半卧位以便恶露排出、床边隔离、物理降温、抗感染治疗。避免坐浴以便预防感染。

25. E **解析**：该产妇为产褥感染，最有效的对因治疗为使用抗生素。

26. A **解析**：该产妇足月产后 3 天出现下腹痛，体温不高，恶露多，有臭味，子宫底脐上 1 指，子宫体软。首先应考虑的诊断是产褥感染。

27. D **解析**：宫缩剂一般不会引起感染扩散。

28. C **解析**：产褥感染多为需氧菌（链球菌、杆菌、葡萄球菌等）和厌氧菌（厌氧链球菌、厌氧类杆菌等）混合感染，以厌氧菌为主。根据选项此患者最可能为厌氧性链球菌感染。

29. B **解析**：引起产褥感染的途径包括污染的衣物、用具、体内寄生的病原体、污染的各种手术器械。孕早期性交与产褥感染无关。

30. E **解析**：预防产褥感染需加强孕期保健及卫生宣传。临产前 2 个月避免盆浴和性生活。加强营养，提高机体抵抗力。避免胎膜早破、产程延长、产后出血等产褥感染诱因的出现。防止医源性感染，操作严格遵守无菌要求，减少不必要的阴道检查。加强产褥期监测，及早发现产褥感染征象。指导产妇注意会阴部清洁卫生及正确进行母乳喂养。

31. C **解析**：该产妇因双胎妊娠行剖宫产，术后新生儿因轻度窒息转儿科治疗，且其因患活动性乙型肝炎而需要退奶，故造成其产后情绪低落的原因包括母婴分离、手术后疲劳、产妇体内激素水平下降、家属对新生儿的高度关注带来的失落感，而与生产过程中缩宫素的使用无关。

32. D **解析**：患者为金黄色葡萄球菌感染，该细菌最有可能对青霉素存在耐药性。

33. B **解析**：产后抑郁是一组非精神病性的抑郁综合征，表现为疲劳、注意力不集中、失眠、乏力、对事物缺乏兴趣、社会退缩行为、自责、自罪、担心自己或婴儿受到伤害，重者可有伤害婴儿或自我伤害的行为。患者因胎儿畸形行引产术后感自责、自罪，并有自伤行为，最可能发生的心理障碍是产后抑郁。

34. C **解析**：晚期产后出血是分娩 24 小时以后在产褥期发生的子宫大量出血。该产妇 3 周前行剖宫产术，3 小时前开始阴道出血、量多，最可能的诊断是晚期产后出血。

35. D **解析**：产褥感染患者取半卧位以帮助恶露排出，需保证足够液体摄入、给予高蛋白饮食以增强抵抗力，每 4 小时测体温 1 次，遵医嘱使用广谱抗生素以控制感染。

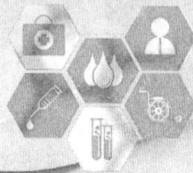

第十二章　妇科健康评估

第一节　妇科健康史

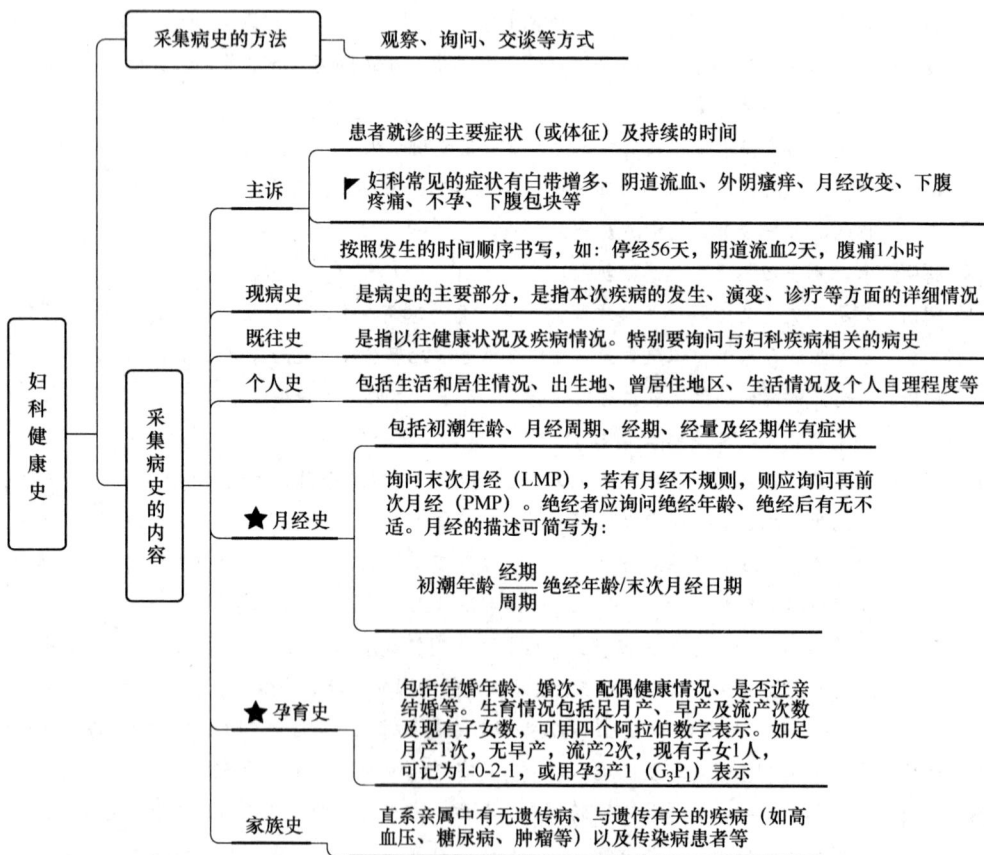

采集病史的方法 —— 观察、询问、交谈等方式

妇科健康史 — 采集病史的内容

主诉
- 患者就诊的主要症状（或体征）及持续的时间
- ▶ 妇科常见的症状有白带增多、阴道流血、外阴瘙痒、月经改变、下腹疼痛、不孕、下腹包块等
- 按照发生的时间顺序书写，如：停经56天，阴道流血2天，腹痛1小时

现病史 —— 是病史的主要部分，是指本次疾病的发生、演变、诊疗等方面的详细情况

既往史 —— 是指以往健康状况及疾病情况。特别要询问与妇科疾病相关的病史

个人史 —— 包括生活和居住情况、出生地、曾居住地区、生活情况及个人自理程度等

★月经史
- 包括初潮年龄、月经周期、经期、经量及经期伴有症状
- 询问末次月经（LMP），若有月经不规则，则应询问再前次月经（PMP）。绝经者应询问绝经年龄、绝经后有无不适。月经的描述可简写为：
- 初潮年龄 $\dfrac{经期}{周期}$ 绝经年龄/末次月经日期

★孕育史 —— 包括结婚年龄、婚次、配偶健康情况、是否近亲结婚等。生育情况包括足月产、早产及流产次数及现有子女数，可用四个阿拉伯数字表示。如足月产1次，无早产，流产2次，现有子女1人，可记为1-0-2-1，或用孕3产1（G_3P_1）表示

家族史 —— 直系亲属中有无遗传病、与遗传有关的疾病（如高血压、糖尿病、肿瘤等）以及传染病患者等

第二节　妇科体格检查及护理配合

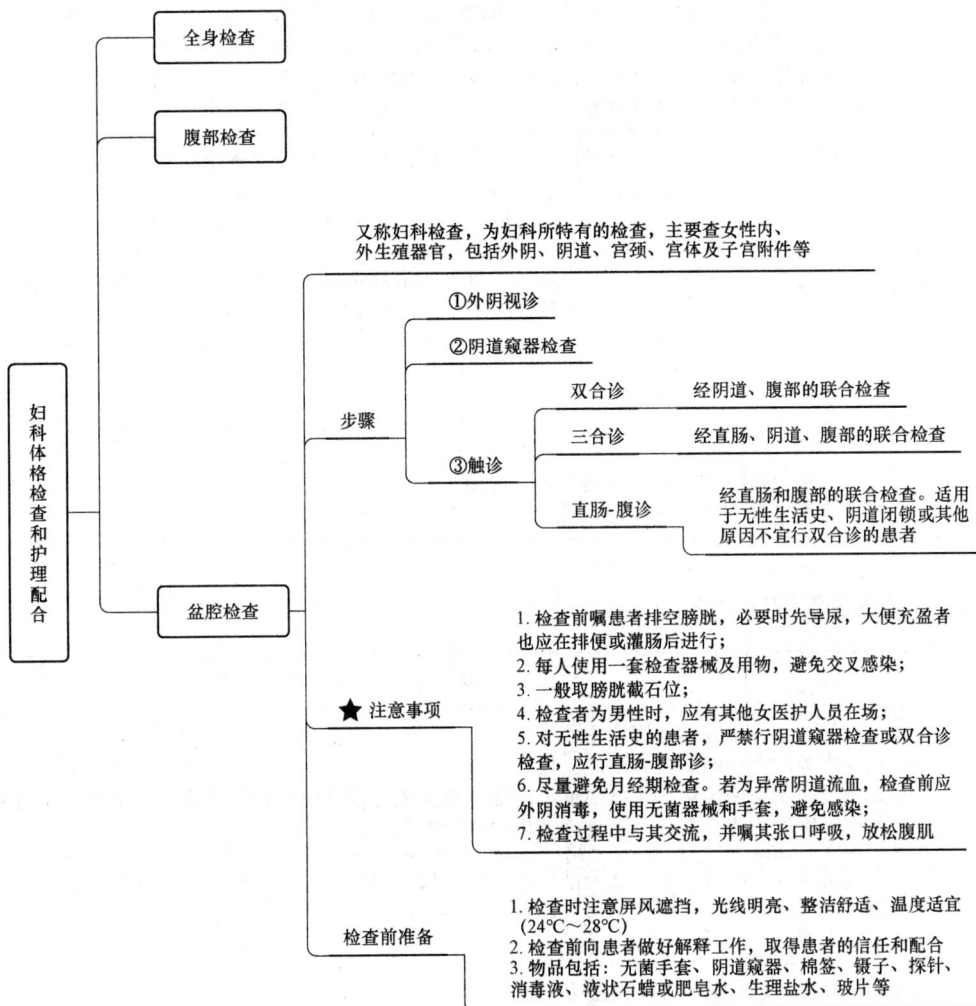

```
                    ┌─ 全身检查
                    │
                    ├─ 腹部检查
                    │
                    │              又称妇科检查，为妇科所特有的检查，主要查女性内、
                    │              外生殖器官，包括外阴、阴道、宫颈、宫体及子宫附件等
                    │
                    │              ┌─ ①外阴视诊
                    │              │
                    │              ├─ ②阴道窥器检查
妇科体格              │        步骤 ─┤                 双合诊 ── 经阴道、腹部的联合检查
检查和                │              │
护理配合 ─────────────┤              └─ ③触诊 ──────────  三合诊 ── 经直肠、阴道、腹部的联合检查
                    │                                                 经直肠和腹部的联合检查。适用
                    │                               直肠-腹诊 ──────  于无性生活史、阴道闭锁或其他
                    │                                                 原因不宜行双合诊的患者
                    │
                    └─ 盆腔检查 ─┤
```

盆腔检查：

★ 注意事项
1. 检查前嘱患者排空膀胱，必要时先导尿，大便充盈者也应在排便或灌肠后进行；
2. 每人使用一套检查器械及用物，避免交叉感染；
3. 一般取膀胱截石位；
4. 检查者为男性时，应有其他女医护人员在场；
5. 对无性生活史的患者，严禁行阴道窥器检查或双合诊检查，应行直肠-腹部诊；
6. 尽量避免月经期检查。若为异常阴道流血，检查前应外阴消毒，使用无菌器械和手套，避免感染；
7. 检查过程中与其交流，并嘱其张口呼吸，放松腹肌

检查前准备
1. 检查时注意屏风遮挡，光线明亮、整洁舒适、温度适宜（24℃～28℃）
2. 检查前向患者做好解释工作，取得患者的信任和配合
3. 物品包括：无菌手套、阴道窥器、棉签、镊子、探针、消毒液、液状石蜡或肥皂水、生理盐水、玻片等

第三节　妇科常用特殊检查及护理配合

一、阴道分泌物检查

要点	内　容
目的	检查阴道内有无阴道毛滴虫、假丝酵母菌等感染
种类	涂片法、悬滴法、培养法
用物准备	阴道窥器1个，刮板1个，吸管1根，长棉签2支，0.9%氯化钠注射液（生理盐水），10%氢氧化钾溶液，小玻璃试管，清洁玻片

续表

要点	内 容
检查方法	已婚妇女可用阴道窥器扩张阴道后用刮板、吸管或棉拭子取材，未婚女子禁用阴道窥器，可取外阴部的分泌物。取材所用器具须消毒、干燥，不涂有任何化学药品或润滑剂。取材部位在阴道深部或阴道穹窿后部、宫颈管外口等处，将取出分泌物制备成生理盐水涂片（涂片法）或加入溶液中制备成混悬液（悬滴法），在显微镜下观察阴道的洁净度以及是否有活动的滴虫或者芽孢和假菌丝。如有存在用"＋"来表示

要点		内 容
结果评价	清洁度检查	将阴道分泌物加生理盐水做涂片，用高倍镜观察，主要依靠白细胞、上皮细胞、阴道杆菌与杂菌的数量多少划分阴道清洁度。Ⅰ度或Ⅱ度可视为正常，Ⅲ度提示有炎症，Ⅳ度多提示阴道炎症较严重
	微生物检查	将分泌物采用悬滴法置于低倍显微镜下观察，见波动状或螺旋状运动的虫体（用 0.9%氯化钠注射液做混悬液）即可诊断滴虫性阴道炎，如见芽孢和假菌丝（用 10%氢氧化钾溶液做混悬液）可以诊断假丝酵母菌阴道炎。某些患者症状明显但反复悬滴检查阴性，可进行培养
注意事项		①取分泌物前 24 小时避免性交、盆浴、阴道检查、阴道灌洗或局部用药等 ②月经期、阴道异常出血时禁忌检查 ③取分泌物时阴道窥器不涂润滑剂（可用生理盐水），以免影响结果 ④检查滴虫时，取出分泌物后立即送检，并注意保暖

二、阴道脱落细胞检查

要点		内 容
概念		阴道脱落细胞指脱落在阴道内的上皮细胞，包括来自阴道上段、宫颈阴道部、内生殖器以及腹腔的上皮细胞，以阴道上段、宫颈阴道部为主。由于阴道脱落细胞受卵巢激素的影响而呈周期性变化，所以阴道上皮细胞检查既可以反映体内激素水平，又可以作内生殖道肿瘤的筛选。是一种简便、实用的辅助检查方法
用物准备		阴道窥器 1 个，宫颈刮片 2 个，宫颈吸管 1 根，细胞刷 1 个，长方形平玻片 2 张，0.9%氯化钠溶液，装有固定液（95%乙醇）的标本瓶 1 个或细胞保存液 1 瓶，无菌长棉签 2 支，干棉球若干
操作方法	阴道涂片	**是了解卵巢或胎盘功能的方法**
	阴道侧壁刮片法	用于已婚妇女。利用阴道窥器扩张阴道，用刮片在阴道侧壁上 1/3 处轻轻刮取分泌物，再将分泌物薄且均匀地涂于玻片上，干燥后放入固定液中固定后送检
	棉签采取法	用于未婚女性。方法是将卷紧的无菌棉签蘸少许生理盐水润湿后伸入阴道，在其侧壁的上 1/3 处轻轻涂抹，然后慢慢取出棉签横放在玻片上向一个方向滚涂后再放入固定液中固定后送检
	宫颈刮片法	**是筛查早期宫颈癌的重要方法** 利用阴道窥器暴露子宫颈，用无菌干棉签轻轻拭去宫颈表面黏液，在子宫颈外口鳞–柱状上皮交界处，将宫颈刮板以外口为中心轻轻旋刮一周，将刮取物涂片检查
	宫颈管涂片法	将吸管轻轻伸入宫颈管内，吸取颈管分泌物涂片，其他操作同前

续表

要点		内　容
操作方法	宫腔吸片法	**对疑有宫颈管癌或子宫内膜癌者，用吸管吸出宫腔内分泌物涂片检查。**①严格消毒外阴、阴道及宫颈。②用探针探测宫腔方向。③将金属或塑料吸管放入宫腔，上下左右移动，吸取分泌物。④取出吸管，将吸得的标本涂片、固定、送检
检查结果及临床意义	协助了解卵巢功能状况和雌激素水平	**阴道和宫颈阴道部鳞状上皮细胞的成熟度与体内雌激素水平成正比。**雌激素水平越高，阴道上皮细胞越成熟。所以，阴道鳞状上皮细胞各层细胞的比例可反映体内雌激素水平及卵巢功能
	筛查妇科肿瘤	巴氏分类法　主要观察细胞核的改变 Ⅰ级：正常的阴道涂片，细胞形态及胞浆比例正常 Ⅱ级：炎症，细胞核普遍增大 **Ⅲ级：可疑癌，细胞核增大（核异质）** Ⅳ级：高度可疑癌，细胞具有恶性改变 Ⅴ级：癌细胞 目前，宫颈细胞学诊断已由巴氏诊断标准发展为 the Bethesda system（TBS）分类法，这种描述性诊断方法对镜下所见进行具体描述，使结果更为客观
注意事项	检查前准备	指导受检者应**避开月经期**，对绝经前的妇女，应在月经中后期进行检查，**对生殖器急性炎症者应禁忌检查。取材前 24 小时避免阴道冲洗、检查、上药、性交**
	检查中配合	取标本前不必行阴道消毒，不涂润滑剂，不必擦拭分泌物，取材时应注意取材全面，动作应轻巧，避免出血。进行宫腔吸片，取出吸管时应停止抽吸，以免将宫颈管内容物吸入。取标本过程中宫颈出血明显时，应立即停止，处理止血，血量减少后再行取宫颈细胞标本，避免影响检查结果
	检查后指导	涂片应薄而均匀，禁止来回涂抹损伤细胞，涂片标记后及时固定送检，并收集结果。载玻片应做好标记，如患者姓名和取材部位

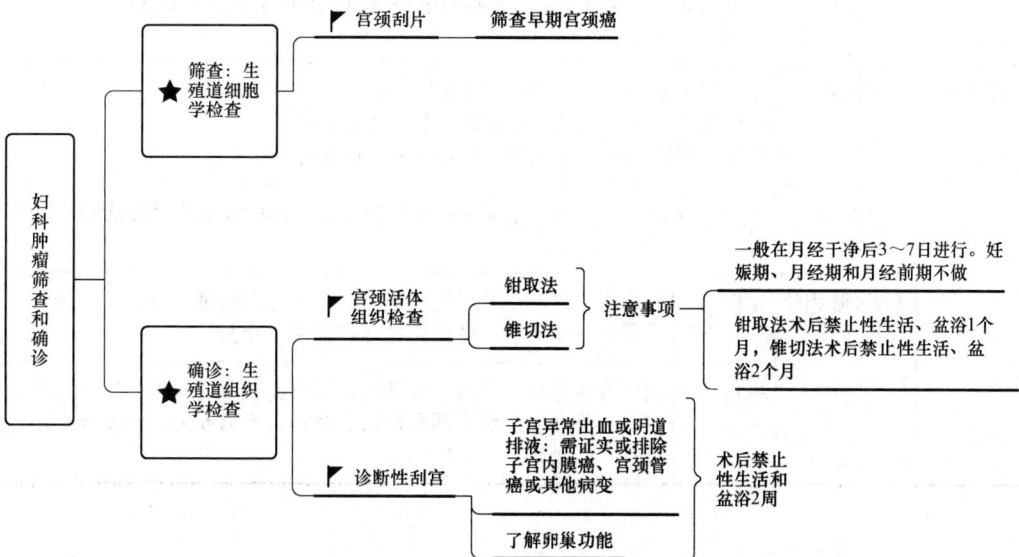

三、宫颈或宫颈管活体组织检查术

要点		内 容
概念		子宫颈活体组织检查（简称宫颈活检）是自病变部位或可疑部位取小部分组织进行病理检查，结果常作为诊断子宫颈病变性质的依据
分类		局部活组织检查和诊断性宫颈锥形切除术
适应证	局部活组织检查	①子宫颈刮片检查结果疑有子宫颈癌时（通常在 TBS 分类可疑，或巴氏Ⅲ级及以上时）或肉眼观察有可疑病灶 ②有接触性阴道出血或绝经后出血者 ③重度子宫颈糜烂、乳头状增生伴有出血或久治不愈的宫颈炎症者 ④不易与子宫颈癌鉴别的慢性特异性子宫颈炎症，如子宫颈结核、尖锐湿疣等
	诊断性宫颈锥切术	①宫颈细胞学检查多次阳性，而宫颈活检阴性者 ②宫颈活检为高级别上皮内病变需确诊者 ③可疑为早期浸润癌，为明确病变累及程度及确定手术范围者
操作方法	钳取法	患者排空膀胱，取膀胱截石位。戴手套，用阴道窥器暴露子宫颈，常规消毒宫颈、阴道。用宫颈活检钳在可疑病灶（碘不着色区）上，或在宫颈外口鳞状上皮与柱状上皮交界处的 3、6、9、12 点处（或用阴道镜观察可疑部位）钳取宫颈组织，将不同部位钳取组织分别放入有固定液［10%甲醛（福尔马林）溶液］的标本瓶中，标明姓名、部位后送检。如怀疑有宫颈管病变者，可用小刮匙在宫颈管内刮取组织后再放入有固定液的标本瓶中做好标记后送检。术后子宫颈局部有出血时，用带尾线纱球压迫宫颈活检部位，尾线留于阴道口外
	锥切法	腰麻或硬膜外麻醉下，安置患者膀胱截石位，消毒外阴和阴道，戴无菌手套，铺无菌巾。导尿后，用阴道窥器暴露子宫颈，消毒子宫颈及宫颈管。用宫颈钳夹住宫颈前唇，用手术刀在宫颈病灶外 0.5 cm 处做环形切口，根据不同的手术指征，可深入 1～2 cm 作锥形切除，用无菌纱布卷填塞创面，压迫止血。切除组织装入标本瓶中待送检。术后留置导尿管 24 小时，持续开放
注意事项	术前准备	①讲解手术的目的、过程，以取得配合 ②妊娠期、月经期或近月经期，不宜进行活检 ③生殖器急性炎症者，治愈后方可进行检查治疗
	术中配合	术中钳取和切除部位，分别装入做好标记的不同标本瓶中及时送检；陪伴患者，给患者心理支持
	术后健康指导	钳取法	嘱患者于 24 小时后自行取出棉球，如出血多，应及时就诊；术后保持外阴清洁，禁止性生活和盆浴 1 个月
		锥切法	嘱患者注意观察阴道出血情况，若出血多及时就诊；使用抗生素预防感染，禁止性生活和盆浴 2 个月。术后 6 周门诊复查，探查宫颈管有无狭窄

四、诊断性刮宫术

要点	内容	
概念	诊断性刮宫简称诊刮,是诊断宫腔疾病采用的重要方法之一。目的是刮取宫腔内容物(子宫内膜或其他组织)做病理检查协助诊断,并指导治疗。若疑有宫颈管病变,需对宫颈管及宫腔分步进行诊刮,简称分段诊刮	
适应证	子宫异常出血或阴道排液	需证实或排除子宫内膜癌、宫颈管癌或其他病变
	月经失调	需要了解子宫内膜变化及其对性激素的反应(刮宫不仅有助于诊断,还有助于止血)
	不孕症	需了解有无排卵或子宫内膜病变
	其他	绝经后子宫出血或老年患者疑有子宫内膜癌,或需要了解子宫颈管是否被累及时,需进行分段诊刮
禁忌证	①急性生殖器官炎症 ②体温超过 37.5 ℃者	
物品准备	无菌刮宫包 1 个(内有宫颈钳 1 把,长镊子 2 把,子宫探针 1 个,卵圆钳 1 把,宫颈扩张器 4~8 号,大小刮匙各 1 把,弯盘 1 个,取环器 1 个,纱布 2 块),棉球、棉签若干,阴道窥器 1 个,装有固定液的标本瓶 2~3 个,0.5%聚维酮碘溶液)	
操作方法	评估患者全身情况,测量生命体征,询问阴道出血的时间和量	
	向患者说明诊断性刮宫的目的和意义,手术步骤、方法、时间以及配合要点	
	嘱患者排空膀胱,安置膀胱截石位,常规消毒外阴和阴道,铺无菌巾	
	术者行双合诊检查,了解子宫的屈向、大小及附件的情况	
	暴露宫颈,清除阴道分泌物,再次消毒子宫颈及子宫颈管,用子宫颈钳夹住子宫颈下唇,固定子宫颈,用探针探查子宫腔	
	按子宫的屈向,用子宫颈扩张器逐号扩张子宫颈管,直至能进入中号刮匙	
	将刮匙顺子宫屈向送入至子宫底部,从子宫前壁、侧壁、后壁、子宫底部依次刮取组织	
	不同的刮宫目的,其刮宫部位和侧重点不同: ①功能失调性子宫出血者,应将增厚的内膜全面、彻底刮干净 ②疑为结核性子宫内膜炎闭经者,应在月经前取材,刮取两侧子宫角部组织 ③分段诊刮:先用小刮匙刮取子宫颈管内组织,然后再刮取子宫腔组织,将刮取组织分别放置和送检 ④不孕症者了解有无排卵或黄体功能,应选择月经临来前 1~2 天或月经来潮 12 小时内;子宫内膜剥脱不全,应在月经周期第 5 天内取材 ⑤怀疑癌变异常出血者,随时行诊刮,刮宫时应小心轻刮,若刮出物经肉眼检查,高度疑为癌组织时,只要刮出部分组织够病理检查即可,不必全面刮宫,以防子宫穿孔、出血或癌组织扩散。若未见明显癌组织,则应全面刮宫,防止漏诊	
	将刮出物放入盛有固定液的标本瓶中送病理检查	
术后注意事项	①术后严密观察患者有无腹痛和阴道出血情况,1 小时后方可离院 ②嘱患者注意保持外阴清洁,2 周内禁止性生活和盆浴。术前阴道流血时间较长者,术前术后常规给予抗生素预防感染。刮宫术后 1 周后来医院复查,并了解病理检查结果	

五、输卵管通畅术

要点		内 容
概念		**输卵管通畅术是测定输卵管是否通畅的方法，主要有输卵管通气术、通液术及造影术**
适应证		①原发或继发性不孕症，男方精液正常，疑有输卵管阻塞者 ②检验或评价各种绝育手术、输卵管再通术或输卵管成形手术效果 ③对轻度粘连的输卵管有通畅作用
禁忌证		①生殖器官急性炎症或慢性盆腔炎急性或亚急性发作者 ②月经期或有不规则阴道流血者 ③有严重的心、肺疾病者 ④碘过敏者不能做输卵管造影术
护理要点	术前护理	①**术前 3 日禁止性生活**；**手术时间选在月经干净后 3～7 天内进行**。术前半小时肌内注射阿托品 **0.5 mg**，以预防术中输卵管痉挛 ②器械须严格消毒。检查用物是否完备，各种导管是否通畅。通水所用的生理盐水应适当加温，使其接近体温 ③对输卵管碘油造影术者，术前做碘过敏试验 ④术前向患者解释通畅术的目的、步骤及配合要求，以取得合作
	术中护理	注射器内装有 **20 ml 无菌生理盐水或抗生素溶液**（庆大霉素 8 万 U、地塞米松 **5 mg**、透明质酸酶 **1500 U**、注射用水 **20 ml**）。缓慢推注，压力不可超过 **21.3～26.7 kPa（160～200 mmHg）**。凡经缓慢注入 20 ml 生理盐水而无阻力，患者亦无不适感者，说明输卵管通畅；若勉强注入不足 10 ml 即受阻（不易推进，同时患者感下腹胀痛），停注后液体又回流到注射器中，表示输卵管闭塞；若再经加压注射，又能逐渐推进，表示输卵管原有轻度粘连已被分离
	术后护理	①通液完毕，应观察半小时，如无异常可嘱其回家休息 ②术后注意外阴清洁，2 周内禁止盆浴和性交，并酌情给抗感染药物

六、基础体温测定

要点	内 容
概念	基础体温是指机体经过较长时间（6～8 小时）睡眠，醒后未进行任何活动所测得的口腔体温。反映机体在静息状态下的基础能量代谢。临床可通过基础体温测定判断甲状腺及卵巢等器官的功能状态，**在妇科临床中常用于测定有无排卵，确定排卵日期、黄体功能和诊断早孕**
注意事项	①一般需连续测量 3 个月经周期以上 ②受检者将每日的测量结果及时标记在体温单上，如遇发热、用药、身体不适、性生活等情况亦应如实记载，以便分析时参考
结果评价	基础体温临床上主要用于指导安全期避孕与受孕（推算排卵期）、协助妊娠及月经失调诊断。**基础体温呈双相型，提示有排卵。**基础体温上升持续 18 日可协助诊断早孕，若超过 20 日，早孕诊断准确率达到 100%。**基础体温呈单相型，提示无排卵。**但体温受许多因素影响，如夜班工作、感冒或其他疾病、性交或服用药物等，生活不规律或睡眠欠佳者不宜选用本法

七、阴道后穹窿穿刺术

要点	内　容
概念	阴道后穹窿与直肠子宫凹陷紧邻，直肠子宫凹陷是盆腔最低部位，腹腔中如有游离的血液、渗出液、脓液，常积聚于此。在无菌情况下以长针头从后穹窿刺入盆腔，取得标本，此协助诊断的方法称经阴道后穹窿穿刺术
目的	**协助诊断异位妊娠引起的内出血、盆腔炎症积脓、积液。盆腔积脓者在抽取脓液以后注入抗菌药物**
物品准备	阴道窥器 1 个、宫颈钳 1 把、腰椎穿刺针或 22 号长针头 1 个、长镊子 2 把、20 ml 注射器 1 支、无菌试管数个、洞巾 1 块、棉球若干、手套 1 副、消毒液等
操作方法	①患者排尿后，取膀胱截石位，外阴、阴道常规消毒，戴手套，铺无菌孔巾 ②用阴道窥器暴露宫颈及后穹窿部，再次消毒 ③用子宫颈钳夹持宫颈后唇向前牵引，以充分暴露阴道后穹窿，用碘酊、乙醇消毒穿刺部位 ④注射器接上腰椎穿刺针头，于宫颈阴道黏膜交界下方 1 cm 的后穹窿中央部位沿宫颈平行方向刺入，当针穿过阴道壁后失去阻力、有落空感时，表示进入子宫直肠凹陷，穿刺深度约 2～3 cm，抽出标本 5 ml ⑤拔出针头，观察局部有无出血，出血时用纱布压迫止血，取出阴道窥器
注意事项	①穿刺时注意进针方向、**深度**，避免误伤子宫及直肠。如误入直肠，应立即拔出针头，重新消毒，更换针头和注射器后再穿刺 ②抽出物如为血液，可静置 **4～5 分钟**，血液凝固者为血管内血液，则应改变穿刺部位、方向，重新穿刺。**若血液不凝固，提示为腹腔内出血**。若抽出液为浅红色稀薄液，多为盆腔炎症渗出液。若抽出物为脓液，则可作涂片、染色后显微镜下检查，并送细菌培养及药物敏感试验
护理配合	①穿刺前向患者介绍经阴道后穹窿穿刺的目的、方法、对诊断疾病的意义，减轻患者的心理压力，取得其配合 ②穿刺过程中注意观察患者面色，了解患者的感受，陪伴其身边提供心理支持。为医生提供所需物品，协助医生做好记录 ③穿刺后安置患者回病房，观察患者有无脏器损伤或内出血等征象。及时将抽出物送涂片检查、病理检查、细菌培养及药物敏感试验等检查

八、内窥镜检查术

　　内镜检查已成为目前妇产科临床诊断与治疗的常用技术。目前临床上**常用的内镜有阴道镜、宫腔镜和腹腔镜**。

要点	内　容
阴道镜检查：利用阴道镜将子宫颈的阴道部黏膜放大 10～40 倍，观察宫颈异常上皮细胞、异型血管及早期癌变，以便准确选择可疑部位，作宫颈活体组织检查	
适应证	①肉眼观察阴道壁有可疑癌变者 ②宫颈脱落细胞检查巴氏Ⅲ级以上，或肉眼观察可疑癌变者
操作方法	嘱患者排空膀胱，取膀胱截石位。用阴道窥器充分暴露宫颈阴道部，用生理盐水棉球轻轻擦净宫颈分泌物。接通光源，调好焦距，一般物镜距离子宫颈约 15～20 cm，距外阴约 5～10 cm，先用低倍镜观察，再增大倍数进行检查。发现可疑部位，取活组织送病理学检查

要点	内　容
注意事项	①检查前 24 小时内无性交、无阴道检查、无阴道冲洗等操作 ②使用阴道窥器时不蘸润滑剂，以免影响观察 ③术后嘱患者休息，如有标本做好标记，及时送检

宫腔镜检查：利用宫腔镜直接观察子宫颈管及子宫腔的情况，用于指导诊刮、活检和疾病治疗等

要点	内容
适应证	子宫异常出血的探查、原发性或继发性不孕症的子宫腔内病因诊断；宫内节育器的定位与取出，宫腔内异物取出，输卵管粘连的治疗，疑难的人工流产术等
禁忌证	急性或亚急性生殖道炎症、活动性子宫出血者、近期有子宫手术史者、早期宫内妊娠者希望继续妊娠者、宫颈恶性肿瘤者、严重心肺或血液疾患者
操作方法	嘱患者排空膀胱，取膀胱截石位；常规消毒外阴及阴道；用阴道窥器暴露宫颈，用宫颈钳固定；按人工流产要求，探查宫腔屈向及深度，扩宫；将宫腔镜管顺宫腔方向送入子宫颈内口，注入 5%葡萄糖溶液冲洗宫腔，继续缓慢滴注葡萄糖 50～100 ml，待宫腔充分扩展，子宫内壁清晰可见时，移动镜管依次观察宫腔各部；最后观察宫颈管，缓慢取出镜管
注意事项	①一般选择月经干净后 5 天内进行检查 ②术前评估患者身体情况，排除禁忌证 ③术中注意患者的情绪反应，关心患者，消除其紧张、恐惧心理 ④宫腔镜检查的**并发症有宫颈裂伤、子宫穿孔、感染**等，在术中、术后密切观察患者的情况，如有异常应及时处理 ⑤术后嘱病人使用抗菌药物 3～5 天。告知患者宫腔镜检查后 2～7 天可能有少量血性分泌物，须保持会阴清洁。**检查后 2 周内禁止性交和盆浴**

腹腔镜检查：将腹腔镜自腹壁插入盆、腹腔内观察病变的部位、形态，必要时取组织送病理学检查，以明确诊断的方法

要点		内容
适应证		①诊断不清的盆腔包块、肿瘤、炎症、不孕症、异位妊娠、子宫内膜异位症等 ②生殖道发育异常 ③不明原因的急、慢性下腹痛 ④不孕症及内分泌疾病 ⑤人工流产放环术后可疑子宫穿孔 ⑥恶性肿瘤手术和化疗后的效果评价
禁忌证		①严重心、肺疾患不能耐受检查者，膈疝、脐疝、脐部感染者，血液病及严重神经官能症者 ②结核性腹膜炎等原因造成的腹腔粘连者 ③腹部巨大肿瘤者 ④过度肥胖 ⑤腹部手术史
护理要点	术前准备	①评估患者身心状况，向患者讲解腹腔镜检查的目的、操作步骤、术中配合及注意事项等，配合手术 ②排空膀胱，**取膀胱截石位**，实施检查时患者臀部抬高 15° ③腹部常规消毒，范围与一般腹部手术相同，**尤其注意脐孔的清洁消毒**
	术中配合	①随 CO_2 气体进入腹腔，将患者改为**臀高头低位**，并按医生要求及时更换所需体位 ②严密观察患者的生命体征，如有异常及时处理 ③陪伴患者，并指导患者与医生配合的技巧

续表

要点		内　容
护理要点	术后护理	①卧床休息半小时，询问患者感受，观察生命体征，有无并发症，发现异常及时汇报医生处理 ②向患者讲解可能因腹腔残留气体而感肩痛及上肢不适等症状，起床活动后促进气体排出，此不适症状会逐渐缓解。**2 周内禁性交。**如有发热、出血、腹痛等应及时到医院就诊 ③遵医嘱应用抗菌药物 ④观察脐部切口情况，鼓励患者每天下床活动 ⑤嘱患者按时复查

九、超声检查

要点	内　容
概述	超声检查因无痛、无创伤、诊断较准确、迅速等特点，已经成为妇产科疾病首选的影像学诊断方法。妇科常用于生殖器肿瘤与其他盆腔包块的鉴别，葡萄胎的诊断，探查宫内有无节育器等。**妇产科常用的超声检查途径有经腹及经阴道两种**
护理配合	①向受检者说明检查的意义，消除其紧张心理 ②**经腹 B 超检查通常需要在憋尿情况下进行。在检查前 30～60 分钟需要饮水 1000 ml左右，并且要憋尿到最大限度** ③经阴道超声检查不需要憋尿，但不适合未婚、阴道出血（如月经期、阴道不规则出血）及生殖道传染性疾病（如阴道炎、性病）患者。对其他一些宫颈、阴道、外阴疾病者也需谨慎选用，以防感染、出血 ④检查完毕膀胱充盈者，嘱其尽快排尽尿液

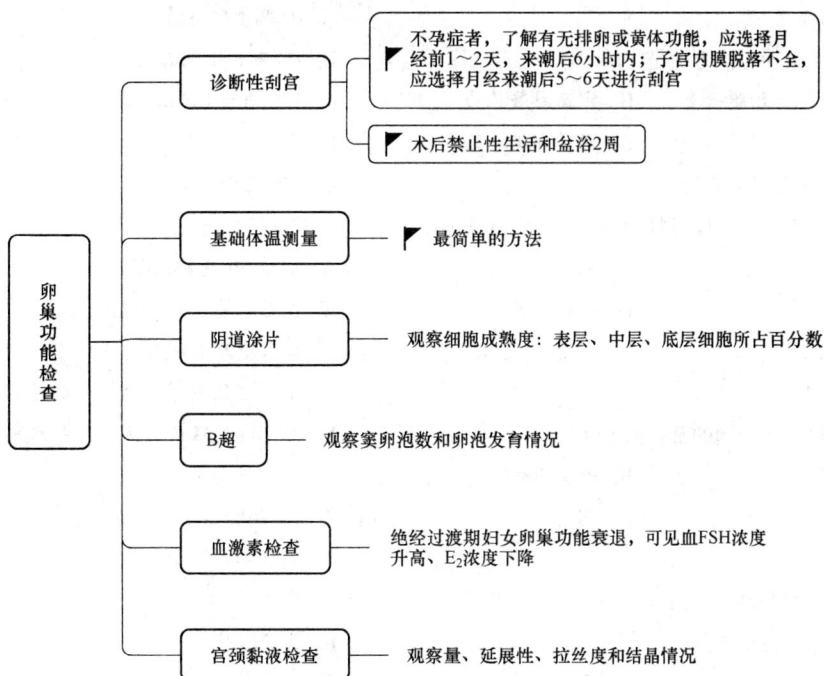

卵巢功能检查
- 诊断性刮宫
  - 不孕症者，了解有无排卵或黄体功能，应选择月经前1～2天，来潮后6小时内；子宫内膜脱落不全，应选择月经来潮后5～6天进行刮宫
  - 术后禁止性生活和盆浴2周
- 基础体温测量 —— 最简单的方法
- 阴道涂片 —— 观察细胞成熟度：表层、中层、底层细胞所占百分数
- B超 —— 观察窦卵泡数和卵泡发育情况
- 血激素检查 —— 绝经过渡期妇女卵巢功能衰退，可见血FSH浓度升高、E_2浓度下降
- 宫颈黏液检查 —— 观察量、延展性、拉丝度和结晶情况

考前必刷题

【A1 型题】

1. 下列选项中，属于盆腔检查的是
   A. 基础体温测定　　　　B. 子宫内膜检查
   C. 子宫颈刮片　　　　　D. 子宫输卵管造影
   E. 双合诊检查

2. 下列检查中，可了解子宫位置、大小及形状的是
   A. 阴道触诊　　　　　　B. 双合诊
   C. 阴道窥器检查　　　　D. 外阴视诊
   E. 腹部四步触诊

3. 下列哪项不是妇科患者常见的临床表现
   A. 白带增多　　　　　　B. 腹痛
   C. 发热　　　　　　　　D. 阴道出血
   E. 下腹包块

4. 分段诊刮的顺序是
   A. 先刮宫颈内口，后刮宫颈外口
   B. 先刮宫颈外口，后刮宫颈内口
   C. 先刮官腔，后刮子宫颈管
   D. 先刮子宫颈管，后刮宫腔
   E. 以上都可以

5. 不属于卵巢功能检查的是
   A. 阴道脱落细胞检查　　B. 宫颈黏液检查
   C. 基础体温测定　　　　D. 阴道分泌物检查
   E. 诊断性刮宫检查

6. 判断卵巢有无排卵，刮取子宫内膜的时间应选在
   A. 经前 5 天　　　　　　B. 经后 5 天
   C. 月经期　　　　　　　D. 经前 1～2 天
   E. 经后 1～2 天

7. 双合诊检查能查到的部位有
   A. 子宫大小　　　　　　B. 子宫附件
   C. 子宫颈　　　　　　　D. 阴道
   E. 以上均能

8. 宫颈刮片细胞学检查病理回报为巴氏Ⅲ级，提示
   A. 正常　　　　　　　　B. 炎症

C. 可疑癌症　　　　　　D. 高度可疑癌症
E. 癌症

9. 关于宫颈活组织检查的叙述，错误的是
   A. 凡肉眼可疑者应行活检
   B. 活检部位在鳞－柱上皮交界处
   C. 取出标本立即用 95%乙醇固定
   D. 活检后局部应注意止血
   E. 术后 1 周内禁盆浴和性生活

10. 关于基础体温测定的叙述，错误的是
    A. 有排卵周期呈双相型
    B. 可以准确判断排卵时间
    C. 可以协助诊断妊娠及月经失调
    D. 睡眠不足影响结果
    E. 一般要求连续测 2 个周期以上

11. 宫颈活组织检查如有出血，首先应选用
    A. 注射止血药物　　　　B. 纱布压迫止血
    C. 电烫止血　　　　　　D. 激光止血
    E. 缝合创面止血

12. 子宫颈刮片的标本应放入哪种溶液中进行固定
    A. 0.9%氯化钠溶液
    B. 1%氢氧化钠溶液
    C. 10%氢氧化钠溶液
    D. 75%乙醇溶液中
    E. 95%乙醇溶液

13. 关于输卵管通液术的叙述，错误的是
    A. 术前 30 分钟注射阿托品 0.5 mg 解痉
    B. 在月经前 3～7 天进行
    C. 操作完毕后观察 1 小时
    D. 术后 2 周内禁止盆浴和性生活
    E. 用 20 ml 温热无菌生理盐水或加入抗炎药物进行通液

14. 不属于腹腔镜检查禁忌证的是
    A. 心肺功能不全　　　　B. 弥漫性腹膜炎
    C. 脐炎　　　　　　　　D. 病毒性肝炎
    E. 过度肥胖

15. 做宫颈刮片或阴道分泌物检查时，常用的润

滑剂是

A. 石蜡油　　　　　B. 酒精

C. 生理盐水　　　　D. 新洁而灭溶液

E. 肥皂水

【A2 型题】

16. 刘女士，流产 1 次，无早产史，足月产 2 次，现有 1 子 1 女，其生育史可简写为

A. 1－0－2－1　　　B. 1－2－0－1

C. 2－0－1－2　　　D. 1－1－0－2

E. 0－1－2－1

17. 不孕症妇女自我了解有无排卵的最简便方法是

A. 诊断性刮宫　　　B. 阴道侧壁涂片

C. 子宫颈黏液检查　D. 基础体温测定

E. 激素水平测定

18. 患者女性，28 岁。停经 2 个月，阴道流血 2 天，下腹痛 1 天。妇科检查：子宫增大如鹅蛋，宫口闭。下列检查中最有意义的是

A. 阴道镜检查　　　B. 阴道后穹窿穿刺

C. 诊断性刮宫　　　D. B 型超声检查

E. 基础体温测定

19. 患者连续 3 个月测得基础体温呈不规则水平线，无高温相，提示

A. 有排卵

B. 无排卵

C. 有雌激素影响

D. 有雌、孕激素双重影响

E. 有孕激素影响

20. 患者女性，35 岁，疑为外阴阴道假丝酵母菌病，在取分泌物检查时应选用的混悬液是

A. 4%碳酸氢钠液

B. 10%氢氧化钠液

C. 0.9%氯化钠注射液

D. 0.2%新洁尔灭

E. 1%乳酸液

21. 患者女性，18 岁，未婚，阴道流血 5 天，应先做何项检查

A. 阴道窥器检查　　B. 双合诊

C. 三合诊　　　　　D. 直肠－腹部诊

E. 腹腔镜

22. 患者女性，28 岁。左下腹隐痛 1 天，剧烈疼痛 2 小时。尿 hCG（＋）。B超：宫腔内未见胎囊。初步诊断输卵管妊娠流产/破裂，为进一步确诊，需进行

A. 后穹窿穿刺术　　B. 腹腔镜检查

C. B 型超声检查　　D. 阴道镜检查

E. 子宫内膜检查

【A3/A4 型题】

（23～24 题共用题干）

患者女性，36 岁。阴道分泌物增多已半年，近来出现血性白带。妇科检查：宫颈中度糜烂，触之易出血，子宫正常大小，附件（一）。

23. 为排除宫颈癌，首先应做的检查项目是

A. 宫颈刮片　　　　B. 宫颈活检

C. 宫颈黏膜检查　　D. 诊断性刮宫

E. 阴道镜检查

24. 检查后发现可疑宫颈癌，需要进一步确诊，应选择的检查方法是

A. 宫颈刮片

B. 宫颈和宫颈管活检

C. 诊断性刮宫

D. 宫颈锥形切除送病检

E. 阴道镜检查

（25～26 题共用题干）

患者女性，36 岁。近几天感到外阴瘙痒，白带增多，呈稀薄状且有腥臭味。

25. 为了解阴道洁净度，应做的检查是

A. 阴道侧壁刮片

B. 子宫颈刮片

C. 子宫颈管涂片

D. 阴道分泌物悬滴检查

E. 阴道窥器检查

26. 关于上述检查的注意事项，叙述错误的是

A. 检查前 12 小时避免性交、阴道灌洗或局部用药

157

B. 取分泌物时阴道窥器可用生理盐水润滑

C. 未婚女子禁用阴道窥器

D. 已婚妇女可用阴道窥器扩张阴道后取材

E. 取材所用器具须消毒、干燥，不涂有任何化学药品或润滑剂

A. 轻度炎症   B. 重度炎症

C. 可疑癌症   D. 高度可疑癌症

E. 癌症

（27～28 题共用题干）

刘女士，60 岁，因绝经后阴道出血到医院做检查。询问其月经史为：13 岁初潮，每 28～30 天来一次月经，每次持续 6～7 天，50 岁绝经。

27. 其月经史可记录为

    A. 13（6－7/28－30）60

    B. 13（6－7/28－30）50

    C. 13（28－30/6－7）60

    D. 13（28－30/6－7）50

    E. 60（6－7/28－30）13

28. 关于妇科检查前的准备及注意事项，叙述错误的是

    A. 协助患者取截石位

    B. 阴道出血者严禁妇科检查

    C. 未婚者行直肠－腹部诊

    D. 检查前必须排空膀胱

    E. 每查一人应及时更换臀垫

【护考传真】

29. 患者女性，37 岁，G_2P_1。3 天前发现"性生活后阴道有血性白带"。子宫颈刮片细胞学检查结果为巴氏Ⅲ级。患者询问检查结果的意义，正确的解释是（2015）

30. 患者女性，35 岁，已婚。主诉近日白带增多，外阴瘙痒伴灼痛 1 周。妇科检查：阴道内多量灰白泡沫状分泌物，阴道壁散在红斑点。有助于诊断的检查是（2015）

    A. 阴道分泌物涂片检查   B. 宫颈刮片

    C. 盆腔B超   D. 诊断性刮宫

    E. 阴道镜检查

31. 患者女性，32 岁，因白带增多伴下腹坠痛 3 个月就诊，诊断为宫颈柱状上皮异位。2 日前行宫颈锥形切除术。护士指导患者出院后禁止性生活及盆浴的时间应是（2016）

    A. 1 个月   B. 2 个月

    C. 3 个月   D. 4 个月

    E. 5 个月

32. 阴道镜检查是利用阴道镜将子宫颈的阴道部黏膜放大多少倍（2018）

    A. 5～10 倍   B. 10～20 倍

    C. 10～40 倍   D. 30～40 倍

    E. 40～50 倍

33. 属于输卵管通液检查禁忌证的是（2018）

    A. 月经干净后 5 天

    B. 术前体温 36.8 ℃

    C. 阴道炎治疗过程中

    D. 婚后 2 年不孕

    E. 脂肪瘤

【答案与解析】

1. E **解析：** 盆腔检查又称妇科检查，主要检查女性内外生殖器，包括外阴视诊、阴道窥器检查和触诊（双合诊、三合诊、直肠－腹诊）。

2. B **解析：** 双合诊是指阴道和腹壁的联合检查。可以了解子宫、卵巢的位置、大小及形状。腹部四步触诊是产检的常用方法。阴道触诊和窥器检查都是了解阴道的情况。外阴视诊是了解外阴的情况。

3. C **解析：** 妇科常见症状有白带增多、阴道流血、外阴瘙痒、月经改变、下腹疼痛、不孕、下腹包块等。

4. D **解析：** 分段诊刮先用小刮匙刮取子宫颈管内组织，然后再刮取子宫腔组织，将刮取组织分别放置

和送检。

5. D **解析**：卵巢功能检查包括诊断性刮宫、基础体温测量、阴道侧壁刮片、宫颈黏液检查、B超检查等。阴道分泌物检查主要是了解阴道的洁净度和阴道炎感染病原体的类型。

6. D **解析**：了解有无排卵或黄体功能，刮取子宫内膜应选择月经临来前1~2天或月经来潮12小时内。如果病理回报是分泌期内膜证明有排卵，如果表现为分泌不良说明黄体功能不足；如果是增生期内膜证明无排卵。

7. E **解析**：双合诊检查是指阴道和腹壁的联合检查，可了解阴道、宫颈、子宫体、输卵管、卵巢及宫旁结缔组织和盆腔内壁情况。

8. C **解析**：宫颈刮片巴氏染色回报：Ⅰ级：正常。Ⅱ级：炎症。Ⅲ级：可疑癌。Ⅳ级：高度可疑癌。Ⅴ级：癌细胞。

9. E **解析**：子宫颈刮片检查结果疑有子宫颈癌时（通常在TBS分类可疑，或巴氏Ⅲ级及以上时）或肉眼观察有可疑病灶需要进行宫颈活组织检查，活检部位选在鳞-柱上皮交界鳞状细胞癌好发部位，取出组织用95%乙醇固定，活检后局部压迫止血12小时，术后禁性生活和盆浴1个月。

10. E **解析**：基础体温是指机体经过较长时间（6~8小时）睡眠，醒后未进行任何活动所测得的口腔体温。睡眠不足影响结果。由于孕激素的升温作用，有排卵妇女基础体温呈双相，并能够通过体温变化确定排卵时间和判断黄体功能。一般要求连续测3个周期以上。

11. B **解析**：钳取法宫颈局部有出血时，用带尾线纱球压迫宫颈活检部位，尾线留于阴道口外；宫颈锥形切除法用无菌纱布卷填塞创面压迫止血。

12. E **解析**：切除的标本用10%甲醛溶液或95%乙醇溶液固定，送病理检查。

13. B **解析**：输卵管通液术应在月经干净后3~7天内进行，术前半小时肌内注射阿托品0.5 mg，以预防术中输卵管痉挛，用装有20 ml无菌生理盐水或抗生素溶液的注射器缓慢注入，通液完毕，应至少观察半小时，术后注意外阴清洁，2周内禁止盆浴和性交。

14. D **解析**：腹腔镜检查的禁忌症有严重心、肺疾患不能耐受检查者，膈疝、脐疝、脐部感染者，血液病及严重神经官能症者，结核性腹膜炎等原因造成的腹腔粘连者，腹部巨大肿瘤者，过度肥胖者，有腹部手术史者。

15. C **解析**：取分泌物时阴道窥器不涂润滑剂（可用生理盐水），以免影响结果。

16. C **解析**：生育情况包括足月产、早产及流产次数及现有子女数，可用四个阿拉伯数字表示。如足月产1次，无早产，流产2次，现有子女1人，可记为1-0-2-1，或用孕3产1（G_3P_1）表示。

17. D **解析**：基础体温测量是了解卵巢功能最简单的方法。

18. D **解析**：超声检查因无痛、无创伤、诊断较准确、迅速等特点，已经成为妇产科疾病首选的影像学诊断方法。妇科常用于生殖器肿瘤与其他盆腔包块的鉴别，葡萄胎的诊断，探查宫内有无节育器等。

19. B **解析**：基础体温一般需连续测量3个月经周期以上，呈单相型提示无排卵。

20. B **解析**：疑为外阴阴道假丝酵母菌病取分泌物时选择10%氢氧化钠做混悬液目的是溶解其他细胞成分，去除杂菌，提高检出率。

21. D **解析**：直肠-腹部诊是指直肠和腹部的联合检查。适用于无性生活史、阴道闭锁或其他原因不宜行阴道检查的患者。

22. A　**解析**：阴道后穹窿穿刺术是协助诊断异位妊娠引起的内出血的重要辅助方法。

23. A　**解析**：宫颈刮片法为早期发现宫颈癌的重要方法。

24. B　**解析**：宫颈和颈管活检是确诊子宫颈病变性质的一种常用方法。

25. D　**解析**：阴道分泌物悬滴检查可以了解阴道洁净度。

26. A　**解析**：阴道分泌物悬滴检查前24小时避免性交、阴道灌洗或局部用药。

27. B　**解析**：月经史可记录为：初潮年龄（经期/周期）绝经年龄。

28. B　**解析**：尽量避免月经期进行妇科检查。若为异常阴道流血，检查前应进行外阴消毒，使用无菌器械和手套，避免感染。

29. C　**解析**：子宫颈刮片细胞学检查巴氏分类法检查结果为：Ⅰ级：正常。Ⅱ级：炎症。Ⅲ级：可疑癌。Ⅳ级：高度可疑癌。Ⅴ级：癌细胞。

30. A　**解析**：根据患者主诉及妇科检查，该患者患有阴道炎症，阴道分泌物检查常用于检查阴道内有无阴道毛滴虫、假丝酵母菌等感染。

31. B　**解析**：宫颈锥形切除术后，指导患者注意观察阴道出血情况，若出血多及时就诊；使用抗生素预防感染，禁止性生活和盆浴2个月。

32. C　**解析**：阴道镜检查是利用阴道镜将子宫颈的阴道部黏膜放大10～40倍，观察宫颈异常上皮细胞、异型血管及早期癌变，以便准确选择可疑部位，做宫颈活体组织检查。

33. C　**解析**：输卵管通液检查的禁忌证是生殖器官急性炎症、月经期或有不规则阴道流血、有严重的心、肺疾病、碘过敏者。

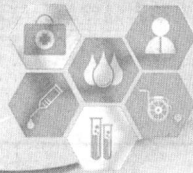

第十三章 女性生殖系统炎症患者的护理

考前划重点

第一节 外阴炎

一、疾病概要

要点		内 容
概述		外阴炎是外阴皮肤或黏膜的炎症
病因		①阴道分泌物、尿液、粪便、月经血、恶露等对外阴的刺激 ②穿着化纤内裤、月经垫透气性差、外阴局部潮湿等
临床表现	症状	外阴皮肤黏膜瘙痒、疼痛、有灼热感，于性交、活动、排尿、排便时加重
	体征	①局部血肿、糜烂，常有抓痕，严重者形成湿疹，偶见溃疡 ②慢性炎症者，皮肤黏膜粗糙增厚、皲裂或呈棕色改变
辅助检查		阴道分泌物检查，必要时检查血糖
治疗原则	局部治疗	**0.1%聚维酮碘液或1:5000高锰酸钾液坐浴**后局部用抗生素
	病因治疗	积极治疗糖尿病、尿瘘、粪瘘等

二、常见护理诊断/问题

要点	内 容
舒适度改变	与外阴瘙痒、灼痛有关
焦虑	与疾病影响正常性生活及治疗效果不佳有关
皮肤完整性受损	与病原体的侵蚀、炎症分泌物刺激有关

三、护理措施

要点	内 容
治疗配合	①教会患者坐浴的方法及注意事项:坐浴水温**40℃**左右,每日1~2次,每次15~ 30分钟,5~10次为一个疗程。坐浴时会阴部浸没于溶液,月经期停止坐浴 ②坐浴后涂抗生素软膏或紫草油 ③急性期还可用红外线或微波局部物理治疗

续表

要点	内 容
健康教育	①指导患者注意保持外阴清洁干燥，消除刺激来源 ②患病期间勿饮酒，少食辛辣食物 ③外阴部严禁搔抓，勿用刺激性药物或肥皂擦洗，穿纯棉内裤并经常更换 ④做好经期、孕期、分娩期及产褥期的卫生工作

第二节　前庭大腺炎

一、疾病概要

要点		内 容
概述		①病原体侵入前庭大腺引起的炎症 ②前庭大腺的位置：位于两侧大阴唇后 1/3 深部，腺管开口于处女膜与小阴唇之间 ③多见于育龄期女性
病因		①病原体：葡萄球菌、链球菌、大肠埃希菌、淋病奈瑟菌及沙眼衣原体 ②在**性交、流产、分娩**或其他情况污染外阴部时，病原体侵入腺管，初期引起前庭大腺导管炎。若感染进一步加重则形成前庭大腺脓肿。脓肿消退，但腺管口发生粘连闭塞，使分泌物不能排出，则形成前庭大腺囊肿
临床表现	症状	①多发生于一侧 ②急性期，**大阴唇下 1/3 处疼痛、肿胀**，严重时走路受限 ③小囊肿，一般无自觉症状；大囊肿，可感外阴坠胀或性交不适
	体征	①急性期局部可见皮肤红肿、发热、压痛明显 ②当**脓肿形成时触之有波动感**，脓肿直径可达 3～6 cm，可自行破溃 ③发热患者可有腹股沟淋巴结肿大 ④若为囊肿则可触及无痛性囊性肿物，呈圆形，边界清楚
治疗原则	药物治疗	根据病原体选择敏感的抗生素控制急性炎症
	手术治疗	脓肿形成或囊肿较大时可切开引流并做造口术

二、常见护理诊断/问题

要点	内 容
疼痛	与炎症刺激有关

三、护理措施

要点	内 容
一般护理	①急性期卧床休息，保持局部清洁 ②可选用清热解毒中药局部热敷或坐浴

要点	内　容
用药护理	按医嘱给予抗生素
手术配合	①脓肿或囊肿切开后，局部放置引流条（需每日更换），注意观察引流物性质 ②消毒液棉球擦洗外阴，每日 2 次，伤口愈合后改用坐浴

第三节　阴道炎

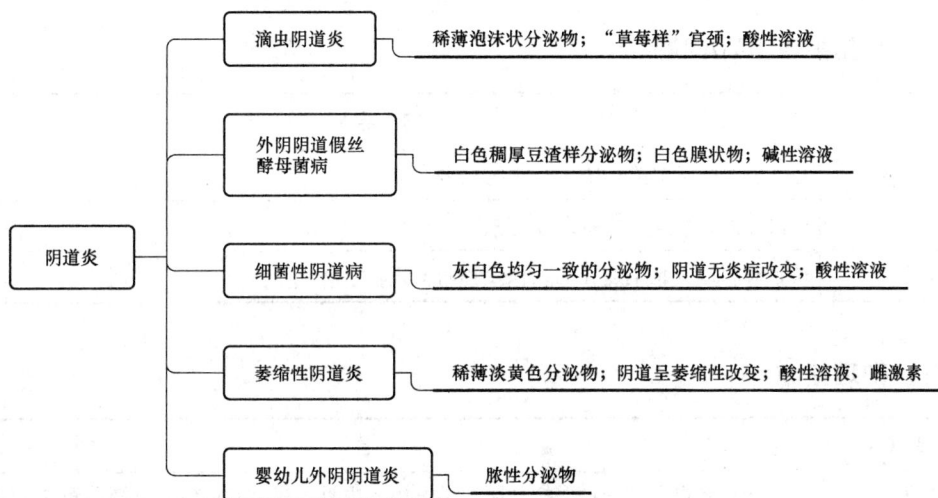

【滴虫阴道炎】

一、疾病概要

要点		内　容
病原体		阴道毛滴虫 ①温度 25 ℃～40 ℃、**pH 5.2～6.6** 的潮湿环境中适宜生长繁殖 ②寄生于阴道、尿道、尿道旁腺及男性的包皮皱褶、尿道或前列腺中
传播途径		①经性交直接传播（**主要的传播方式**） ②经游泳池、浴盆、衣物等间接传播 ③通过污染的器械及敷料造成医源性感染
临床表现	症状	①潜伏期为 4～28 天，25%～50%患者感染初期无症状（带虫者） ②主要症状：**阴道分泌物增多伴外阴瘙痒。分泌物典型特点为稀薄泡沫状，呈脓性**，有其他细菌混合感染白带可呈黄绿色。瘙痒部位主要位于阴道口及外阴 ③伴随症状：局部灼热、疼痛、性交痛，合并尿路感染，可有尿频、尿痛 ④阴道毛滴虫能吞噬精子，影响精子在阴道内存活，可**造成不孕**
	体征	①阴道黏膜充血，严重者有散在出血斑点，甚至宫颈有出血斑点，形成**"草莓样"宫颈** ②阴道后穹窿有多量白带，呈灰黄色、黄白色稀薄液体或黄绿色脓性分泌物，常呈泡沫状。带虫者阴道黏膜无异常改变

续表

要点	内 容	
辅助检查	①0.9%氯化钠溶液湿片法：敏感性 60%～70% ②培养法：准确性达 98%左右	
治疗原则	全身用药	①治愈此病，需全身用药 ②方法：甲硝唑或替硝唑 2 g，单次口服；甲硝唑 400 mg，每日 2 次，连服 7 日 ③妊娠合并滴虫阴道炎：甲硝唑 400 mg，每日 2 次，连服 7 日，以减轻患者症状
	局部治疗	甲硝唑阴道泡腾片 1 片，阴道塞药，1 次/天，10 日为一个疗程

二、常见护理诊断/问题

要点	内 容
舒适度改变	与外阴瘙痒、灼痛；阴道分泌物增多有关
焦虑	与治疗效果不佳，反复发作有关
知识缺乏	缺乏对阴道炎感染途径的认识及预防知识

三、护理措施

要点	内 容
一般护理	①指导患者自我护理：保持外阴清洁，患者**内裤、浴盆、浴巾应煮沸消毒 5～10 分钟以消灭病原体，避免交叉感染**。尽量避免搔抓外阴部 ②饮食指导：患病期间应减少刺激性食物的摄入
指导患者配合检查	告知患者取分泌物前 **24～48 小时避免阴道冲洗、性交、局部用药**；分泌物及时送检并注意保暖
用药护理	①为保证药物局部作用时间，阴道局部用药宜在**晚上睡前放置**。指导患者用 **1%乳酸或 0.1%～0.5%醋酸溶液坐浴**后，戴手套，用示指将药沿阴道后壁推进达阴道后穹窿 ②甲硝唑口服后偶见胃肠道反应、头痛、皮疹、白细胞减少等，及时报告医生并停药 ③**甲硝唑用药期间及停药 24 小时内、替硝唑用药期间及停药 72 小时内不宜哺乳、禁止饮酒** ④妊娠期用甲硝唑治疗滴虫阴道炎：以往曾认为甲硝唑有致畸作用，但最近研究显示人类妊娠期使用甲硝唑并未增加胎儿畸形率，因此应用甲硝唑时最好取得孕妇及其家属的知情同意
性伴侣治疗指导	滴虫阴道炎主要由性行为传播，**性伴侣应同时治疗**，治愈前应避免无保护性交
随访指导	①对症状持续存在或复发的患者进行随访及病原体检测 ②性活跃期女性患者应在最初感染 3 个月后重新筛查 ③**治愈标准：每次月经干净后复查分泌物，经连续检查 3 次，结果均为阴性后方为治愈**

【外阴阴道假丝酵母菌病】

一、疾病概要

要点		内　容
病原体		80%～90%为白假丝酵母菌；10%～20%为非白假丝酵母菌（光滑假丝酵母菌、近平滑假丝酵母菌、热带假丝酵母菌等） ①酸性环境适于其生长 ②不耐热，对干燥、日光、紫外线及化学试剂等抵抗力较强 ③为有酵母相（芽生孢子，无症状寄居和传播起作用）和菌丝相（侵袭组织能力强）的双相菌 ④条件致病菌，常见发病诱因有：长期使用抗生素；妊娠；糖尿病患者；大量应用免疫抑制剂；其他（服用含高雌激素的避孕药、穿紧身化纤内裤、肥胖等）
传播途径		①内源性传染（主要传播方式） ②通过性交直接传染 ③通过接触感染的衣物间接传染
临床表现	症状	①外阴、阴道口奇痒、灼痛 ②阴道分泌物增多，呈稠厚凝乳样或豆腐渣样 ③伴随症状：尿频、尿痛、性交痛
	体征	①外阴可见红斑、水肿、皮肤抓痕 ②小阴唇内侧、阴道黏膜附着白色膜状物
辅助检查		①分泌物悬滴法（10%KOH溶液做混悬液），在低倍镜下看到芽生孢子和假菌丝即可确诊 ②培养法准确率最高
治疗原则		**去除诱因**　积极治疗糖尿病；及时停用抗生素、雌激素、糖皮质激素
	应用抗真菌药物	根据患者情况选择局部或全身应用抗真菌药物。严重的患者，外阴部可应用低浓度糖皮质激素软膏或唑类霜剂 ①阴道用药：取咪康唑栓剂、克霉唑栓剂或制霉菌素栓剂放入阴道，1次/天，7～10日为一个疗程 ②全身用药：适用于不能耐受局部用药者、未婚女性及不愿采用局部用药者，可选用口服药物。常用氟康唑150 mg顿服

二、常见护理诊断/问题

要点	内　容
舒适度改变	与外阴瘙痒、灼痛、阴道分泌物增多有关
睡眠型态改变	与外阴瘙痒有关
焦虑	与治疗效果不佳，反复发作有关
知识缺乏	缺乏对阴道炎感染途径的认识及预防知识
皮肤完整性受损	与外阴瘙痒反复搔抓有关

三、护理措施

要点	内 容
一般护理	①指导患者自我护理：保持外阴清洁，每天用温开水清洗外阴，避免使用刺激性洗液。勤换内裤，用过的**内裤、盆、毛巾均用开水烫洗** ②饮食指导：患病期间应减少刺激性食物的摄入 ③治疗期间避免性生活
用药护理	①为提高用药效果，指导患者用**2%～4%的碳酸氢钠溶液**坐浴或阴道冲洗用药 ②教会患者正确的阴道用药方法 ③**妊娠期合并感染者以局部治疗为主，禁止口服唑类药物**
性伴侣治疗指导	①**无需对性伴侣进行常规治疗** ②对与女性患者接触后患有龟头炎的男性应进行假丝酵母菌检查和治疗
随访指导	①对症状持续存在或诊断后 2 个月内复发的患者，需再次复诊 ②复发性外阴阴道假丝酵母菌病患者在治疗结束后 7～14 日、1 个月、3 个月、6 个月各随访 1 次，3 个月及 6 个月时建议同时进行真菌培养

【细菌性阴道病】

一、疾病概要

要点		内 容
病因		阴道内正常菌群失调引起的混合感染。加德纳菌、厌氧菌等增多，乳酸杆菌减少，阴道内生态平衡系统改变而引起的疾病
临床表现	症状	①10%～40%的患者无临床症状 ②有症状者主要表现为**阴道分泌物增多，有鱼腥臭味** ③可伴有轻度外阴瘙痒和烧灼感
	体征	①分泌物多呈灰白色，**稀薄均质** ②阴道黏膜无红肿、充血等炎症表现
辅助检查		①胺臭味试验阳性 ②线索细胞阳性：线索细胞＞20% ③阴道分泌物 pH＞4.5
治疗原则	全身用药	甲硝唑 400 mg，口服，每日 2 次，共 7 日；或克林霉素 300 mg，每日 2 次，连服 7 日；或替硝唑 1 g，口服，每日 1 次，连服 5 日
	局部治疗	含甲硝唑栓剂 200 mg，每晚 1 次，连用 7 日；或 2%克林霉素软膏阴道涂布，每次 5 g，每晚 1 次，连用 7 日

二、常见护理诊断/问题

要点	内 容
舒适度改变	与外阴瘙痒、灼痛、阴道分泌物增多有关
焦虑	与疾病反复发作及外阴异常气味有关

三、护理措施

要点	内　容
一般护理	指导患者自我护理，保持外阴清洁干燥，避免搔抓，女性应停用碱性护理液。注意性卫生，治疗期间禁止性生活
用药护理	有症状患者及无症状有早产高风险孕妇均需治疗 ①分泌物多时指导患者用 **1%乳酸坐浴**，改善阴道内环境，抑制细菌生长 ②教会患者正确的阴道用药方法 ③告诉患者甲硝唑治疗的注意事项
随访指导	①治疗后无症状者不需常规随访 ②对妊娠合并细菌性阴道病的孕妇需要随访治疗效果 ③对症状持续或症状反复出现者，应告知患者复诊，接受治疗

【萎缩性阴道炎】

一、疾病概要

要点		内　容
病因		①常见于自然绝经、手术切除卵巢或盆腔放射治疗使卵巢去势绝经后的妇女，也可见于药物假绝经治疗或产后闭经的妇女 ②由于卵巢功能衰退，**雌激素水平降低**，阴道上皮萎缩，黏膜变薄，上皮细胞糖原减少，阴道内 pH 增高，导致阴道自净作用减弱，**局部抵抗力下降**，致病菌易入侵或繁殖，引起炎症 ③常见病原体为需氧菌、厌氧菌，或两者的混合感染
临床表现	症状	①**主要症状为阴道分泌物增多、外阴瘙痒**、灼热不适 ②阴道分泌物**稀薄，呈淡黄色**，感染严重时可呈脓血性白带，有臭味。黏膜有浅表溃疡时，阴道分泌物可为血性，有的患者有点滴出血 ③由于阴道黏膜萎缩，可伴有性交痛
	体征	①**阴道呈萎缩性改变**，上皮皱襞消失、菲薄、萎缩 ②阴道黏膜充血，表面可伴**散在小出血点** ③严重时可形成浅表溃疡，继而引起阴道粘连、狭窄，甚至闭锁，若分泌物引流不畅，可致宫腔积脓或阴道积脓
辅助检查		①阴道分泌物检查见大量白细胞及基底层细胞而无滴虫及假丝酵母菌 ②血性白带者，需常规做宫颈细胞学检查，必要时行分段诊刮，以排除宫颈癌和子宫内膜癌
治疗原则		**应用抗生素抑制细菌生长，补充雌激素增加阴道抵抗力** ①抑制细菌生长：甲硝唑 200 mg 或诺氟沙星 100 mg，置入阴道深部，每日 1 次，7～10 日为一个疗程。对于阴道局部干涩明显者，可用润滑剂 ②增加阴道抵抗力：补充**雌激素**，可局部用药，也可全身用药。雌三醇软膏局部涂抹，每日 1～2 次，14 日为一个疗程。全身用药可予口服替勃龙 2.5 mg，每日 1 次

二、常见护理诊断/问题

要点	内　容
舒适度改变	与阴道分泌物增多、外阴瘙痒、灼痛有关
皮肤完整性受损	与炎症刺激有关
焦虑	与疾病反复发作有关

三、护理措施

要点	内　容
一般护理	嘱患者保持外阴清洁，减少刺激。指导患者勤换内裤，穿棉织内裤等
用药护理	①指导患者用 1%乳酸或 0.5%醋酸冲洗阴道，改善阴道内环境，抑制细菌生长 ②教会患者正确的阴道用药方法 ③乳腺癌或子宫内膜癌患者慎用雌激素

【 婴幼儿外阴阴道炎 】

一、疾病概要

要点		内　容
易感年龄		常见于 5 岁以下幼女，多于外阴炎并存
病因		①诱因：婴幼儿外阴发育差，不能遮盖尿道口及阴道前庭；阴道内弱碱性环境及不良卫生习惯 ②常见病原体：葡萄球菌、链球菌及大肠埃希菌等，阴道滴虫或白假丝酵母菌也可引起感染
传播途径		可通过患病母亲、保育员的手或幼儿园儿童的衣物、毛巾、浴盆等间接传播
临床表现	症状	①主要症状为阴道分泌物增多，呈脓性 ②临床上多由母亲发现婴幼儿内裤上有脓性分泌物而就诊 ③部分患儿有泌尿系感染症状。若小阴唇粘连，排尿时可出现尿流变细或分流
	体征	①外阴及阴道口黏膜充血、水肿，有脓性分泌物自阴道口流出 ②病变严重者，外阴表面可见溃疡，小阴唇可发生粘连，遮盖阴道口或尿道口
辅助检查		用细棉拭子或吸管取阴道分泌物做病原学检查，以明确病原体，必要时行细菌培养
治疗原则	抗生素治疗	针对病原体应用抗生素抑制细菌生长
	其他治疗	①有蛲虫者，给予驱虫治疗 ②有阴道异物者，及时取出异物 ③有小阴唇粘连者，外涂雌激素软膏

二、常见护理诊断/问题

要点	内　容
舒适度改变	与外阴部疼痛、瘙痒，阴道分泌物增多等有关
皮肤完整性受损	与分泌物的增多、搔抓或是用药不当有关

三、护理措施

要点	内　容
一般护理	①注意婴幼儿卫生，保持外阴清洁、干燥，勤换内裤 ②避免穿开裆裤，减少污染机会 ③养成良好的卫生习惯，用清洁的卫生纸，由前方向后方擦拭，便后清洗外阴 ④防止交叉感染，专物专用，衣物分开洗，减少共浴、盆浴
健康指导	①指导患儿家长为患儿做好用药前、后手的卫生 ②协助患儿保持双手的清洁，避免搔抓引起感染加重

第四节　子宫颈炎

要点	内　容
子宫颈炎症	①指子宫颈阴道部炎症及宫颈管黏膜炎症 ②临床上多见的子宫颈炎症是急性子宫颈管黏膜炎

【急性子宫颈炎】

一、疾病概要

要点		内　容
急性子宫颈炎		指以宫颈管黏膜柱状上皮感染为主，局部充血、水肿，上皮变性、坏死，黏膜、黏膜下组织、腺体周围见大量中性粒细胞浸润，腺腔中可有脓性分泌物
病因及病原体	性传播疾病病原体	沙眼衣原体、淋病奈瑟菌，主要见于性传播疾病的高危人群。易感染子宫颈管柱状上皮，还常侵袭尿道移行上皮、尿道旁腺及前庭大腺
	内源性病原体	主要包括需氧菌和厌氧菌，如链球菌、葡萄球菌，常见于感染性流产和产褥感染
临床表现	症状	①大部分患者无症状 ②有症状者主要表现为阴道分泌物增多，呈黏液脓性 ③经间期出血、性交后出血
	体征	①妇科检查见子宫颈充血、水肿、黏膜外翻，有黏液脓性分泌物附着甚至从子宫颈管流出 ②接触性出血

续表

要点	内　容
辅助检查	①宫颈管分泌物或阴道分泌物检查 ②核酸扩增试验行淋病奈瑟菌、沙眼衣原体检测 ③淋病奈瑟菌培养
治疗原则	**主要为抗生素药物治疗** ①根据不同情况采用经验性抗生素治疗及针对病原体的抗生素治疗 ②单纯急性淋病奈瑟菌性子宫颈炎，可选用第三代头孢菌素，一般主张单次、大剂量给药。如头孢曲松钠 250 mg，单次肌内注射；或头孢噻肟钠 1 g，单次肌内注射；不能接受者，可选用氨基糖苷类抗生素中的大观霉素 4 g，单次肌内注射 ③沙眼衣原体感染性子宫颈炎，可选用四环素类，如多西环素 100 mg，每日 2 次，连服 7 日；红霉素类，如阿奇霉素 1 g，单次顿服 ④淋病奈瑟菌感染常伴有衣原体感染，因此，淋菌性子宫颈炎治疗时除选用抗淋病奈瑟菌药物外，同时应用抗衣原体感染药物 ⑤合并细菌性阴道病者，应同时治疗细菌性阴道病，否则将导致子宫颈炎持续存在

二、常见护理诊断/问题

要点	内　容
舒适度改变	与阴道分泌物增多等有关
知识缺乏	缺乏相关疾病知识

三、护理措施

要点	内　容
一般护理	①加强会阴的护理，保持会阴清洁、干燥，每日勤换内裤 ②高蛋白、高维生素饮食
治疗配合	①遵医嘱针对病原体给予全身抗生素治疗 ②观察病情变化及药物反应 ③体温过高者给予物理降温

【慢性子宫颈炎】

一、疾病概要

要点	内　容	
慢性子宫颈炎	指宫颈间质内有大量淋巴细胞、浆细胞等慢性炎细胞浸润，可伴有宫颈腺上皮及间质的增生和鳞状上皮化生	
病因	①可由急性子宫颈炎迁延而来，也可由病原体持续感染所致 ②病原体与急性子宫颈炎相似	
病理	**慢性子宫颈管黏膜炎**	子宫颈管内柱状上皮及外移至宫颈阴道部的柱状上皮的慢性炎症

要点		内　容
病理	子宫颈息肉	子宫颈管腺体和间质的局限性增生，突出于宫颈外口形成息肉。息肉可有一个或多个不等，色红，呈舌型，质软而脆，可有宽窄不一的蒂附着在子宫颈外口或子宫颈管内
	子宫颈肥大	慢性炎症的长期刺激导致子宫颈腺体及间质增生。子宫颈深部的腺囊肿也可使子宫颈呈不同程度肥大，质地变硬
临床表现	症状	①大部分患者无症状 ②少数患者可有**阴道分泌物增多**，淡黄色或脓性，性交后出血，月经间期出血，偶有分泌物刺激引起外阴瘙痒
	体征	妇科检查可见子宫颈黏膜外翻、水肿或宫颈呈糜烂样改变，少数严重者可呈颗粒状或乳头状突起，表面覆有黄色分泌物或宫颈口可见黄色分泌物流出。也可见宫颈息肉、宫颈肥大
辅助检查		①对于宫颈糜烂样改变者需进行炎症的相关检查（同急性子宫颈炎），以及细胞学、HPV检测，必要时行阴道镜及活组织检查以除外宫颈上皮内病变或宫颈癌 ②宫颈息肉切除后送病理检查
治疗原则		①**宫颈糜烂样改变**无炎症表现，仅为生理性柱状上皮异位，无需处理。伴有接触性出血、分泌物明显增多或表面呈颗粒状或乳头状突起，未检测到性传播疾病病原体，并排除宫颈鳞状上皮内病变及宫颈癌，可做物理治疗 ②**宫颈息肉**：行息肉摘除术，并送病理检查 ③**宫颈肥大**：无引起宫颈肥大的其他原因，一般无需治疗

二、常见护理诊断/问题

要点	内　容
组织完整性受损	与宫颈上皮糜烂、炎症刺激有关
舒适度改变	与阴道分泌物增多有关
焦虑	与担心长时间患有宫颈炎导致宫颈癌的发生率增加有关

三、护理措施

要点	内　容
一般护理	加强会阴的护理，保持会阴清洁、干燥，减少局部摩擦
物理治疗护理	常用物理治疗方法有激光治疗、冷冻治疗、红外线凝结疗法或微波疗法等，其主要原理是用物理的方法将宫颈糜烂样改变的部位组织破坏，使其结痂脱落，为新生的鳞状上皮覆盖，治愈时间一般需 3～4 周，病变严重者需 6～8 周。接受物理治疗的患者注意： ①接受物理治疗前应**常规行宫颈细胞学检查，排除早期宫颈癌** ②排除急性生殖道炎症 ③治疗时间选择在**月经干净后 3～7 日内进行** ④术后应每日清洗外阴，保持外阴清洁，创面尚未愈合期间（4～8 周）**禁止盆浴、性交和阴道冲洗 2 个月** ⑤患者治疗后均有阴道分泌物增多，在宫颈创面痂皮脱落前，阴道有大量黄水流

要点	内 容
物理治疗护理	出，术后 **1～2** 周创面脱痂时可有少许出血，如出血量多需及时就诊 ⑥一般于两次月经干净后 3～7 日复查，了解创面愈合情况，同时注意观察有无宫颈管狭窄。未痊愈者可择期再做第 2 次治疗

第五节　盆腔炎性疾病

一、疾病概要

要点		内 容
概念		女性上生殖道的一组感染性疾病，主要包括子宫内膜炎、输卵管炎、输卵管卵巢脓肿、盆腔腹膜炎。最常见的是输卵管炎
女性生殖器官自然防御功能	女性生殖道的解剖特点	两侧大阴唇自然合拢、阴道前后壁紧贴、宫颈内口紧闭
	生理生化特点	**阴道自净作用**（阴道上皮在卵巢**雌激素**作用下增生变厚。上皮细胞中含有丰富的糖原，在**阴道杆菌**作用下分解为乳酸，维持阴道正常的**酸性环境，pH≤4.5，多在 3.8～4.4 之间**，从而增强抵抗病原体侵入的能力）、子宫颈分泌大量富含乳铁蛋白及溶菌酶的黏液栓、子宫内膜周期性剥脱、输卵管黏膜上皮细胞的纤毛向宫腔方向摆动及输卵管的蠕动等清除侵入的病原体
	局部免疫系统	宫颈和子宫黏膜聚集有大量淋巴细胞及其分泌的细胞因子，具有抗感染作用
病原体	外源性病原体	主要是性传播疾病的病原体，以淋病奈瑟菌、沙眼衣原体等常见
	内源性病原体	主要来自于寄居阴道内的菌群，包括需氧菌和厌氧菌，多为混合感染。需氧菌常见有溶血性链球菌、金黄色葡萄球菌等；厌氧菌常见有脆弱类杆菌、消化链球菌、消化球菌等，易形成盆腔脓肿，脓液有粪臭并有气泡
感染途径	**沿生殖道黏膜上行蔓延**	病原体侵入外阴、阴道后，沿生殖道黏膜上行，经宫颈、子宫内膜、输卵管黏膜到达卵巢及腹腔，**是淋病奈瑟菌、沙眼衣原体等引起非妊娠期、非产褥期盆腔炎性疾病的主要感染途径**
	经淋巴系统蔓延	病原体由生殖道创伤处的淋巴管侵入，经丰富的淋巴系统扩散蔓延至盆腔结缔组织、子宫、输卵管、卵巢和腹膜，是流产后感染、产褥感染及放置宫内节育器后感染的主要感染途径。多见于**链球菌、大肠埃希菌、厌氧菌感染**
	经血循环传播	病原体先侵入人体的其他系统，再经过血液循环感染生殖器官。是结核菌感染的主要途径
	直接蔓延	腹腔脏器炎症可直接蔓延到内生殖器官，如**阑尾炎可导致右侧输卵管炎**
病理		盆腔炎性疾病的病理变化主要包括：急性子宫内膜炎及子宫肌炎；急性盆腔结缔组织炎；急性盆腔腹膜炎；输卵管炎、输卵管积脓、输卵管卵巢脓肿，病情严重者可出现败血症和脓毒血症
		若盆腔炎性疾病没得到及时治疗，可能会产生盆腔炎性疾病后遗症。其主要病理改变为**粘连、增生、组织破坏及瘢痕形成**，导致：①输卵管阻塞、输卵管增粗；②输卵管卵巢粘连形成输卵管卵巢肿块；③输卵管积水或输卵管卵巢囊肿；④主、骶韧带增生、变厚，若病变广泛，可使子宫固定

二、临床表现

要点		内 容
盆腔炎性疾病	症状	①常见症状为下腹痛、发热、异常阴道分泌物或异常阴道出血 ②病情严重时，可有寒战、高热、头痛、食欲减退等全身症状 ③发生腹膜炎时，可出现恶心、呕吐、腹泻、腹胀、里急后重等消化系统症状 ④有脓肿形成者，可有局部压迫刺激症状 ⑤输卵管炎患者继发或同时存在右上腹痛者，应该考虑肝周围炎的可能
	体征	①病情轻者可无明显异常，或妇科检查宫颈举痛、宫体或附件区压痛 ②病情严重者，呈急性病容，心率加快，体温升高，下腹压痛、反跳痛、肌紧张，腹胀，肠鸣音减弱或消失 ③妇科检查：阴道大量脓性分泌物；宫颈举痛；宫体稍增大、有压痛、活动受限；子宫旁一侧或两侧压痛明显，可增厚或触及明显压痛的包块
盆腔炎性疾病后遗症	症状	患者可出现低热、乏力、不孕、异位妊娠、**慢性盆腔痛**、盆腔炎性疾病反复发作等
	体征	①妇科检查：子宫正常大小或稍大，呈后倾后屈位、活动受限 ②子宫侧方片状增厚、压痛，宫骶韧带增粗、变硬，有触痛 ③可在盆腔一侧或两侧触及条索状增粗的输卵管或囊性肿物，活动多受限
辅助检查		①宫颈或阴道分泌物涂片、培养，以及核酸扩增检测病原体 ②血液检查：红细胞沉降率、血 C－反应蛋白升高 ③子宫内膜活检 ④阴道超声或磁共振检查

三、治疗原则

以抗生素治疗为主，必要时手术治疗。抗生素治疗的原则：经验性、广谱、及时、个体化。手术治疗主要适用于抗生素控制不佳的输卵管卵巢脓肿或盆腔脓肿。

四、常见护理诊断/问题

要点	内 容
疼痛	与盆腔感染有关
体温过高	与盆腔急性感染有关
知识缺乏	缺乏预防盆腔感染的知识
焦虑	与盆腔感染治疗不彻底，炎症反复发作有关

五、护理措施

要点	内 容
一般护理	①卧床休息，给予**半卧位**，有利于脓液积聚于子宫直肠陷凹，从而使炎症局限 ②给予高热量、高蛋白、高维生素饮食，流质或半流质饮食

续表

要点	内 容
病情观察	①治疗期间，观察患者精神状态及营养状况，检查生命体征 ②观察腹痛有无加剧，有无寒战、发热、恶心、呕吐、腹部拒按等脓肿破裂的征象，一旦出现，及时通知医生
治疗配合	①遵医嘱及时、足量、有效地给予抗生素治疗，向患者及其家属解释抗生素治疗的重要性。注意用药的量、方法，观察患者用药后反应 ②高热者采用物理降温，腹胀患者应遵医嘱行胃肠减压。有腹痛、腰痛者需注意休息，必要时遵医嘱给予镇静、止痛药物以缓解症状。避免不必要的盆腔检查，以免炎症扩散。按医嘱纠正电解质紊乱和酸碱失衡 ③对接受抗生素治疗的患者，应在72小时内随诊以确定疗效，评估临床症状有无改善 ④盆腔炎性疾病后遗症患者可采取中西医结合方法松解盆腔粘连、改善局部血液循环、促进炎症吸收与消退。可采取激光、短波、超短波、微波等物理治疗方法，也可选择具有活血化瘀、清热利湿、温经散寒、行气活血作用的中药
心理护理	①要耐心向患者及其家属解释病情，多给予关心和帮助，尽可能满足其需求，减轻其恐惧、焦虑的心理 ②鼓励患者积极配合治疗，减轻患者和其家属的心理压力
健康教育	①指导患者做好经期、妊娠期及产褥期的健康知识宣教 ②指导性生活卫生，避免过早、过频性生活及多个性伴侣等，减少性传播疾病的发生；经期禁止性交 ③有下生殖道感染的患者，应及时治疗，防止炎症扩散 ④盆腔炎性疾病患者遵医嘱及时彻底治疗，以免发生后遗症。沙眼衣原体及淋病奈瑟菌感染的盆腔炎性疾病患者，可在治疗后4～6周复查病原体

考前必刷题

【A1型题】

1. 关于女性生殖系统的防御机制，叙述错误的是
   A. 两侧大阴唇自然合拢
   B. 阴道自净作用
   C. 子宫颈黏液栓
   D. 阴道pH维持在5～6
   E. 子宫内膜周期性剥脱

2. 外阴炎的临床表现不包括
   A. 外阴部瘙痒　　B. 外阴部疼痛
   C. 外阴部烧灼感　D. 外阴局部充血
   E. 外阴菜花样肿块

3. 关于前庭大腺炎的叙述，正确的是
   A. 好发于更年期妇女
   B. 月经期、产褥期细菌侵入腺管内引起
   C. 急性炎症消退后易形成前庭大腺脓肿

   D. 双侧同时感染
   E. 易发生癌变

4. 阴道稀薄泡沫样分泌物见于
   A. 萎缩性阴道炎
   B. 外阴阴道假丝酵母菌病
   C. 滴虫阴道炎
   D. 慢性宫颈炎
   E. 淋菌性阴道炎

5. 关于外阴阴道假丝酵母菌病的叙述，错误的是
   A. 主要通过性生活直接传染
   B. 孕妇容易发病
   C. 选用抗真菌药物治疗
   D. 外阴瘙痒
   E. 糖尿病患者容易发病

6. 关于萎缩性阴道炎的叙述，正确的是
   A. 常见于围绝经期妇女

B. 阴道壁常有较深溃疡

C. 窥器见阴道黏膜大片出血斑点

D. 口服尼尔雌醇有效

E. 局部用药前应先用碱性液体阴道冲洗

7. 孕妇并发外阴阴道假丝酵母菌病，其白带特点为

A. 稀薄状　　　　　　B. 黄水样

C. 泡沫状　　　　　　D. 豆渣状

E. 脓血样

8. 关于阴道炎的叙述，正确的是

A. 妊娠期间不易发生滴虫阴道炎

B. 滴虫阴道炎夫妻间不会相互传染

C. 绝经后雌激素水平降低，易引起外阴阴道假丝酵母菌病

D. 滴虫阴道炎以局部治疗为主

E. 人体口腔、阴道黏膜、肠道存在的假丝酵母菌可相互传染

9. 最适合宫颈息肉的治疗方法是

A. 电熨

B. 冷冻

C. 息肉摘除术

D. 息肉摘除并送病理检查

E. 激光

10. 关于盆腔炎性疾病的叙述，错误的是

A. 盆腔炎性疾病大多发生在性活跃期的女性

B. 最常见的为输卵管炎

C. 腹痛为主要症状

D. 可发生癌变

E. 可导致不孕

11. 下列针对滴虫阴道炎患者的指导措施中，正确的是

A. 性生活后行阴道分泌物检查效果更好

B. 哺乳期妇女口服甲硝唑不影响哺乳

C. 2%碳酸氢钠溶液坐浴后阴道用药效果更好

D. 治疗期间禁止进入公共游泳池

E. 性生活不受影响

12. 关于慢性宫颈炎物理疗法的叙述，正确的是

A. 治疗前应肉眼检查排除宫颈癌

B. 物理疗法是目前治疗有症状的宫颈糜烂样改变疗效较好，疗程最短的方法

C. 冷冻疗法术后阴道排液最少

D. 病变较深者物理治疗后需1～2周治愈

E. 除月经期外都可进行治疗

13. 阴道毛滴虫适宜生活的环境是

A. pH 4.2～5.2　　　B. pH 5.2～6.6

C. pH 6.6～7.6　　　D. pH 7.6～8.2

E. pH 8.2～8.8

14. 外阴阴道假丝酵母菌病的易感人群不包括

A. 孕妇　　　　　　　B. 糖尿病妇女

C. 绝经妇女　　　　　D. 长期使用抗生素者

E. 接受大量雌激素治疗者

15. 关于盆腔炎性疾病后遗症的临床表现，叙述错误的是

A. 下腹部及腰骶部酸痛，常于月经期、劳累后加重

B. 常有月经失调、经量增多、痛经

C. 一般不影响受孕

D. 妇科检查子宫呈后位，活动受限

E. 可有神经衰弱症状

【A2 型题】

16. 患者女性，35 岁。自诉 3 天来外阴奇痒、灼痛，坐卧不宁，并伴有尿频、尿痛。妇科检查：阴道黏膜红肿并附有白色膜状物，皮肤有抓痕，阴道分泌物呈豆渣样。应诊断为

A. 淋病　　　　　　　B. 尖锐湿疣

C. 前庭大腺炎　　　　D. 滴虫阴道炎

E. 外阴阴道假丝酵母菌病

17. 患者女性，25 岁。因外阴瘙痒烧灼感入院。氨试验有烂鱼样腥臭味。应诊断为

A. 外阴阴道假丝酵母菌病

B. 细菌性阴道病

C. 外阴瘙痒症

D. 非特异性阴道炎

E. 滴虫阴道炎

18. 需要夫妇同时治疗的生殖系统炎症是

A. 前庭大腺炎

B. 滴虫阴道炎

C. 外阴阴道假丝酵母菌病

D. 萎缩性阴道炎

E. 细菌性阴道病

19. 患者女性，26岁。因急性下腹痛伴发高热就诊，诊断为盆腔炎性疾病入院治疗。患者应采取的体位是

A. 平卧　　　　　　B. 左侧卧位

C. 半卧位　　　　　D. 头低位

E. 膝胸卧位

20. 患儿女，2岁。外阴痛痒1周，检查外阴部皮肤有抓痕，红肿，有脓性分泌物自阴道流出。分泌物检查发现蛲虫卵。诊断为婴幼儿阴道炎。下列护理方法中，不恰当的是

A. 指导病儿家长注意为病儿局部用药前、后手的卫生

B. 协助病儿保持双手的清洁

C. 治疗期间勤换内裤

D. 保持病儿外阴清洁干燥

E. 帮助病儿轻轻搔抓

【A3/A4 型题】

（21～22题共用题干）

患者女性，65岁，近半个月来阴道流黄水样分泌物，有时伴血性分泌物。妇科检查：外阴、阴道黏膜菲薄、充血。经检查初步排除女性生殖系统肿瘤。

21. 考虑可能性比较大的疾病是

A. 滴虫阴道炎

B. 外阴阴道假丝酵母菌病

C. 萎缩性阴道炎

D. 细菌性阴道病

E. 慢性子宫颈炎

22. 护士向患者介绍阴道炎症知识时，不恰当的说法是

A. 阴道上皮变薄，糖原含量减少

B. 为化脓性细菌的混合感染

C. 可用碱性溶液冲洗阴道

D. 用小剂量雌激素局部治疗

E. 如血性白带，需防癌检查

（23～25题共用题干）

患者女性，28岁。因下腹痛2天入院，呈急性病容，下腹有压痛、反跳痛、肌紧张。妇科检查：阴道充血，有大量脓性分泌物，有臭味；宫颈充血，水肿，举痛；后穹窿触痛明显；宫体及宫旁压痛明显。T 39.5℃，P 90次/分，R 20次/分。

23. 该患者应诊断为

A. 盆腔炎性疾病　　　B. 急性阑尾炎

C. 宫外孕　　　　　　D. 卵巢肿瘤蒂扭转

E. 急性胃肠炎

24. 护士评估患者时，重点询问的内容不包括

A. 月经史

B. 生育史

C. 个人生活习惯

D. 婚姻状况及同居情况

E. 个人教育背景

25. 下列处理措施中，错误的是

A. 给予物理降温

B. 给予补充营养，增加液体摄入

C. 选择抗生素治疗

D. 给予清热解毒、活血化瘀的中药

E. 给予清宫术

【护考传真】

26. 患者女性，35岁，已婚。主诉近日白带增多，外阴瘙痒伴灼痛1周。妇科检查：阴道内多量灰白泡沫状分泌物，阴道壁散在红色斑点。有助于诊断的检查是（2015）

A. 阴道分泌物涂片检查　B. 宫颈刮片

C. 盆腔B超　　　　　　D. 诊断性刮宫

E. 阴道镜检查

27. 治疗厌氧菌性急性盆腔炎，首选的抗生素是（2015）

A. 青霉素　　　　　　B. 甲硝唑

C. 红霉素　　　　　　D. 头孢拉定

E. 阿莫西林

28. 患者女性，32 岁。因白带增多伴下腹坠痛 3 个月就诊，诊断为宫颈柱状上皮异位，2 日前行宫颈锥形切除术，护士指导患者出院后禁止性生活及盆浴的时间应是（2016）

    A. 1 个月　　　　　　B. 2 个月

    C. 3 个月　　　　　　D. 4 个月

    E. 5 个月

（29~30 题共用题干）

    患者女性，30 岁。既往有盆腔炎病史，因未能得到及时正确的治疗，目前出现炎症广泛粘连，组织破坏，输卵管堵塞卵巢肿块，主韧带、骶韧带增宽、变厚。（2018）

29. 该患者目前应诊断为

    A. 急性肝周围炎

    B. 盆腔炎性疾病后遗症

    C. 急性败血症

    D. 急性盆腔结缔组织炎

    E. 急性脓毒血症

30. 下列针对该患者的健康教育中，正确的是

    A. 需立刻复查沙眼衣原体

    B. 需立刻开腹手术除去病症

    C. 物理治疗，并减少不必要的检查

    D. 需立刻复查淋病奈瑟菌

    E. 物理疗法，利于炎症吸收和消退

【答案与解析】

1. D　解析：上皮细胞中含有丰富的糖原，在阴道杆菌作用下分解为乳酸，维持阴道正常的酸性环境，pH≤4.5，多在 3.8~4.4 之间，从而增强抵抗病原体侵入的能力。

2. E　解析：外阴菜花样肿块常见于尖锐湿疣和外阴癌早期病变的患者。

3. B　解析：前庭大腺炎好发于育龄期妇女，在性交、流产、分娩或其他情况污染外阴部时，病原体侵入腺管口，因炎症肿胀阻塞腺管口，渗出物不能外流形成前庭大腺脓肿。急性炎症消退后易形成前庭大腺囊肿，常单侧感染。

4. C　解析：滴虫阴道炎的主要症状为阴道分泌物增加伴外阴瘙痒，典型分泌物表现为稀薄泡沫状。

5. A　解析：外阴阴道假丝酵母菌主要为内源性传染。

6. D　解析：萎缩性阴道炎常见于绝经后妇女，阴道黏膜充血，阴道壁有散在小出血点或点状出血斑，有时见表浅溃疡。萎缩性阴道炎因雌激素水平降低、局部抵抗力下降引起，针对病因，补充雌激素是其主要治疗方法，可予口服尼尔雌醇治疗。局部用药前应先用酸性液体阴道冲洗。

7. D　解析：外阴阴道假丝酵母菌病的白带特点为凝乳样或豆腐渣样。

8. E　解析：假丝酵母菌适合生长在湿热的、酸性的环境中，高雌激素水平可使阴道酸性增强，引发外阴阴道假丝酵母菌病，如孕妇和大量雌激素治疗者。滴虫阴道炎可通过直接性行为和间接接触的方式进行传染。滴虫除可隐藏在阴道皱襞中，还可寄生于尿道、尿道旁腺、膀胱、肾盂以及男性包皮皱褶、尿道、前列腺等处，故应以全身治疗为主。人体口腔、阴道黏膜、肠道存在的假丝酵母菌可相互传染。

9. D　解析：宫颈息肉应行息肉摘除术，并送病理检查，以鉴别其他恶性疾病。

10. D　解析：盆腔炎性疾病未得到及时正确的治疗，可发生盆腔炎性疾病后遗症，即慢性盆腔炎。

11. D　解析：滴虫阴道炎患者取分泌物之前 24~48 小时应避免性交；甲硝唑可通过乳汁排泄，哺乳期妇女在用药后 24 小时内不宜哺乳；1%乳酸溶液坐浴后阴道用药效果更好；治疗期间应禁止性生活。

12. B　解析：慢性宫颈炎物理治疗前必要时行阴道镜及活组织检查以除外宫颈上皮内病变或宫颈癌。物理疗法是目前治疗有症状的宫颈糜烂样改变疗效较好，疗程最短的方法。冷冻疗法术后阴道排液增多，病变较深者物理治疗后需 4~8 周治愈。应在月经干净后 3~7 日治疗。

13. B　**解析**：阴道毛滴虫在温度25℃~40℃、pH5.2~6.6的潮湿环境中适宜生长繁殖。

14. C　**解析**：假丝酵母菌在酸性增强时适宜繁殖生长。孕妇、糖尿病妇女、接受大量雌激素治疗者阴道内糖原多，阴道内酸性增强；长期使用抗生素，使阴道内菌群失调，这些是外阴阴道假丝酵母菌病的易感因素。绝经妇女体内雌激素水平下降，阴道内酸性减弱，不利于假丝酵母菌繁殖生长。

15. C　**解析**：发生盆腔炎性疾病后遗症时，由于炎症使盆腔广泛粘连，可形成输卵管积水，引起不孕。

16. E　**解析**：外阴奇痒，妇科检查见阴道黏膜红肿并附有白色膜状物，阴道分泌物呈豆渣样，为外阴阴道假丝酵母菌病的临床特征。

17. B　**解析**：外阴瘙痒，氨试验有烂鱼样腥臭味考虑细菌性阴道病。

18. B　**解析**：阴道毛滴虫可寄生于阴道、尿道、尿道旁腺及男性的包皮皱褶、尿道或前列腺中，需要夫妇双方同时治疗。

19. C　**解析**：盆腔炎性疾病患者应采取半卧位，以利于炎症局限，减少毒素的吸收。

20. E　**解析**：婴幼儿阴道炎应避免搔抓，以免引起感染加重。

21. C　**解析**：患者为老年妇女，主要症状为阴道流黄水样分泌物，有时伴血性分泌物。妇科检查见外阴、阴道黏膜菲薄、充血符合绝经后妇女阴道炎体征。有血性分泌物但初步排除女性生殖系统肿瘤，考虑可能性比较大的疾病是萎缩性阴道炎。

22. C　**解析**：萎缩性阴道炎的发生与患者体内雌激素水平下降，阴道内酸性减弱有关，因此需用酸性溶液冲洗阴道。

23. A　**解析**：患者腹痛、发热、有大量脓性分泌物，宫颈举痛，宫体及宫旁压痛，符合盆腔炎性疾病的临床特征。

24. E　**解析**：盆腔炎性疾病发生的病因与个人教育背景无关。

25. E　**解析**：盆腔炎性疾病患者主要是采用抗生素治疗。高热患者给予物理降温，补充营养，增加液体摄入，可给予清热解毒、活血化瘀的中药。手术治疗主要适用于抗生素控制不佳的输卵管卵巢脓肿或盆腔脓肿，需进行开腹手术，不是清宫术。

26. A　**解析**：根据患者的症状，可初步诊断为滴虫阴道炎，为了明确诊断，可采用阴道分泌物涂片检查，以在镜下检出滴虫来确诊疾病。

27. B　**解析**：抗厌氧菌药物主要有甲硝唑、克林霉唑等，首选甲硝唑。

28. B　**解析**：宫颈锥形切除术后的护理措施与子宫颈炎物理治疗后的护理措施相同。物理治疗后应每日清洗外阴2次，保持外阴清洁，在创面尚未愈合期间（4~8周）禁盆浴、性交和阴道冲洗。

29. B　**解析**：盆腔炎性疾病后遗症是指盆腔炎性疾病未得到及时正确的治疗，可能会发生的一系列后遗症。主要病理改变为组织破坏、广泛粘连、增生及瘢痕形成，导致输卵管阻塞、输卵管增粗、输卵管卵巢肿块、输卵管积水或输卵管卵巢囊肿。盆腔结缔组织表现为主韧带、骶韧带增生变厚，若病变广泛，可使子宫固定。

30. E　**解析**：盆腔炎性疾病后遗症应采用综合治疗，包括物理疗法（可以促进盆腔局部血液循环，有利于炎症吸收和消退）、中药治疗、抗生素治疗、腹腔镜或手术探查（必要时）。

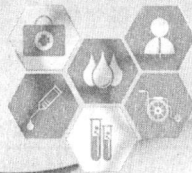

第十四章　女性生殖系统肿瘤患者的护理

考前划重点

第一节　子宫颈癌

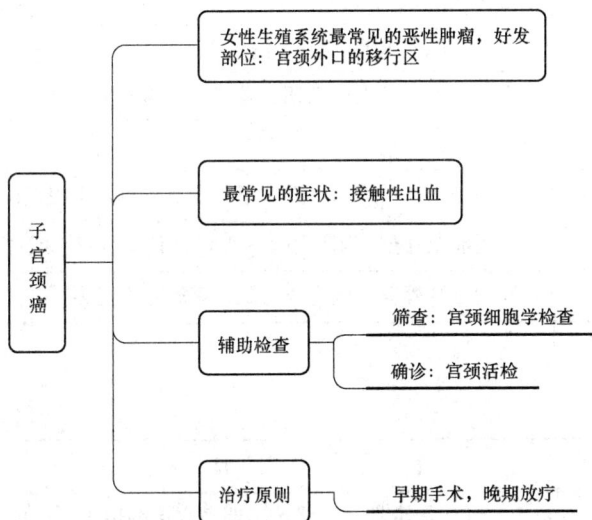

```
                    ┌─ 女性生殖系统最常见的恶性肿瘤，好发
                    │  部位：宫颈外口的移行区
                    │
                    ├─ 最常见的症状：接触性出血
          子宫颈癌 ─┤
                    │                  ┌─ 筛查：宫颈细胞学检查
                    ├─ 辅助检查 ───────┤
                    │                  └─ 确诊：宫颈活检
                    │
                    └─ 治疗原则 ─────── 早期手术，晚期放疗
```

一、疾病概要

要点	内　容
概述	①**子宫颈癌是最常见的妇科恶性肿瘤之一**，严重威胁妇女的生命。子宫颈癌发病率仅次于乳腺癌 ②高发年龄：50～55岁，近年来发病有年轻化的趋势 ③由于子宫颈癌有较长的癌前病变阶段，因此宫颈细胞学检查可使子宫颈癌得到早期诊断、早期治疗
病因	①**高危型人乳头瘤病毒（HPV）的持续感染是宫颈癌的主要致病因素**，如HPV16、HPV18，流行病学调查显示70%的宫颈癌和这两种亚型有关 ②促进HPV感染的因素：多个性伴侣、初次性生活＜16岁、早年分娩、多次分娩史。与高危男子（有阴茎癌、前列腺癌以及性伴侣患子宫颈癌的男性）性接触等。另外，还与吸烟、经济状况、种族、地域和免疫抑制有关

续表

要点	内　容	
发病机制	①子宫颈上皮由子宫颈阴道部鳞状上皮和宫颈管柱状上皮组成。胎儿期形成的原始鳞-柱交界部与青春期后形成的生理鳞-柱交界部之间的区域称移行带 ②移行带形成过程中，被覆的柱状上皮脱落被鳞状上皮替代有两种形式：鳞状上皮化生、鳞状上皮化 ③**宫颈外口的移行带为子宫颈癌的好发部位**	
病理	**鳞状细胞浸润癌**	占子宫颈癌的 **75%～80%**。按照局部大体观有 4 种类型：①外生型（菜花型）：**最常见**，易被早期发现；②内生型；③溃疡型；④颈管型
	腺癌	占子宫颈癌的 20%～25%。由于癌灶常向宫颈管内生长，故宫颈外观可正常，但子宫颈管膨大，形如桶状
	腺鳞癌	占子宫颈癌的 3%～5%。癌组织中含有鳞癌和腺癌两种成分
转移途径	**直接蔓延**	**最常见**，通过局部浸润或沿淋巴管浸润而侵犯邻近的组织和器官
	淋巴转移	是子宫颈癌**最重要**的转移途径
	血行转移	极少见，大多发生在**晚期**患者，可转移至肺、肝、骨骼等
临床分期	Ⅰ期	肿瘤局限在宫颈
	Ⅱ期	肿瘤超越子宫，但未达骨盆壁；累及阴道，未浸润阴道下 1/3
	Ⅲ期	肿瘤浸润至盆壁，阴道下 1/3 受累，有肾盂积水或肾无功能者
	Ⅳ期	肿瘤超出真骨盆范围，或膀胱、直肠黏膜受累

二、临床表现

要点	内　容	
症状	**阴道流血**	**是子宫颈癌最常见的症状**，早期**多为接触性出血**，即性生活或妇科检查后有少量阴道出血。也可表现为经量增多、经期延长或不规则阴道流血。出血量的多少与病灶大小、侵及间质内血管情况有关。出血时间早晚与子宫颈癌的病理类型有关。一般外生型出血较早、量多，内生型出血较晚
	阴道排液	白色、咖啡色或血性，呈水样或米泔样，常有腥臭味，若合并感染，可为脓性或恶臭分泌物
	晚期症状	癌肿侵犯或压迫周围脏器、组织或神经时可引起疼痛；癌肿侵犯膀胱时，可引起尿频、尿痛或血尿；压迫或侵犯两侧输尿管，可引起肾盂积水，严重时引起无尿，**尿毒症是子宫颈癌患者死亡的原因之一**；癌肿压迫或侵犯直肠，可出现里急后重、便血或排便困难，甚至形成直肠阴道瘘
体征	全身检查	早期无明显异常体征，晚期可有贫血貌等表现
	妇科检查	早期浸润癌患者局部可无明显病灶，子宫颈光滑或呈糜烂样改变。随病情发展，可出现不同体征。**外生型者**：子宫颈可见菜花状赘生物，组织脆易出血。**内生型者**：表现为子宫颈肥大、质硬、子宫颈管膨大。无论是外生型还是内生型，晚期癌组织坏死脱落，形成溃疡或空洞。阴道壁受侵时可见赘生物生长。宫旁组织受累时，盆腔三合诊检查可扪及宫旁组织增厚、结节状或形成"冰冻"骨盆

要点		内　容
辅助检查	宫颈脱落细胞学检查	用于宫颈癌筛查。巴氏染色Ⅲ级及以上可疑癌，需进一步行阴道镜下宫颈活组织检查以确诊
	阴道镜检查	阴道镜可放大10～40倍，观察宫颈阴道部病变更细微，提高诊断正确率
	碘试验	将碘溶液涂涂在宫颈阴道部，观察碘着色情况，在碘不着色区域取材，提高检出率
	子宫颈和宫颈管活组织检查	**宫颈癌确诊方法。**在宫颈鳞-柱上皮交界部3、6、9、12点或更多点取材，也可在碘试验、阴道镜引导下取材，**分瓶标记后送病理检查**。若宫颈刮片细胞学检查为Ⅲ级及以上，而宫颈活检阴性，应行宫颈管诊刮，刮出物送病理检查
	HPV DNA检查	检测有无HPV感染，并进行分型，高危型与宫颈癌密切相关

三、治疗原则

要点	内　容
手术治疗	①**主要治疗手段** ②主要用于ⅠA～ⅡA期的患者 ③根据分期、有无生育要求采取宫颈锥切、筋膜外全子宫切除术、改良广泛性子宫切除术+盆腔淋巴结清扫、广泛性子宫切除术+盆腔淋巴结清扫和腹主动脉旁淋巴结取样
放射治疗	①适用于子宫颈癌ⅡB、Ⅲ、Ⅳ期或无法手术的患者 ②早期以腔内照射为主，体外照射为辅；**晚期以体外照射为主，腔内照射为辅。**
化学药物治疗	适于晚期或复发转移的患者和根治性同期放化疗，也可用于手术前后的辅助治疗。常用抗癌药物有顺铂、紫杉醇、托泊替康等，多采用静脉联合化疗，也可用**动脉局部灌注化疗**，以使肿瘤组织局限

四、常见护理诊断/问题

要点	内　容
知识缺乏	与对子宫颈癌治疗认知不足有关
疼痛	与手术创伤或癌组织浸润有关
恐惧	与担忧生命受到威胁有关

五、护理措施

（一）日常护理

要点		内 容
一般护理	营养指导	兼顾患者的饮食习惯，指导患者摄入营养均衡的食物，维持体重不下降
	活动指导	卧床患者进行床上肢体活动指导，根据病情延迟下床活动时间，协助其翻身，防止压疮发生
	会阴清洁	会阴擦洗，每天2次；指导患者使用会阴垫，及时更换
	协助辅助检查	遵医嘱有序进行相关检查，并指导患者配合
病情观察		①对子宫颈癌术后患者，观察其有无阴道流血和各种引流管是否通畅，观察阴道流液的量、色、性质、气味，与体位关系等，观察有无淋巴囊肿 ②观察患者有无下腹和腰骶部疼痛，以及疼痛程度 ③观察患者术后有无并发症发生，以及有无放、化疗后的副反应 ④将观察情况及时报告医生，并遵医嘱进行处理
心理护理		关心患者，经常沟通，介绍相关知识，消除其恐惧心理，增强信心，帮助其度过悲哀时期。建立家庭支持关系，稳定家属情绪，提供心理安慰，使其配合治疗和护理

（二）治疗配合

要点		内 容
手术治疗		按腹部手术护理内容实施护理。注意： ①术前3天阴道冲洗，每天2次，有阴道出血的患者改为阴道擦洗。癌肿有活动性出血时，应用消毒纱条填塞止血，做好记录，遵医嘱按时取出或更换；常规备血800～1000 ml，以备术中使用 ②术后保持导尿管、盆腔引流管的通畅，遵医嘱拔除导尿管（留置**7～14天**）、引流管（**留置48～72小时**）。拔除导尿管前3天开始控制夹管，每2小时开放一次，以训练膀胱功能。拔除尿管后4～6小时测残余尿量1次，如超过100 ml则需继续留置尿管；少于100 ml者每日测1次，2～4次均在100 ml以内者说明膀胱功能已恢复
放射治疗	放疗前	予患者高蛋白、高维生素、易消化的饮食，保持受照射部位皮肤清洁，避免皮肤受损伤
	放疗中	患者应穿全棉柔软的内衣，避免照射部位皮肤受冷、热刺激，避免使用刺激性消毒剂、化妆品及粘贴胶布，以防损伤皮肤造成感染。鼓励患者多饮水，进食易消化的半流质饮食，少量多餐。注意观察身体的变化及血常规检查情况
	放疗后	保持外阴及照射部位皮肤清洁，注意放疗反应及并发症的发生
化学药物治疗		除化疗常规护理外，还应做好子宫动脉灌注化疗的护理
	术前护理	①重点备皮：术前1日备皮范围是脐水平至大腿上1/3，两侧至腋中线，腹股沟处最为重要 ②准确测量：**术前空腹体重与身高**，以准确计算化疗药物的剂量
	术后护理	①严密观察伤口出血量和阴道出血量，**穿刺点加压包扎24小时** ②防止逆行感染：术后保留尿管24小时；防止静脉血栓：术后24小时适当床上翻身活动，但**插管侧下肢制动24小时**，同时注意观察同侧的足背动脉搏动

要点	内　容
其他	阴道大量流血时，立即取平卧位，给氧，保暖，纱布或大棉球填塞、压迫宫颈，报告并配合医生抢救

（三）健康教育

要点	内　容
防癌宣教	提倡晚婚、少育，加强性卫生教育。注射子宫颈癌疫苗，阻断 HPV 持续感染，积极治疗宫颈上皮内瘤样病变，预防子宫颈癌
定期普查	对有性生活的女性，建议定期做宫颈刮片或 TCT 检查、阴道镜检查等，一般每年 1 次。有异常生殖道流血者应及时就诊
出院指导	向患者说明按时随访的重要性，指导患者定期复查。出院后 1 个月行首次复查，治疗后 2 年内每 3～6 个月复查 1 次，3～5 年内每 6 个月复查 1 次；第 6 年开始每年复查 1 次。复查内容包括妇科检查、胸片、血常规、阴道涂片细胞学检查、高危型 HPV 检测等

第二节　子宫肌瘤

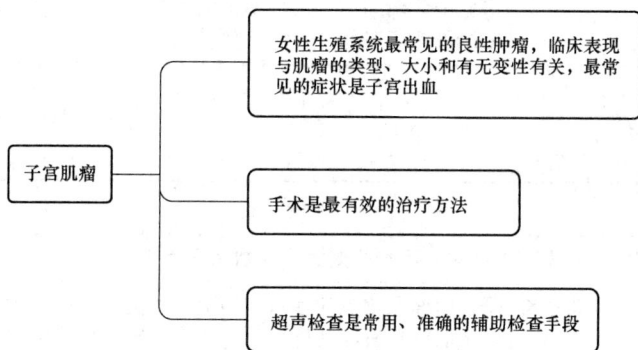

一、疾病概要

要点	内　容	
概述	**子宫肌瘤是女性生殖器官最常见的良性肿瘤**，多见于 25～50 岁育龄期妇女，由子宫平滑肌及结缔组织增生而成	
病因	①确切病因不明 ②肌瘤组织局部对**雌激素**的高敏感性是肌瘤发生的重要因素之一 ③孕激素有促进肌瘤有丝分裂、刺激肌瘤生长的作用	
分类	按肌瘤生长部位	宫体肌瘤和宫颈肌瘤
	按子宫肌瘤与子宫肌壁的关系	①**肌壁间肌瘤**：肌瘤在子宫肌壁内，周围被覆肌层，此类**最常见**，占 60%～70%

续表

要点		内　容
分类	按子宫肌瘤与子宫肌壁的关系	②浆膜下肌瘤：肌瘤向子宫浆膜面生长，突出于子宫表面，表面覆盖有浆膜层。约占20%。可形成带蒂浆膜下肌瘤、阔韧带肌瘤、游离性肌瘤 ③黏膜下肌瘤：肌瘤向宫腔方向生长，突出于宫腔，表面覆盖有子宫黏膜，也可形成蒂。占10%～15%
病理	巨体检查	肌瘤为实性球形结节，大小不一，单发或多发，与周围组织有明确界限，肌瘤周围有一层**假包膜**，手术剥离较容易。肌瘤常呈白色，质硬，切面呈**漩涡状或编织状**
	显微镜检	平滑肌纤维呈皱纹状排列，相互交叉，其间可有纤维结缔组织。细胞为椭圆形或短棒状，大小均匀，核深染
变性		肌瘤可因生长过快、血循环障碍发生各种退行性变，失去原有特征结构，称为肌瘤变性
	玻璃样变	**最常见**
	囊性变	玻璃样变继续发展，肌细胞坏死液化即可发生囊性变
	红色变性	**多发生于妊娠期或产褥期，为肌瘤的一种特殊类型坏死。可出现腹部剧痛**，伴恶心、呕吐、发热，白细胞计数升高
	肉瘤样变	发生率低，肌瘤恶变为肉瘤的概率小，仅为0.4%～0.8%，多见于绝经后子宫肌瘤伴疼痛和出血的患者
	钙化	多见于蒂部细小、血供不足的浆膜下肌瘤以及绝经后妇女的肌瘤。X线摄片可清楚看到钙化阴影

二、临床表现

要点		内　容
症状		**与肌瘤部位、有无变性相关，而与肌瘤大小、数目关系较小**
	经量增多、经期延长	**子宫肌瘤最常见的症状**。多见于大的肌壁间肌瘤及黏膜下肌瘤。黏膜下肌瘤伴有坏死感染时，可有不规则阴道流血或血样脓性排液。长期经量增多可继发贫血，出现乏力、心悸等症状
	下腹包块	肌瘤体积增大，超过妊娠3个月子宫大时，可于下腹部触及质硬块物，尤其在膀胱充盈时更明显
	分泌物增多	肌瘤使子宫内膜表面积增大，腺体分泌增加；黏膜下肌瘤脱出于子宫颈和阴道，一旦感染，可产生脓性或脓血性分泌物
	压迫症状	肿瘤压迫直肠可致排便困难；压迫泌尿系统可致尿频、尿急、排尿困难和肾盂积水等
	腹痛	带蒂肌瘤蒂扭转时，可出现急性腹痛；肌瘤红色样变时腹部剧痛；肌瘤脱出在子宫颈口和阴道感染时，可出现下腹痛；肌瘤压迫血管神经时，可出现腰酸、腹痛等
	其他	肌瘤使宫腔内环境变化，影响着床和胚胎发育，引起不孕、流产或早产；可形成软产道异常，导致梗阻性难产；可影响子宫收缩，导致产力异常或产后出血

要点		内　容
体征		与肌瘤大小、位置、数目及有无变性有关
	全身检查	有贫血貌，下腹部可触及实质性包块
	妇科检查	**子宫增大**，表面结节状突起。如黏膜下肌瘤脱出于子宫颈外口，窥器检查可见子宫颈口处有肿物，粉红色，表面光滑，子宫颈外口边缘清楚，合并感染时可见组织坏死和脓性分泌物
辅助检查	**B 型超声检查**	可区分子宫肌瘤与其他盆腔肿块
	磁共振检查	可准确判断子宫肌瘤大小、位置、数目
	其他	宫腔镜、腹腔镜、子宫输卵管造影等，可协助诊断

三、治疗原则

要点		内　容
随访观察		适用于无症状、瘤体小、尤其是近绝经期的妇女。每 3～6 个月随访一次
药物治疗		适用于症状较轻、临近绝经或全身情况较差不宜手术的妇女。需观察药物副反应
	促性腺激素释放激素类似物	常用亮丙瑞林或戈舍瑞林，连续使用 3～6 个月。停药后易反弹，用药超过 6 个月可出现绝经综合征及骨质疏松等
	米非司酮	每天 12.5 mg 口服，可作为术前用药或提前绝经使用，因其拮抗孕激素后增加子宫内膜病变的风险，故不适于长期使用
手术治疗	**手术指征**	**症状明显，致继发贫血、出现压迫症状、严重腹痛、性交痛或急慢性腹痛、肌瘤疑似恶变、影响妊娠等**
	手术途径	包括经腹、经阴道、经宫腔镜和腹腔镜下手术
	手术方式	①肌瘤切除术：适用于希望保留生育功能的患者，术后有 50%复发机会 ②子宫切除术：适用于不需保留生育功能的患者，或怀疑恶变者 ③子宫动脉栓塞术：适用于无生育需求者 ④子宫内膜切除术：适用于无生育需求者，在宫腔镜下施行

四、常见护理诊断/问题

要点	内　容
知识缺乏	与对子宫肌瘤治疗认知不足有关
有感染的危险	与生殖道流血、机体抵抗力降低有关
焦虑	与担忧生命受到威胁有关

五、护理措施

要点	内 容	
一般护理	①根据患者身体状况，予以含铁丰富的饮食，纠正贫血 ②指导患者术后早下床，注意循序渐进 ③会阴用 0.1%苯扎溴铵擦洗，每天 2 次，指导其使用会阴垫 ④遵医嘱有序进行相关检查，并指导患者配合	
病情观察	①子宫肌瘤手术治疗者，按腹部手术护理、观察 ②子宫肌瘤药物治疗者，监护药物用量、疗效及副反应（男性化症状及绝经综合征症状） ③观察阴道流血情况 ④将观察情况及时报告医生并遵医嘱处理	
治疗配合	随访观察护理	告知患者每 3～6 个月复查一次，通过盆腔检查、B 型超声检查等了解肌瘤的变化情况。并告知患者若出现异常阴道流血、腹部短期增大，应及时就诊
	药物治疗护理	予以药物治疗的患者遵医嘱给药，注意观察副反应
	手术治疗护理	按腹部、阴道手术患者的护理常规进行护理
心理护理	关心患者，及时了解其心理状态，介绍子宫肌瘤相关知识，指出其为良性病变，恶变可能性小，消除其顾虑，增强其治疗信心	
健康教育	①宣传子宫肌瘤相关知识，患者应在医务人员指导下正确使用雌激素。加强女性保健意识，定期妇科检查，预防为主，有病早治疗，不讳疾忌医 ②指导患者术后 1 个月返院复查，了解其恢复情况，术后 3 个月内禁止性生活，可做轻体力劳动。保持外阴清洁，有异常分泌物应及时就诊。加强营养，注意休息。如为肌瘤剔除术患者，术后 **2 年**应避孕	

第三节　子宫内膜癌

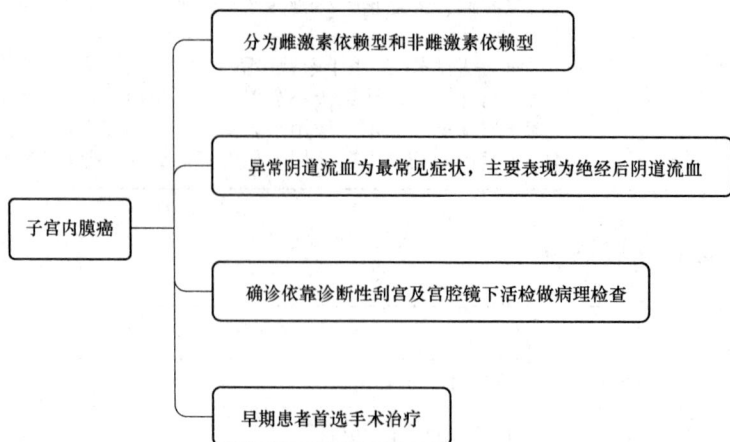

子宫内膜癌
- 分为雌激素依赖型和非雌激素依赖型
- 异常阴道流血为最常见症状，主要表现为绝经后阴道流血
- 确诊依靠诊断性刮宫及宫腔镜下活检做病理检查
- 早期患者首选手术治疗

一、疾病概要

要点		内　容
概述		①子宫内膜癌是发生于子宫内膜的一组上皮性恶性肿瘤，**以腺癌最常见** ②该病占女性生殖道恶性肿瘤的 20%～30%，是女性生殖道三大恶性肿瘤之一 ③**常发生于绝经后妇女**。平均发病年龄为 60 岁，75%发生于 50 岁以上的妇女
病因	雌激素依赖型（Ⅰ型）	在无孕激素拮抗的雌激素长期作用下，发生子宫内膜增生、不典型增生，继而癌变。此种类型多见，均为子宫内膜样腺癌，患者较年轻，常伴有肥胖、高血压、糖尿病、不孕或不育及绝经延迟，或伴有无排卵性疾病、功能性卵巢肿瘤、长期服用单一雌激素或他莫昔芬等病史，肿瘤分化较好，预后好
	非雌激素依赖型（Ⅱ型）	发病与雌激素无明确关系。这类子宫内膜癌的病理形态属少见类型，如子宫内膜浆液性癌、透明细胞癌、癌肉瘤等。多见于老年妇女，在癌灶周围可以是萎缩的子宫内膜，肿瘤恶性度高，分化差，预后不良
病理		子宫内膜癌多发生在**子宫底部**，尤其以子宫角附近多见，其次为子宫底部的后壁
	巨体检查	分为弥散型和局灶型
	显微镜检	分为内膜样腺癌（占 80%以上）、腺癌伴鳞状上皮分化、透明细胞癌和浆液性腺癌等
转移途径		子宫内膜癌早期病变局限于内膜，**生长慢，转移晚**，肿瘤组织局限在宫腔内的时间较长。转移途径**主要为直接蔓延和淋巴转移**；晚期可血行转移至肺、肝等组织器官
临床分期		采用 FIGO 2009 年的手术病理分期标准，大致将子宫内膜癌分为 4 期
	Ⅰ期	肿瘤局限于子宫体
	Ⅱ期	肿瘤侵犯宫颈间质，但无宫体外蔓延
	Ⅲ期	肿瘤局部或区域扩散
	Ⅳ期	肿瘤超出盆腔，膀胱、直肠受累，或有远处转移

二、临床表现

要点	内　容
症状	①在极早期常无明显症状 ②阴道流血：**主要表现为绝经后阴道流血。尚未绝经者可出现经量增多、经期延长、月经紊乱** ③阴道排液：多为血性液体或浆液性分泌物，合并感染则有恶臭、脓血性液体排出 ④疼痛及其他症状：肿瘤晚期，周围组织或神经被癌灶浸润压迫，可出现下腹及腰骶部疼痛；当宫颈被肿瘤组织侵犯，导致宫腔积脓时，可出现下腹胀痛及痉挛性疼痛。晚期可出现贫血、消瘦、恶变质等相应症状
体征	①早期妇科检查无异常发现 ②**晚期可有子宫增大**、变软，若伴宫腔积脓，子宫可有明显压痛，可见癌组织从宫口脱出，质脆，触之易出血。肿瘤向周围浸润时，宫旁或盆腔可触及结节状物

续表

要点	内 容
辅助检查	①**诊断性刮宫：是确诊子宫内膜癌最可靠的方法。**常行分段诊刮，先刮颈管，再探宫腔，最后刮宫腔。标本分瓶装并标记，送病理组织学检查 ②B 型超声检查：了解子宫大小、内膜厚度、宫腔形态、肌层浸润等 ③宫腔镜检查：可直接观察宫腔及宫颈管内有无癌灶存在，癌灶大小及部位，直视下活检 ④细胞学检查：仅为筛选法 ⑤其他：CT、MRI 等多用于治疗前评估；血清 CA125 测定有助于帮助诊断及疗效观察

三、治疗原则

要点		内 容
手术治疗		**早期患者手术治疗为主。**通过手术切除病灶，同时进行手术病理分期。根据病情选择手术方案，如全子宫切除术及双侧附件切除术；或行广泛子宫切除术及双侧附件切除术，同时行盆腔及腹主动脉旁淋巴清扫术；或肿瘤细胞减灭手术等
放射治疗		**适用于有手术禁忌证、晚期不宜手术及复发的患者，**可在术前或术后加用放射治疗，以提高疗效
药物治疗	孕激素	适用于晚期或复发患者，以及要求保留生育功能的年轻患者，选用高效孕激素，大剂量、长疗程应用，至少应用 12 周以上方可评定疗效。常用药物：醋酸甲羟孕酮、甲地孕酮、己酸孕酮
	化疗	适用于晚期、治疗后复发或有复发高危因素的患者。常用的化疗药物有顺铂、阿霉素、紫杉醇等

四、常见护理诊断/问题

要点	内 容
焦虑/恐惧	与担心危及生命、预后有关
营养失调	与疾病消耗等有关
有感染的危险	与抵抗力降低、阴道出血、手术、化疗、放疗有关

五、护理措施

要点	内 容
一般护理	①保证休息，加强营养 ②阴道流液较多时，应取半卧位。如有疼痛等不适时，可取舒适体位，深呼吸，必要时遵医嘱给药 ③会阴清洁：予会阴擦洗，每天 2 次，指导其使用消毒会阴垫 ④协助辅助检查：遵医嘱有序进行相关检查，并指导配合

要点	内　容
病情观察	①观察患者生命体征，药物副反应 ②观察患者阴道流血量、色、性状、气味，有无组织物掉出，及其与疼痛的关系，观察疼痛程度 ③观察患者阴道流液量、色、性状、气味
治疗配合	①手术治疗的患者按腹部手术常规做好护理 ②放疗的护理：给放疗患者讲解目的、方法、注意事项，放疗副反应的预防及护理 ③化疗的护理：（详见第十五章第三节） ④孕激素治疗的护理：告知患者药物副反应有水钠潴留、药物性肝炎等，应定期到医院检查，停药后可恢复
心理护理	向患者和家属介绍有关知识，使其认识到子宫内膜癌如及时治疗，预后较好，解除其顾虑，增强其治疗信心，耐心配合医务人员治疗。关心患者，多沟通，鼓励家人多陪伴和积极支持。
健康教育	①**防癌宣教：提倡适龄婚育，有高危因素的人群应加强检查。妇女应定期体检** ②与患者一起讨论、制定个性化的康复计划。根据医嘱用药继续治疗，出现异常及时救治 ③定期复查。复查时间：术后2～3年内每3个月随访1次，3年后每6个月1次，5年后每年1次。复查内容：妇科检查、胸部X线摄片、阴道细胞学检查、盆腹腔超声、血清CA125检测等

第四节　卵巢肿瘤

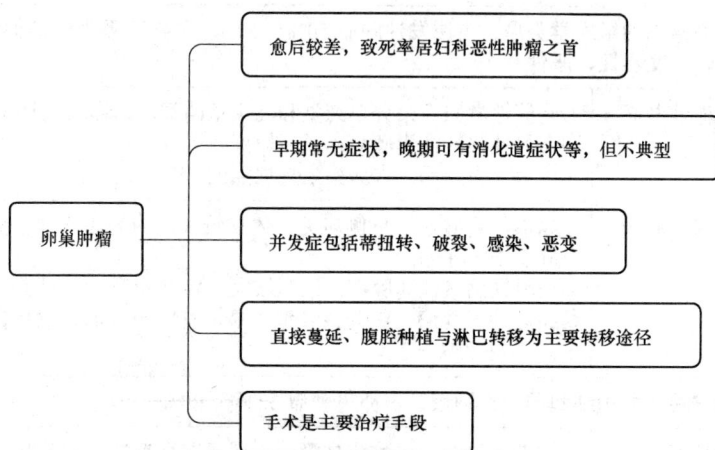

一、疾病概要

要点	内　容
概述	①卵巢肿瘤为女性生殖系统常见肿瘤，可发生于任何年龄 ②卵巢体积小，位于盆腔深部，卵巢肿瘤早期缺乏典型症状，恶性卵巢肿瘤早期病变不易发现，晚期缺乏有效的治疗手段，**致死率居妇科恶性肿瘤之首**

续表

要点		内　容
病因		确切病因尚不清楚，可能与家族史、高胆固醇饮食、内分泌紊乱、不孕或少育有关
恶性卵巢肿瘤的转移途径	直接蔓延和腹腔种植	**主要途径**，可在盆腹膜、大网膜、横膈、肝表面广泛生长，即使外观局限的肿瘤，也可有亚临床转移
	淋巴转移	**重要途径**，可转移到髂内淋巴结、髂外淋巴结、髂总淋巴结、腹主动脉旁淋巴结、腹股沟淋巴结。常转移到横膈，右膈下淋巴丛丰富最易被侵犯
	血行转移	晚期发生，早期血行转移少见
恶性卵巢肿瘤的临床分期	采用 FIGO 2006 年的手术病理分期标准，将恶性卵巢肿瘤大致分为 4 期	
	Ⅰ期	肿瘤局限于卵巢
	Ⅱ期	肿瘤除累及卵巢外，尚伴盆腔内扩散
	Ⅲ期	肿瘤除累及卵巢外，并有组织学证实的盆腔外腹膜转移和（或）局部淋巴结转移
	Ⅳ期	肿瘤除累及卵巢外，尚伴有远处转移

二、卵巢肿瘤的组织学分类及常见卵巢肿瘤病理特点

根据世界卫生组织（WHO）制定的组织学分类，卵巢肿瘤主要有 4 大类。

要点		内　容
上皮性肿瘤		**是最常见的组织学类型**，占原发性肿瘤 50%～70%，占卵巢恶性肿瘤 85%～90%。分为良性、交界性、恶性
	浆液性肿瘤	①浆液性囊腺瘤：分单纯型和乳头型两类。占卵巢良性肿瘤 25%左右 ②交界性浆液性囊腺瘤：预后较好 ③浆液性囊腺癌：占卵巢上皮性癌的 75%
	黏液性肿瘤	①黏液性囊腺瘤：单侧多见，体积较大，内为胶冻样黏液，占卵巢良性肿瘤 20%左右 ②交界性黏液性囊腺瘤：细胞核大，轻度异型，无间质浸润。预后较好 ③黏液性囊腺癌：细胞核异型明显，有间质浸润，预后较差。占卵巢上皮癌的 20%
生殖细胞肿瘤		**为来源于生殖细胞的一组肿瘤，占卵巢肿瘤 20%～40%**
	畸胎瘤	①**成熟畸胎瘤：又称皮样囊肿，属于卵巢良性**，占畸胎瘤 95%以上。单侧多见，中等大小，圆球形，表面光滑，单房，腔内充填油脂和毛发，也可见牙齿或骨骼。成熟囊性畸胎瘤可恶变，多见于绝经后女性，发生率为 2%～4% ②**未成熟畸胎瘤：恶性**，占卵巢畸胎瘤 1%～3%，单侧多见，多发于年轻女性，复发及转移率高。肿瘤多为实性，由分化程度不同的未成熟胚胎组织组成，以原始神经组织为主
	无性细胞瘤	**中度恶性**，占恶性卵巢肿瘤 5%，好发于青春期和育龄女性。预后较好

要点		内 容
生殖细胞肿瘤	卵黄囊瘤	又称内胚窦瘤，属高度恶性肿瘤，约占卵巢恶性肿瘤的 1%。多见于儿童及年轻妇女。瘤细胞可分泌甲胎蛋白（AFP），是诊断及病情监测的肿瘤标志物。
性索间质肿瘤		来源于原始性腺中的性索及间叶组织，占卵巢肿瘤 4.3%～6%。本类肿瘤常有内分泌功能，能分泌性激素，又称为卵巢功能性肿瘤
	颗粒细胞瘤	多为低度恶性肿瘤，可发生于任何年龄，高峰为 45～55 岁。肿瘤能分泌雌激素
	卵泡膜细胞瘤	多为良性，常与颗粒细胞瘤同时存在
	纤维瘤	纤维瘤伴胸腔积液或腹腔积液，称梅格斯综合征。
	支持细胞-间质细胞瘤	又称睾丸母细胞瘤，罕见，多发生在 40 岁以下妇女。具有男性化作用
转移性肿瘤		为继发于胃肠道、生殖道、乳腺等部位的原发性癌转移至卵巢形成的肿瘤。其中常见的是库肯勃瘤，最常见的原发部位是胃和结肠

三、临床表现

临床类型		临床表现
卵巢良性肿瘤	症状	①一般病程较长，早期常无症状，可在妇科检查时被发现 ②随着肿瘤增大，出现压迫症状，如腹胀、尿频、便秘、气急等；或自己偶然发现下腹部包块
	体征	腹部膨隆，叩诊呈实音，移动性浊音阴性，子宫一侧可触及包块，多为囊性，圆形，活动，与子宫关系不紧密，无并发症时，可无压痛
卵巢恶性肿瘤	症状	①一般生长较快，病程较短，早期无症状 ②晚期可出现腹胀、腹部包块、腹水、胃肠道症状、压迫症状或肿瘤浸润症状，如腹痛、腰痛、下肢痛或下肢水肿。功能性卵巢肿瘤可出现不规则阴道流血，或绝经后阴道流血。晚期出现明显消瘦、贫血等恶病质表现
	体征	①移动性浊音可阳性 ②直肠子宫陷凹可触及质硬结节或肿块，常为双侧，实性或囊实性，表面凹凸不平，活动差，与子宫关系密切 ③在腹股沟、腋下或锁骨上可触及肿大淋巴结
辅助检查	B 型超声检查	诊断准确性高。可了解包块部位、大小、形态、质地，初步判断其病理类型。彩色多普勒超声检查可测定血流变化，初步判断肿瘤良性、恶性
	腹部 X 线摄片	成熟畸胎瘤可见牙齿、骨质、钙化灶
	CT、MRI、PET 检查	可初步判断肿瘤良性、恶性以及浸润、转移情况

续表

临床类型		临床表现
辅助检查	肿瘤标志物检查	①CA125：卵巢上皮性癌可升高，常用于病情监测 ②AFP：对判断卵黄囊瘤有特异性 ③hCG：对判断原发性卵巢绒毛膜癌有特异性 ④功能性卵巢肿瘤：可分泌雌激素或雄激素
	细胞学检查	可取胸水、腹水或腹腔冲洗液检查找癌细胞
	腹腔镜检查	可直视下多点活检或取腹水检查，观察包块和盆腔、腹腔器官

四、并发症

要点	内容
蒂扭转	①约10%卵巢肿瘤可发生，为妇科常见急腹症 ②成熟畸胎瘤好发 ③典型表现为突然一侧下腹剧痛，伴恶心、呕吐甚至休克。妇科检查可触及包块，压痛，以蒂根部最明显，可伴局部腹肌紧张 ④一旦确诊，尽快手术
破裂	①3%卵巢肿瘤可发生，分自发性破裂和外伤性破裂两种 ②症状轻重与破口大小、流入腹腔液体的量和性质有关 ③轻者仅感轻度腹痛，重者表现为剧痛，伴恶心、呕吐、腹腔内出血、腹膜炎等 ④怀疑肿瘤破裂时应剖腹探查
感染	①较少发生。多继发于肿瘤蒂扭转或破裂，也可来自邻近器官病灶（如阑尾脓肿）的扩散 ②表现为发热、腹痛、腹部压痛及反跳痛、腹肌紧张、腹部肿块及白细胞升高等 ③治疗原则是抗感染后手术切除肿块
恶变	①肿瘤生长迅速，尤其双侧都有时，应考虑肿瘤恶变 ②治疗原则是尽早手术

五、治疗原则

要点		内容
随访观察		卵巢肿块直径≤5 cm，壁薄，单侧，考虑卵巢瘤样病变，如最常见的滤泡囊肿和黄体囊肿，可观察或口服避孕药2～3个月，肿块常可自行消失，若持续存在或增大，则卵巢肿瘤可能大
手术治疗	良性肿瘤	①年轻、单侧良性肿瘤患者可行卵巢肿瘤剥除术或卵巢切除术，尽量保留患侧正常卵巢组织和对侧正常卵巢 ②双侧卵巢良性肿瘤者应行肿瘤剥除术 ③绝经后期女性应行子宫及双侧附件切除术。术中注意判断良性、恶性，必要时冰冻切片，以决定手术范围
	交界性肿瘤	主要采用手术治疗。年轻希望保留生育功能的Ⅰ期患者，可以保留正常的子宫和对侧卵巢
	恶性肿瘤	晚期卵巢癌患者行肿瘤细胞减灭术，切除所有原发灶，尽可能切除所有转移灶，使残余肿瘤直径越小越好

要点	内　容
辅助治疗	根据卵巢肿瘤的组织类型、临床分期辅助化学药物治疗、放疗、靶向治疗。化疗是主要的辅助治疗

六、常见护理诊断/问题

要点	内　容
疼痛	与手术创伤或癌组织浸润有关
预感性悲哀	与卵巢恶性肿瘤预后差有关
营养失调（低于机体的需要量）	与癌症、化疗药物的治疗反应等有关

七、护理措施

要点		内　容
一般护理		①提供舒适的空间，进食营养丰富的食物，改善身体状况，必要时可从静脉给营养 ②卧床者勤清洁、多翻身、防压疮，帮助肢体活动 ③会阴清洁：会阴擦洗，每天 2 次，指导患者使用会阴垫 ④协助辅助检查：遵医嘱有序进行相关检查，并指导配合
病情观察		①考虑瘤样病变的患者，注意观察有无腹痛等并发症状，有无压迫症状以及体重变化情况，以了解肿瘤是否恶变 ②对手术治疗和化疗、靶向治疗者，按相应治疗方法观察。功能性卵巢肿瘤或卵巢切除后，可有阴道流血，为子宫内膜撤退性出血所致，应观察流血的色、量、性质以及持续时间 ③对放疗者，观察皮肤局部有无感染，观察阴道分泌物及大便、小便等情况 ④将观察情况及时报告医生并遵医嘱处理
治疗配合	手术患者的护理	按腹部手术患者的护理内容做好术前准备和术后护理。**巨大卵巢肿瘤切除的患者，需防止腹压骤降引起休克，应于腹部置沙袋压迫**。卵巢肿瘤并发症发生时，配合医生急诊手术
	化疗患者的护理	卵巢癌化疗分为腹腔化疗和全身化疗。全身化疗可在手术前、后进行。腹腔化疗一般在术后 3 天进行，化疗前 1～2 天，遵医嘱先进行充分水化。备好药品、腹腔穿刺用物，协助医生完成腹腔化疗。化疗前一般先**穿刺放腹水（一次放液量不超过 3000 ml）**，再注入药物。操作中，应观察患者反应。抗肿瘤药物注入腹腔后，应协助患者多变化体位，尽可能使药物能接触整个腹腔
	放疗患者的护理	需放疗者为其提供相应的护理措施
心理护理		关心患者，介绍相关知识，将有效的治疗、护理前景展示给患者和家属，增强其对治疗、护理的信心。告知患者化疗、放疗的副反应和相应处理方法，使患者面对副反应发生时不恐惧，积极配合治疗、护理

八、健康教育

要点	内　容
防癌宣教	提倡富含维生素 A 的饮食，避免含胆固醇过高的饮食。必要时可口服避孕药进行预防
定期普查	30 岁以上女性，每年体检 1 次，高危者每半年体检 1 次，可检测血清肿瘤标志物
积极处理	对卵巢实性肿块、囊肿直径超过 5 cm 或囊肿持续存在超过 2 个月、年龄在青春期前或绝经后者，应及早进一步检查和处理。对疑卵巢瘤样病变者，2～3 个月随访复查，若持续存在 6 个月，可行腹腔镜检查或治疗
密切跟踪	高危人群改善身体状况，注意休息，加强营养，保持体重
定期随访	卵巢癌出院后定期随访时间：出院后第 1 年每月门诊复查 1 次；第 2 年每 2～3 个月门诊复查 1 次；出院后第 3～5 年，每 3～6 个月门诊复查 1 次；第 5 年后每年 1 次。复查内容：症状、体格检查（含全身及盆腔）、肿瘤标志物检查，必要时行影像学检查

考前必刷题

【A1 型题】

1. 妇科恶性肿瘤中死亡率居首位的是
   - A. 子宫肌瘤
   - B. 子宫颈癌
   - C. 子宫内膜癌
   - D. 卵巢癌
   - E. 绒毛膜癌

2. 子宫颈癌的好发部位是
   - A. 子宫颈管的柱状上皮
   - B. 子宫颈阴道部的鳞状上皮
   - C. 子宫颈外口鳞–柱状上皮交界处
   - D. 子宫峡部下端与子宫颈管交界处
   - E. 子宫颈内口与子宫颈管交界处

3. 子宫颈癌最常见的早期症状是
   - A. 绝经后出血
   - B. 阴道大出血
   - C. 接触性出血
   - D. 阴道淘米水样白带
   - E. 脓血性白带

4. 子宫颈癌早期筛查常用
   - A. 阴道镜检查
   - B. 碘试验
   - C. 子宫颈细胞学检查
   - D. 子宫颈和宫颈管活组织检查
   - E. B 超检查

5. 确诊子宫颈癌最可靠的辅助检查方法是
   - A. 子宫颈脱落细胞学检查
   - B. 碘试验
   - C. 子宫颈和宫颈管活组织检查
   - D. 阴道镜检查
   - E. B 型超声检查

6. 关于宫颈癌的早期发现与预防，叙述错误的是
   - A. 普及防癌知识，提倡晚婚晚育，开展性教育
   - B. 积极治疗宫颈疾病
   - C. 定期开展宫颈普查和普治，每 3～5 年普查 1 次
   - D. 绝经后出血者应及早就医
   - E. 重视宫颈癌的早期症状，如白带增多、接触性出血

7. 在妊娠期间子宫肌瘤容易发生的变性是
   - A. 玻璃样变
   - B. 囊性变
   - C. 红色变
   - D. 肉瘤变
   - E. 钙化

8. 浆膜下肌瘤最常见的症状是
   - A. 白带增多
   - B. 月经量过多
   - C. 继发性痛经
   - D. 贫血
   - E. 腹部包块

9. 关于子宫内膜癌的叙述，错误的是
   - A. 发生于子宫内膜层，又称子宫体癌

B. 高血压、糖尿病、肥胖患者发病率增高

C. 病变多发生在两侧子宫角部

D. 以鳞癌最为多见

E. 未婚、少育、未育、有家族史妇女多见

10. 子宫内膜癌的主要临床表现是

    A. 绝经后阴道流血　　B. 白带增多

    C. 接触性出血　　　　D. 月经紊乱

    E. 疼痛

11. 确诊子宫内膜癌的常用方法是

    A. 宫颈细胞学检查

    B. 分段诊断性刮宫

    C. B超

    D. 宫颈活体组织检查

    E. 宫腔镜检查

12. 关于子宫内膜癌的防治措施，叙述错误的是

    A. 超过50岁的妇女定期盆腔检查

    B. 绝经后的妇女长期口服雌激素

    C. 围绝经期前后的妇女出现异常阴道流血
      及时就诊

    D. 积极控制肥胖，治疗高血压、糖尿病

    E. 定期妇科检查

13. 对放射性治疗最敏感的卵巢恶性肿瘤是

    A. 无性细胞瘤　　　　B. 卵黄囊瘤

    C. 畸胎瘤　　　　　　D. 纤维瘤

    E. 颗粒细胞瘤

14. 良性卵巢肿瘤伴右侧胸水形成可见于

    A. 浆液性囊腺瘤　　　B. 粘液性囊腺瘤

    C. 卵泡膜细胞瘤　　　D. 皮样囊肿

    E. 纤维瘤

15. 卵巢肿瘤最常见的并发症是

    A. 感染　　　　　　　B. 破裂

    C. 出血　　　　　　　D. 蒂扭转

    E. 恶变

【A2型题】

16. 患者女性，45岁。体检发现子宫肌瘤，该疾
    病最常见的临床表现是

    A. 经量增多，经期延长

    B. 白带增多

C. 腹部肿块

D. 不孕

E. 急性下腹痛

17. 患者女性，41岁。月经周期正常，月经量多
    2年。妇科检查：子宫增大约妊娠3个月大，
    质硬，表面凹凸不平，双附件（－），最可能
    的诊断是

    A. 子宫颈癌

    B. 子宫内膜癌

    C. 子宫肌瘤

    D. 功能失调性子宫出血

    E. 绝经综合征

18. 患者女性，35岁。诊断为子宫黏膜下肌瘤继
    发贫血，血红蛋白65 g/L。恰当的处理方法是

    A. 随访观察

    B. 大剂量雌激素

    C. 大剂量孕激素

    D. 宫腔镜下肌瘤摘除

    E. 放射性治疗

19. 某子宫肌瘤患者行子宫全切术，护士为其进
    行健康指导，告知患者术后阴道残端肠线吸
    收可致阴道少量出血。出血大约会在术后多
    久出现

    A. 1～2天　　　　　　B. 3～4天

    C. 5～6天　　　　　　D. 7～8天

    E. 10～14天

20. 患者女性，59岁。绝经2年后出现阴道流血
    近1个月。妇科检查：宫颈光滑，子宫饱满，
    两侧附件未触及异常。为明确诊断，宜选择

    A. 盆腔检查

    B. 分段诊刮

    C. 宫颈脱落细胞学检查

    D. B超检查

    E. 宫腔镜检查

【A3/A4型题】

（21～22题共用题干）

    患者女性，45岁。因患子宫颈癌收入院，
治疗方案为术前先行子宫动脉栓塞化疗术。

21. 患者询问采取上述治疗的原因，护士的解释是
   A. 能使肿瘤细胞处于抑制状态
   B. 使肿瘤组织局限，提高手术切除率
   C. 与单纯化疗相比，药物浓度相等，但提高疗效
   D. 减少手术中的出血量
   E. 此法虽药物浓度没提高，但疗效提高

22. 子宫动脉栓塞化疗术后穿刺点加压包扎的时间是
   A. 24 小时   B. 12 小时
   C. 48 小时   D. 36 小时
   E. 6 小时

（23～25 题共用题干）

   14 岁少女，无意中扪及右下腹有一块状物。今晨排便后突然发生右下腹剧痛伴恶心、呕吐，体温 37.5 ℃。体格检查：右下腹部确有一个压痛明显肿块，其下极压痛更甚。

23. 该患者最可能的临床诊断是
   A. 子宫浆膜下肌瘤扭转
   B. 盆腔炎包块
   C. 卵巢肿瘤合并感染
   D. 卵巢肿瘤蒂扭转
   E. 卵巢肿瘤破裂

24. 最有价值帮助确诊的辅助检查方法是
   A. 检查白细胞总数及分类
   B. 检测血中乳酸脱氢酶值
   C. 腹部 X 线检查
   D. B 超检查盆腹腔
   E. 血常规

25. 一经确诊，最恰当的处理措施是
   A. 大剂量抗生素治疗
   B. 抗结核和抗感染治疗
   C. 立即手术
   D. 先抗炎，待病情稳定行手术治疗
   E. 化学药物治疗

【护考传真】

26. 患者女性，37 岁，G_2P_1。3 天前发现性生活后阴道有血性白带。子宫颈刮片细胞学检查结果为巴氏Ⅲ级。患者询问检查结果的意义，正确的解释是（2015）
   A. 轻度炎症   B. 重度炎症
   C. 可疑癌症   D. 高度可疑癌症
   E. 癌症

27. 患者女性，45 岁。行子宫颈癌根治术后第 12 天。护士在拔管前开始关闭尿管，以训练膀胱功能，开放尿管的时间为（2015）
   A. 每 1 小时 1 次   B. 每 2 小时 1 次
   C. 每 3 小时 1 次   D. 每 4 小时 1 次
   E. 每 5 小时 1 次

28. 患者女性，55 岁。因绝经 5 年后出现不规则阴道流血入院，经检查诊断为子宫内膜腺癌。患者咨询本病最常用的治疗方案，护士正确的回答应是（2016）
   A. 化疗   B. 手术治疗
   C. 中药治疗   D. 放疗
   E. 放化疗结合

29. 关于子宫颈癌的叙述，正确的是（2017）
   A. 多为鳞癌和腺癌，以腺癌为主
   B. 转移途径以直接蔓延和淋巴转移为主，血行转移极少见
   C. 病变多发生在子宫颈外口处
   D. 宫颈原位癌不属于宫颈上皮内瘤样病变
   E. 可表现为菜花型、浸润型、溃疡型 3 种类型

30. 患者女性，40 岁。因患子宫肌瘤拟行腹部全子宫切除手术，术前 3 天应做的护理准备措施是（2018）
   A. 留置导尿管   B. 清洁灌肠
   C. 皮肤准备   D. 阴道准备
   E. 进无渣饮食

31. 患者女性，50 岁。患多发性子宫肌瘤 5 年余，定期随诊，近半年肌瘤明显增大，月经量增多，伴有贫血症状，医生建议手术治疗。正确的手术备皮范围是（2018）
   A. 脐部周围直径 10 cm 区域
   B. 剑突下至大腿上 1/3 处

C. 脐下至阴阜

D. 剑突下至阴阜

E. 阴阜周围直径10 cm区域

（32～33题共用题干）（2017）

患者女性，52岁。宫颈癌Ⅱ期，拟行手术治疗。术前行子宫动脉栓塞化疗术，注入顺铂。

32. 顺铂的药理作用是

　　A. 干扰转录过程和阻止RNA合成

B. 干扰核酸生物合成

C. 破坏DNA的结构

D. 抑制蛋白质合成与功能

E. 抑制拓扑异构酶活性

33. 术后穿刺点加压包扎的时间是

　　A. 12小时　　　　　　　　　B. 24小时

　　C. 6小时　　　　　　　　　D. 3小时

　　E. 8小时

【答案与解析】

1. D　解析：因卵巢位于盆腔深部，卵巢肿瘤早期缺乏典型症状，恶性卵巢肿瘤早期病变不易发现，晚期缺乏有效的治疗手段，致死率居妇科恶性肿瘤之首。

2. C　解析：子宫颈癌的好发部位在子宫颈外口鳞-柱状上皮交界处。

3. C　解析：阴道流血是宫颈癌最常见的症状，早期多为接触性出血。

4. C　解析：子宫颈癌早期筛查常用宫颈脱落细胞检查。

5. C　解析：确诊子宫颈癌最可靠的辅助检查方法是子宫颈和宫颈管活组织检查。

6. C　解析：预防宫颈癌，提倡晚婚、少育，加强性卫生教育。注射宫颈癌疫苗，阻断HPV持续感染，积极治疗宫颈上皮内瘤样病变。对有性生活的女性，建议定期做宫颈刮片或TCT检查、阴道镜检查等，一般每年1次。有异常生殖道流血者应及时就诊。

7. C　解析：子宫肌瘤红色变多见于妊娠期和产褥期。

8. E　解析：浆膜下肌瘤是向子宫表面突出生长，表面大部分覆盖浆膜层，最常见的症状是腹部包块。

9. D　解析：子宫内膜癌的病理类型中以腺癌最常见。

10. A　解析：子宫内膜癌的主要临床表现是绝经后阴道流血。

11. B　解析：诊断性刮宫是确诊子宫内膜癌最可靠的方法，常行分段诊刮。

12. B　解析：子宫内膜癌的发生跟子宫内膜受单一雌激素的刺激，无孕激素的拮抗有关，绝经后的妇女不宜长期口服雌激素。

13. A　解析：无性细胞瘤对放射性治疗最敏感。

14. E　解析：纤维瘤为卵巢良性肿瘤，伴有胸腹水称梅格斯综合征。

15. D　解析：卵巢肿瘤蒂扭转是最常见的卵巢肿瘤并发症。

16. A　解析：子宫肌瘤最常见的临床症状是经量增多，经期延长。

17. C　解析：育龄期女性，临床症状主要为月经周期正常，月经量多，主要临床体征是子宫增大约妊娠3个月大，质硬，表面凹凸不平，双附件（-），符合子宫肌瘤的特点。

18. D　解析：子宫黏膜下肌瘤继发贫血，血红蛋白65 g/L，为子宫肌瘤出现并发症，患者应手术治疗。

19. D　解析：阴道残端肠线吸收引起的阴道少量出血一般在术后7～8天。

20. B　解析：患者59岁，绝经后阴道流血为主要症状，妇科检查子宫未萎缩，反而饱满，考虑子宫内膜癌的可能，确诊需做诊刮。

21. B　解析：先行子宫动脉栓塞化疗术的目的是使肿瘤组织局限。

22. A　解析：子宫动脉栓塞化疗术后穿刺点应加压包扎24小时。

23. D　解析：患者排便后突然发生右下腹剧痛伴恶心、呕吐，体温37.5 ℃，查体右下腹部有一个压痛明显肿块，其下极压痛更甚，考虑为卵巢肿瘤蒂扭转。

24. D **解析**：怀疑卵巢肿瘤蒂扭转可做 B 超检查盆腹腔帮助诊断。

25. C **解析**：卵巢肿瘤蒂扭转的治疗原则为一旦确诊应立即手术。

26. C **解析**：子宫颈刮片检查细胞学诊断标准巴氏 5 级分类：巴氏Ⅰ级，未见不典型或异常细胞，为正常阴道细胞涂片；巴氏Ⅱ级，发现不典型细胞，但无恶性特征细胞，属良性改变或炎症；巴氏Ⅲ级，发现可疑恶性细胞，为可疑癌；巴氏Ⅳ级，发现不典型癌细胞，待证实，为高度可疑癌；巴氏Ⅴ级，发现多量典型的癌细胞。患者子宫颈刮片细胞学检查结果为巴氏Ⅲ级，因此诊断应为可疑癌症。

27. B **解析**：子宫颈癌根治术后涉及范围广，通常按医嘱于术后 48～72 小时取出引流管，术后 7～14 日拔出尿管，拔出尿管前 3 日开始夹管，每 2 小时开放一次，定时间断放尿以训练膀胱功能，促使恢复正常排尿功能。

28. B **解析**：子宫内膜癌的治疗方法为手术、放疗、化疗和孕激素治疗。手术治疗是首选的治疗方法。放疗适用于已有转移或可疑淋巴结转移及复发的内膜癌患者。

29. B **解析**：宫颈癌的转移途径以直接蔓延及淋巴转移为主，血行转移较少见。宫颈癌以鳞状细胞癌最多见。宫颈癌病变多发生在宫颈外口的移形带区。宫颈上皮内瘤样病变包括宫颈不典型增生及宫颈原位癌。宫颈癌可表现为外生型、内生型、溃疡型、颈管型 4 种类型。

30. D **解析**：手术日留置导尿管，术前 1 日进行手术区域皮肤的准备，不牵涉肠道的手术无需清洁灌肠。饮食要求：术前 2 小时开始禁食清淡流质饮食，6 小时开始禁食清淡饮食，8 小时开始禁食肉油炸和高脂饮食。阴道准备可从术前 3 日开始。

31. B **解析**：子宫肌瘤切除术应术前 1 日备皮，范围自剑突下至大腿上 1/3 处及会阴部，两侧至腋中线。

32. C **解析**：顺铂为二价铂同一个氯原子和两个氨基结合成的金属配合物。进入体内后，先将所含氯解离，然后与 DNA 链上的碱基形成交叉联结，从而破坏 DNA 的结构和功能。

33. B **解析**：股动脉穿刺处出血为动脉化疗栓塞术术后主要并发症。为防止出血发生，术后常规采用宽胶布加压包扎 24 小时，沙袋压迫 6 小时，患者卧床、术肢制动 24 小时。

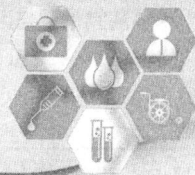

第十五章　妊娠滋养细胞疾病患者的护理

第一节　葡萄胎

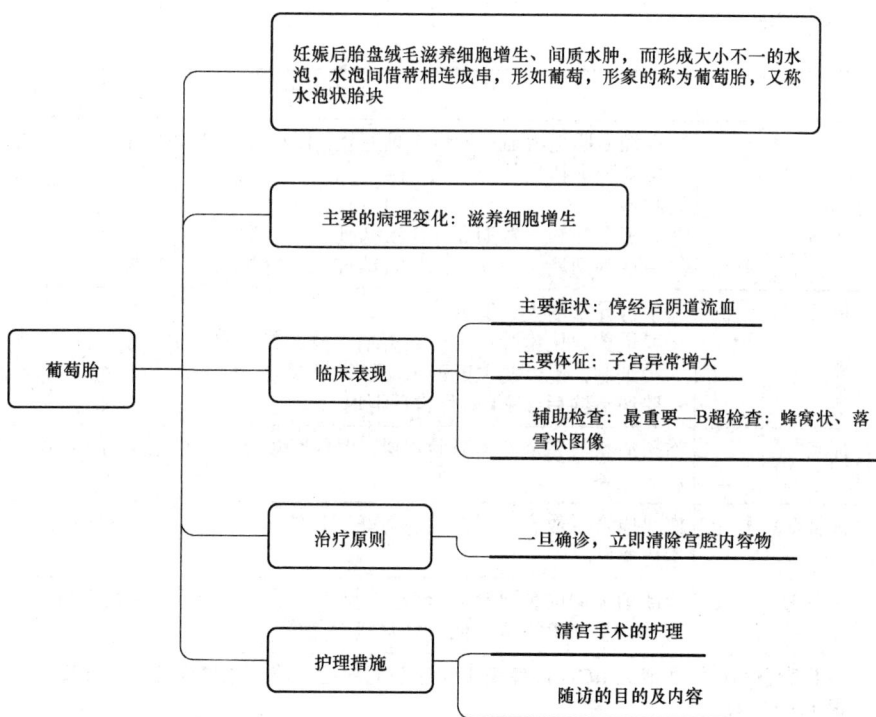

```
               ┌─ 妊娠后胎盘绒毛滋养细胞增生、间质水肿，而形成大小不一的水
               │   泡，水泡间借蒂相连成串，形如葡萄，形象的称为葡萄胎，又称
               │   水泡状胎块
               │
               ├─ 主要的病理变化：滋养细胞增生
               │
               │                    ┌─ 主要症状：停经后阴道流血
  葡萄胎 ──────┤                    │
               ├─ 临床表现 ────────┤─ 主要体征：子宫异常增大
               │                    │
               │                    └─ 辅助检查：最重要─B超检查：蜂窝状、落
               │                       雪状图像
               │
               ├─ 治疗原则 ──────── 一旦确诊，立即清除宫腔内容物
               │
               │                    ┌─ 清宫手术的护理
               └─ 护理措施 ────────┤
                                    └─ 随访的目的及内容
```

一、疾病概要

要点	内　容
概述	①葡萄胎指妊娠后胎盘绒毛滋养细胞增生、间质水肿，而形成大小不一的水泡，水泡间借蒂相连成串，形如葡萄而名之，又称水泡状胎块 ②葡萄胎分为完全性葡萄胎和部分性葡萄胎。**完全性葡萄胎**指整个宫腔内充满大小不等的水泡状组织，无胎儿及其附属物，**恶变率较高**。部分性葡萄胎指仅部分绒毛有水泡样改变，可以有或无胎儿
病因	可能与地域、营养状况、年龄、既往葡萄胎史、遗传等因素有关

续表

要点	内　容		
病理	病变局限于子宫腔内，不侵入肌层		
	完全性葡萄胎	巨检	水泡状物占满整个宫腔；胎儿及其附属物缺如
		镜检	①可确认的胚胎或胎儿组织缺失；②绒毛水肿；③种植部位滋养细胞呈弥漫和显著的异型性；④**弥漫性滋养细胞增生**
	部分性葡萄胎	巨检	仅部分绒毛呈水泡状，合并胚胎或胎儿组织，胎儿多已死亡
		镜检	①有胚胎或胎儿组织存在；②绒毛大小及其水肿程度不一；③局限性滋养细胞增生；④绒毛呈显著的扇贝样轮廓、间质内可见滋养细胞包涵体；⑤种植部位滋养细胞呈局限性和轻度的异型性

二、临床表现

要点		内　容
完全性葡萄胎	症状	①**停经后阴道流血：为最常见症状**。停经8～12周左右出现，葡萄胎组织可随出血排出体外 ②腹痛 ③妊娠呕吐和妊娠期高血压疾病征象 ④甲状腺功能亢进征象：如心动过速、皮肤潮湿和震颤
	体征	①**子宫异常增大、变软** ②**卵巢黄素化囊肿**：由于显著增生的滋养细胞产生大量 hCG 刺激卵泡内膜细胞，使之发生黄素化而形成的囊肿，称为黄素化囊肿。可在**水泡状胎块清除后2～4个月自行消退**
部分性葡萄胎	症状	临床症状与完全性葡萄胎相似，但程度较轻，一般无腹痛和妊娠期高血压疾病征象
	体征	妇科检查多数患者子宫大小与妊娠月份相符或小于妊娠月份，多无卵巢黄素化囊肿
辅助检查	**B 型超声检查**	**诊断葡萄胎的重要辅助检查**，完全性葡萄胎表现为子宫内无妊娠囊或胎心搏动，呈"**落雪状**"或"**蜂窝状**"图像
	绒毛膜促性腺激素（hCG）测定	血或尿 hCG 滴度高于相应孕周的正常值，在停经后8～10周仍持续上升
	DNA 倍体分析	流式细胞计数是最常用的倍体分析方法

三、治疗原则

要点	内　容
清宫	**葡萄胎诊断一经成立，及时清宫。选用吸刮术**
卵巢黄素化囊肿的处理	①清宫后囊肿会自行消退，一般不需处理 ②急性蒂扭转时，可在 B 超监测下或腹腔镜下穿刺吸液，多可自然复位 ③扭转时间长或已坏死，需手术切除

要点	内　容
预防性化疗	**非常规处理方法。** 对有下列高危因素和随访困难的完全性葡萄胎患者需行预防性化疗：①年龄＞40 岁；②葡萄胎清宫前血 β –hCG 值异常升高；清宫后 hCG 下降缓慢或始终处于高值；③子宫体明显大于相应孕周或子宫短期内迅速增大；④卵巢黄素化囊肿直径＞6 cm；⑤滋养细胞高度增生或伴有不典型增生；⑥出现可疑的转移病灶
子宫切除术	**不作为常规处理。** 对年近绝经期、无生育要求者，可考虑直接切除子宫，保留附件

四、常见护理诊断/问题

要点	内　容
焦虑	与担心疾病预后及清宫术有关
自尊紊乱	与本次妊娠期望得不到满足及对将来妊娠担心有关
有感染的危险	与持续阴道流血、贫血，造成免疫力下降有关

五、护理措施

要点	内　容
一般护理	①予高蛋白、高维生素、含铁丰富、易消化的清淡饮食，贫血者遵医嘱口服铁剂 ②阴道流血量多、贫血及清宫术后患者卧床休息为主，适当下床活动，根据身体恢复情况，逐渐增加活动量，改善机体免疫功能 ③保持患者外阴清洁干燥，预防生殖道感染
心理护理	向患者介绍有关葡萄胎的疾病知识，说明清宫术的必要性，治愈后 1 年即可妊娠，减轻其紧张、焦虑情绪
病情观察	严密观察患者生命体征、腹痛、阴道流血情况，一旦阴道排出组织时，评估出血量及流出物的性质并要送病理检查
清宫术配合	**清宫术常见并发症是大出血和穿孔** ①术前配血备用，准备好缩宫素和抢救用物、药品，**为患者建立静脉通道，以防术中大出血** ②术中配合医生**选用大号吸管吸引** ③待充分扩张宫颈口、开始吸宫后，遵医嘱给患者静脉滴注缩宫素，减少出血，预防子宫穿孔 ④术中严密监测患者生命体征、阴道流血及子宫收缩情况 ⑤子宫小于妊娠 12 周可以一次刮净，子宫大于妊娠 12 周或术中感到一次刮净有困难者，可于 1 周后行第 2 次刮宫 ⑥每次清宫术后，取近宫壁种植部位、新鲜无坏死的组织送病理学检查
化疗护理	参见第十五章第三节

六、健康教育

要点	内　容	
休息与营养	卧床休息，鼓励患者进高蛋白、高热量、高维生素、易消化饮食，对不能进食或进食不足者，应遵医嘱从静脉补充营养	
随访	向患者及家属宣传定期随访的目的是可早期发现滋养细胞肿瘤，以能够使患者得到及时治疗	
	随访时间	葡萄胎清宫手术后每周 1 次，直至连续 3 次正常，然后每个月 1 次持续 6 个月，然后再每 2 个月 1 次，共 6 个月，自第一次阴性后共计 1 年
	随访内容	①hCG 定量测定：每次随访时必须监测 ②健康史询问：注意有无不规则阴道流血、咳嗽、咯血等症状 ③妇科检查：注意阴道壁是否有紫蓝色转移结节、子宫大小、黄素化囊肿是否缩小或消失 ④辅助检查：必要时作 B 型超声、X 线胸片或 CT 检查
避孕指导	告知患者随访期间应可靠避孕 1 年，hCG 呈对数下降者阴性后 6 个月可以妊娠，而下降缓慢者应延长避孕时间。指导患者最好采用避孕套避孕，也可选用口服避孕药，不宜使用宫内节育器，以免子宫穿孔，或混淆子宫出血的原因。如再次妊娠，在早孕期间做 B 型超声及 hCG 测定，以明确是否是正常妊娠。分娩后也需作 hCG 随访直至阴性。	

第二节　妊娠滋养细胞肿瘤

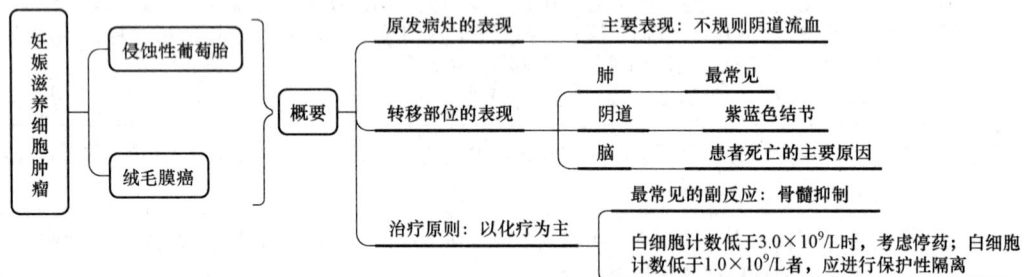

一、疾病概要

要点	内　容	
妊娠滋养细胞肿瘤	**是滋养细胞的恶性病变，一般包括侵蚀性葡萄胎和绒毛膜癌** ①侵蚀性葡萄胎：指葡萄胎组织侵入子宫肌层或转移至子宫以外的其他组织器官，引起局部组织破坏。**侵蚀性葡萄胎全部由葡萄胎恶变而来** ②绒毛膜癌：指恶变的滋养细胞失去绒毛或葡萄胎样结构，散在地侵蚀子宫肌层，或转移到其他器官造成破坏。是一种高度恶性的滋养细胞肿瘤，早期就可通过血运转移到全身。**绒毛膜癌 60%继发于葡萄胎，30%继发于流产，10%继发于足月妊娠或异位妊娠**	
病理	侵蚀性葡萄胎	巨检	子宫肌壁内有大小不一的水泡状组织，宫腔内可有或无原发病灶；病灶接近子宫浆膜层时，子宫表面可见紫蓝色结节，严重时可穿透子宫浆膜层或侵入阔韧带

要点			内　　容
病理	侵蚀性葡萄胎	镜检	水泡状组织侵入子宫肌层，**有绒毛结构**及滋养细胞增生和异型性，但绒毛结构也可退化，仅见绒毛阴影
	绒毛膜癌	巨检	肿瘤侵入子宫肌层内，可突向宫腔或穿透浆膜，肿瘤单个或多个，大小不等，无固定形态，与周围组织分界清，质软而脆，海绵样，暗红色，常伴出血坏死
		镜检	滋养细胞高度增生，明显异型，**无绒毛或水泡状结构**，广泛侵入子宫肌层造成出血坏死。肿瘤不含间质和自身血管，瘤细胞靠侵蚀母体血管而获取营养物质

二、临床表现

要点			内　　容
无转移滋养细胞肿瘤	症状		多数继发于葡萄胎后
		不规则阴道流血	在葡萄胎排空后、流产或足月产后，出现不规则阴道流血，或恢复一段时间的正常月经后再停经，然后出现不规则阴道流血。长时间阴道流血可继发贫血
		腹痛	一般无腹痛。当子宫病灶穿破浆膜层时会出现急性腹痛及腹腔内出血症状。黄素化囊肿扭转或破裂时可引起急性腹痛
		假孕症状	出现乳房增大、乳头及乳晕着色，外阴、阴道、宫颈着色等
	体征	子宫复旧不全或不均匀性增大	常在葡萄胎排空后4～6周子宫尚未恢复正常大小，质地偏软。也可受子宫肌层病灶部位和大小的影响，出现子宫不均匀性增大
		卵巢黄素化囊肿	因 hCG 持续作用，葡萄胎排空后、流产或足月产后，双侧或一侧卵巢黄素化囊肿持续存在
转移性滋养细胞肿瘤	症状		多见于绒癌或非葡萄胎妊娠后，主要经血行转移。各转移灶症状的共同特点是**局部出血**
		肺转移	**最常见转移部位**。典型表现为胸痛、咳嗽、咯血及呼吸困难。少数形成肺动脉滋养细胞瘤栓，造成急性肺梗死，出现肺动脉高压、急性肺功能衰竭及右心衰竭
		阴道转移	**转移灶常位于阴道前壁及穹窿**，呈紫蓝色结节，破溃时引起不规则阴道流血，甚至大出血
		肝转移	预后不良，多同时伴肺转移。表现为右上腹部或肝区疼痛、黄疸等，病灶穿破肝包膜可致腹腔内出血，甚至死亡
		脑转移	预后凶险，**为主要致死原因**。转移初期无症状，按病情进展可分为3期。①瘤栓期：表现为一过性脑缺血症状。②脑瘤期：瘤组织侵入脑组织形成脑瘤，出现头痛、喷射样呕吐、偏瘫、抽搐甚至昏迷。③脑疝期：因脑瘤增大及周围组织出血、水肿，引起颅内压增高，脑疝形成压迫生命中枢，最终死亡
		其他转移	包括脾、肾、膀胱、消化道、骨等，症状视转移部位而异

续表

要点	内 容	
辅助检查	血清 hCG 测定	是诊断妊娠滋养细胞肿瘤的主要依据
	超声检查	是诊断子宫原发病灶最常用的方法
	X 线胸片	为常规检查，是判断肺转移的重要检查方法。肺转移的典型 X 线征象为棉球状或团块状阴影。转移灶较多见于右侧肺及中下部
	CT 和 MRI 检查	CT 可用于发现肺部较小病变，脑、肝等部位的转移灶；磁共振主要用于脑、腹腔和盆腔病灶的诊断
	组织学检查	用于鉴别侵蚀性葡萄胎和绒毛膜癌
	其他检查	包括血常规，肝、肾功能检查等

三、治疗原则

要点	内 容		
治疗原则	以化疗为主，手术和放疗为辅的综合治疗		
	化疗	目前国内常用的一线化疗药物有甲氨蝶呤（MTX）、放线菌素 D（Act-D）或国产放线菌素 D（更生霉素，KSM）、氟尿嘧啶（5-FU）、环磷酰胺（CTX）、长春新碱（VCR）、依托泊苷（VP-16）等。低危患者采用单一药物化疗，高危患者采用联合化疗	
	手术	主要用于辅助治疗。对控制大出血等各种并发症、切除耐药病灶、减少肿瘤负荷和缩短化疗疗程等有作用	
		子宫切除术	无生育要求、无转移灶患者可选择全子宫切除术。大病灶、耐药病灶或病灶穿孔出血者，可在化疗的基础上行全子宫切除术。生育期妇女应保留卵巢
		肺叶切除术	多次化疗未能吸收的肺部孤立、耐药病灶，血 hCG 水平不高，可行肺叶切除术
	放疗	应用较少，主要用于肝、脑转移和肺部耐药病灶的治疗	

四、常见护理诊断/问题

要点	内 容
焦虑	与担心疾病预后有关
自我认同角色紊乱	与较长时间住院和接受化疗有关
潜在并发症	肺转移、阴道转移、脑转移等

五、护理措施

（一）日常护理

要点	内 容
一般护理	①为患者提供安静、舒适的休养环境 ②向患者推荐**高蛋白、高维生素、含铁丰富、易消化的清淡饮食** ③指导患者充分休息，有转移灶症状出现时应卧床休息，待病情缓解后再适当活动 ④阴道流血者，注意保持外阴清洁干燥，预防生殖道感染
病情观察	严密观察患者阴道流血和腹痛情况，认真观察患者肺部、脑部等转移灶症状，发现异常，及时通知医生并做好治疗护理
心理护理	关注患者的心理状态及情绪反应，鼓励患者树立战胜疾病的信心，减少其紧张、焦虑情绪

要点		内 容
健康教育	随访指导	告知患者治疗结束后须严密随访，第1次在出院后3个月，此后每6个月1次至3年，再每年1次至5年，以后可每2年1次。随访内容同葡萄胎
	计划生育指导	随访期间应严格避孕，一般于**化疗停止12个月后方可妊娠**。避孕方式同葡萄胎

（二）治疗配合

要点		内 容
化疗护理		见第十五章第三节
手术护理		子宫切除术者按妇科手术前、后护理常规实施护理；肺叶切除术者按外科手术前、后护理常规实施护理
转移灶患者的护理	阴道转移	①卧床休息，**禁止性生活及不必要的阴道检查和阴道窥器检查** ②备好各种抢救器械和药品，配血备用 ③严密观察阴道转移灶有无破溃出血，发生阴道大出血时，立即通知医生并配合抢救，使用长纱条填塞阴道压迫止血。**填塞纱条必须在24~48小时内取出**，取纱条时做好输液、输血及抢救准备。遵医嘱使用抗生素，做好会阴清洁护理，监测患者生命体征，及时发现感染
	肺转移	①卧床休息，**呼吸困难者给予半卧位并吸氧** ②遵医嘱给予镇静剂及化疗药物 ③密切观察呼吸、咳嗽、咯血情况，发现**大量咯血时**立即通知医生，同时给予患者头低患侧卧位，轻击背部，排出积血，保持呼吸道通畅，并配合医生进行抢救
	脑转移	①患者卧床休息，起床活动时要有人陪伴，预防一过性脑缺血症状造成意外损害 ②严密观察患者有无颅内压增高症状，做好观察记录。按医嘱给予静脉补液、止血剂、脱水剂、化疗、吸氧等，严格控制补液总量和补液速度，防止颅内压升高。一旦发生异常情况，立即通知医生并配合治疗及抢救 ③采取必要的护理措施预防患者跌倒、咬伤、吸入性肺炎、压疮等 ④做好hCG测定、腰椎穿刺术、CT等项目的检查配合 ⑤昏迷、偏瘫者按相应的护理常规实施护理，预防并发症发生

第三节 化疗患者的护理

一、概述

要点	内 容	
化疗药物作用机制	①影响去氧核糖核酸（DNA）的合成 ②直接干扰核糖核酸（RNA）的复制 ③干扰转录、抑制信使核糖核酸（mRNA）的合成 ④阻止纺锤丝形成 ⑤阻止蛋白质合成	
常用化疗药物种类	烷化剂	常用的有环磷酰胺和异环磷酰胺等
	抗代谢药	常用药物有甲氨蝶呤及氟尿嘧啶
	抗肿瘤抗生素	常用药物有博来霉素、放线菌素 D 即更生霉素
	植物类抗癌药	常用药物有长春碱及长春新碱
	铂类化合物	常用药物有顺铂和卡铂
化疗药物的常见毒副反应	**骨髓抑制**	**是最常见的副反应，主要表现为外周血白细胞和血小板减少，停药后多可自然恢复**
	消化系统损害	主要表现为恶心、呕吐，多在用药后 2～3 天开始，5～6 天后达高峰，停药后逐步缓解，一般不影响继续治疗。呕吐剧烈者可造成水、电解质紊乱，出现脱水、腹胀、乏力、精神淡漠、痉挛等症状。有些患者出现腹泻或便秘及消化道溃疡，以口腔溃疡多见。氟尿嘧啶有明显的胃肠道反应
	神经系统损害	长春新碱有神经毒性作用，表现为指（趾）端麻木、复视等。氟尿嘧啶大剂量用药可发生小脑共济失调
	肾功能损害	环磷酰胺对膀胱有损害，可引起出血性膀胱炎；顺铂、甲氨蝶呤对肾脏有一定毒性作用
	皮疹和脱发	皮疹最常见于使用甲氨蝶呤后，严重时可引起剥脱性皮炎。脱发最常见于应用放线菌素 D 者，1 个疗程即可全脱，停药后均可生长

二、常见护理诊断/问题

要点	内 容
营养失调：低于机体需要量	与化疗引起的消化道反应有关
体像紊乱	与化疗引起的脱发有关
有感染的危险	与化疗引起的骨髓抑制有关

三、护理措施

（一）日常护理

要点		内　容
一般护理	环境	休养环境安静、舒适。白细胞低于正常时，应注意防寒保暖，尽量避免去公共场所，外出戴口罩，白细胞计数低于 $1.0 \times 10^9/L$ 时，应提供保护性隔离环境
	营养	高蛋白、高维生素、易消化的清淡饮食，少食多餐
	活动指导	患者化疗副反应明显时，应卧床休息，保证充足睡眠，减少消耗
	清洁卫生	协助患者饮食前后用生理盐水漱口，用软毛牙刷刷牙，牙龈出血者用手指缠绕纱布清洁牙齿。经常擦身更衣，保持皮肤干燥清洁
病情观察		①监测体温，注意有无感染征象 ②观察有无牙龈出血、鼻出血、皮下瘀血或阴道活动性出血等 ③观察有无上腹疼痛、恶心、腹泻等消化系统损害症状和体征。腹痛、腹泻者，要严密观察其次数及性质，正确收集大便标本 ④观察有无尿频、尿急、血尿等膀胱炎症状 ⑤观察有无皮疹、剥脱性皮炎等皮肤损害 ⑥观察有无肢体麻木、肌肉软弱、偏瘫等神经系统副反应表现
心理护理		①关注患者的心理状态及情绪反应，认真倾听患者诉说焦虑、恐惧、不适等 ②提供滋养细胞肿瘤治疗相关信息、治愈率等，增加患者战胜疾病的信心。提供克服化疗不良反应的方法和手段等支撑，鼓励家属提供有效支持，帮助患者度过化疗的心理危险期
健康教育		向患者讲解化疗的常识，教会其化疗时的自我护理技能；鼓励患者少食多餐，保证营养摄入；注意个人卫生，保持皮肤清洁，防止皮肤感染。尽量避免去公共场所，必要时戴口罩并加强保暖，预防呼吸道感染；**严格避孕，应在化疗结束 12 个月后方可考虑妊娠**

（二）用药护理

要点	内　容
准确测量并记录体重	**体重是正确计算和调整化疗药物剂量的重要依据。**在每个疗程用药前及用药过程中各测量体重一次，应在早晨、空腹、排空大小便之后测量，并酌情减去衣服重量
正确使用药物	严格执行用药查对制度，正确溶解和稀释药物，**现配现用**，一般常温下**不超过 1 小时**。**需要避光的药物**，如更生霉素、顺铂等，使用时要用避光罩或黑布包好。需快速进入的药物，如环磷酰胺，应选择静脉推注。需慢速进入的药物，如氟尿嘧啶、阿霉素等，最好使用静脉注射泵或输液泵给药。顺铂对肾脏损害严重，需在给药前、后给予水化，同时鼓励患者多饮水并监测尿量，保持每天尿量＞2500 ml。腹腔化疗者应注意变动卧位，保证疗效
保护血管	合理使用静脉遵循长期静脉注射穿刺血管的原则，有计划地使用血管。条件允许的情况下，对患者使用经外周静脉置入中心静脉导管（PICC）及输液港等给药。用药前，先注入少量生理盐水，确认针头在静脉中后再注入化疗药物。用药过程中，注意调节滴速，减少药物对静脉的刺激。化疗结束前用生理盐水冲管后拔针。发现或怀疑有**药物外渗时**，应重新穿刺，遇到局部刺激较强的药物，如长春新碱、放线菌素 D、氮芥等，应**立即停止滴入并给予局部冷敷**，同时用生理盐水或普鲁卡因局部封闭，以后用金黄散外敷，防止局部组织坏死，减轻疼痛和肿胀

续表

要点		内 容
药物毒副反应护理	骨髓抑制	按医嘱在用药前、中、后定期进行白细胞及血小板计数。**用药前白细胞计数低于 $4.0×10^9/L$，血小板计数低于 $50.0×10^9/L$ 者，不能用药**。患者白细胞计数低于 $3.0×10^9/L$ 时，应联系医生考虑停药；白细胞计数低于 $1.0×10^9/L$ 者，应进行保护性隔离。遵医嘱使用抗生素、输入新鲜血小板或血小板浓缩液、白细胞浓缩液等
	止吐护理	合理安排用药时间，减轻化疗副反应，遵医嘱在化疗前、后给予镇吐剂。提供患者喜爱的可口饮食，鼓励进食**清淡、易消化、高热量、高蛋白、富含维生素饮食**，少食多餐，避免化疗前后 2 小时内进食。呕吐严重者应给予补液，防止水、电解质紊乱和酸碱平衡失调
	口腔护理	保持口腔清洁，使用软毛牙刷刷牙或清洁水漱口，进食前后用消毒溶液漱口预防口腔炎症。口腔疼痛者，可局部喷西瓜霜等喷剂。有黏膜溃疡者，遵医嘱全身或局部用药。忌食辛辣、过冷、过热等刺激性食物，应给予温凉的流质或软食。鼓励患者进食促进咽部活动，减少咽部溃疡引起的充血、水肿及结痂
	肝、肾损害护理	化疗前应先检查肝、肾功能等，用药期间严密观察，注意防治
	动脉化疗并发症护理	密切观察穿刺点有无渗血及皮下瘀血或大出血，用**沙袋压迫穿刺部位 6 小时，穿刺肢体制动 8 小时，卧床休息 24 小时**。发现渗血应及时更换敷料，出现血肿或大出血时立即对症处理

考前必刷题

【A1 型题】

1. 关于葡萄胎的叙述，错误的是
   A. 是妊娠滋养细胞良性病变
   B. 与妊娠有关
   C. 病变局限在子宫腔内
   D. 清宫后治愈
   E. 病变可发展成妊娠滋养细胞肿瘤

2. 葡萄胎患者最常见的症状是
   A. 子宫异常增大　　B. 卵巢黄素化囊肿
   C. 停经后阴道流血　D. 腹痛
   E. 咯血

3. 关于葡萄胎的叙述，错误的是
   A. 阵发性下腹疼痛
   B. 一般不剧烈
   C. 常伴有发热
   D. 常发生于阴道流血之前

E. 因葡萄胎组织增长过度所致

4. 确诊葡萄胎最重要的辅助检查是
   A. B 超　　　　　　B. hCG 测定
   C. X 线　　　　　　D. CT
   E. MRI

5. 葡萄胎清宫后可进行预防性化疗，下列选项中，不属于其适用范围的是
   A. 年龄<40 岁
   B. 子宫明显大于孕周
   C. 卵巢黄素囊肿直径>6 cm
   D. 血及尿 hCG 值异常升高
   E. 无条件随访者

6. 葡萄胎随访的主要目的是
   A. 了解盆腔恢复情况　B. 了解腹痛情况
   C. 及早发现恶变　　　D. 及早发现妊娠
   E. 指导避孕

7. 葡萄胎患者随访时必须进行的常规检查是

A. 阴道脱落细胞涂片检查

B. 测尿中的 hCG 值

C. B 超检查有无胎囊

D. 多普勒超声检查听取胎心

E. CT 检查脑转移情况

8. 葡萄胎患者最佳的避孕方法是

A. 口服避孕药　　　B. 宫内节育器

C. 针剂避孕药　　　D. 避孕套

E. 安全期避孕

9. 葡萄胎患者应至少随访多长时间

A. 半年　　　　　　B. 1 年

C. 2 年　　　　　　D. 3 年

E. 5 年

10. 葡萄胎患者清宫术后，护士对其健康教育，叙述错误的是

A. 定期复查 hCG

B. 注意月经是否规律

C. 观察有无阴道流血

D. 注意有无咳嗽、咯血等转移症状

E. 安全期避孕

11. 侵蚀性葡萄胎和绒毛膜癌最主要的区别是

A. 距葡萄胎排出后的时间长短

B. 葡萄胎排净后尿 hCG 值的变化

C. 子宫体的大小

D. 腹痛的程度

E. 镜下检查有无绒毛结构

12. 妊娠滋养细胞肿瘤器官转移后，预后凶险，其主要的致死原因是发生

A. 肺转移　　　　　B. 阴道转移

C. 肝转移　　　　　D. 脑转移

E. 宫旁转移

13. 侵蚀性葡萄胎的治疗原则是

A. 手术为主，化疗为辅

B. 手术为主，放疗为辅

C. 化疗为主，手术为辅

D. 放疗为主，化疗为辅

E. 放疗为主，手术为辅

14. 妊娠滋养细胞肿瘤阴道转移发生破溃大出血时，常用长纱布条填塞阴道压迫止血，取出

纱布的时间是

A. 8～10 小时　　　B. 10～12 小时

C. 12～24 小时　　　D. 24～48 小时

E. 48～72 小时

15. 关于化疗药物外渗或漏出的处理，叙述错误的是

A. 及时停止药物输入

B. 局部封闭

C. 24～48 小时内冷敷

D. 48 小时后可以理疗

E. 少量渗出可以继续输入

【A2 型题】

16. 患者女性，27 岁。葡萄胎刮宫术后 5 个月，查血 hCG 明显升高，X 线检查显示双肺片状阴影，最可能的诊断是

A. 葡萄胎　　　　　B. 侵蚀性葡萄胎

C. 绒毛膜癌　　　　D. 子宫颈癌

E. 卵巢癌

17. 患者女性，43 岁。人工流产术后 5 个月，阴道流血 2 周，尿妊娠试验阳性，胸部 X 线检查示双肺有散在粟粒状阴影，子宫刮出物镜检未见绒毛结构。首先应考虑的诊断是

A. 葡萄胎

B. 侵蚀性葡萄胎

C. 绒毛膜癌

D. 吸宫不全合并肺结核

E. 肺炎

18. 患者女性，32 岁。1 年前诊断为侵蚀性葡萄胎，近来出现咳嗽，痰中带血，伴胸痛。该患者可能出现了哪个部位的转移

A. 脑　　　　　　　B. 肺

C. 阴道　　　　　　D. 肝

E. 腹膜

19. 患者女性，25 岁。因病切除子宫，病理检查见子宫肌壁内有水泡样组织，镜下可见增生的滋养细胞，绒毛结构尚存。该患者应诊断为

A. 葡萄胎　　　　　B. 侵蚀性葡萄胎

C. 绒癌　　　　　　D. 子宫内膜异位症

209

E. 子宫内膜炎

20. 患者女性，29 岁。葡萄胎清宫术后出院，下列健康教育及随访内容中，错误的是
    A. 必须监测 hCG
    B. 观察有无咳嗽、咯血及阴道流血
    C. 做 X 线胸片检查
    D. 做妇科检查
    E. 宜选用宫内节育器避孕

【A3/A4 型题】

(21～22 题共用题干)

患者女性，25 岁，已婚未育。停经 2 个月，阴道不规则出血 1 周，尿妊娠试验阳性，血 hCG 高于正常妊娠月份，B 超提示子宫大于正常妊娠月份，双侧卵巢有黄素化囊肿。

21. 可能的诊断为
    A. 异位妊娠   B. 先兆流产
    C. 葡萄胎   D. 不全流产
    E. 难免流产

22. 关于该病的处理方法，叙述错误的是
    A. 一经确诊应立即行清宫术
    B. 清宫前应建立有效的静脉通路
    C. 所有患者均需预防性化疗
    D. 所有患者均需定期随访
    E. 一般情况下黄素化囊肿不需要处理

(23～25 题共用题干)

患者女性，29 岁。停经 12 周，阴道不规则流血 10 余天，量不多，呈暗红色，血中伴有小水泡状物。妇科检查：血压 150/90 mmHg，子宫前倾，如妊娠 4 个月大，一侧附件可触及鸭蛋大小、囊性、活动良好、表面光滑的肿物。

23. 最可能的诊断是
    A. 双胎妊娠
    B. 妊娠合并子宫肌瘤
    C. 先兆流产
    D. 妊娠合并卵巢囊肿
    E. 葡萄胎

24. 如果该患者行清宫术后送检的组织显微镜检

查仅见滋养细胞增生，无绒毛结构，应考虑为
    A. 流产   B. 葡萄胎
    C. 异位妊娠   D. 绒毛膜癌
    E. 侵蚀性葡萄胎

25. 该患者化疗前需要测量体重的原因是
    A. 精确计算输入量
    B. 精确计算药物剂量
    C. 精确计算患者饮食需要量
    D. 精确计算补液量
    E. 确定化疗的疗效

【护考传真】

26. 葡萄胎患者行清宫术后，护士对其进行健康教育。下列叙述中错误的是（2013）
    A. 定期复查 hCG
    B. 注意月经是否规则
    C. 观察有无阴道流血
    D. 注意有无咳嗽、咯血等转移症状
    E. 行安全期避孕

27. 确诊葡萄胎最重要的辅助检查是（2016）
    A. 血/尿 hCG 测定   B. B 超检查
    C. 多普勒胎心听诊检查 D. 腹部 CT 检查
    E. 腹部 X 线检查

28. 葡萄胎患者术后最佳的避孕方式是（2016）
    A. 针剂避孕药   B. 宫内节育器避孕
    C. 口服避孕药避孕   D. 皮下埋植法避孕
    E. 阴茎套、阴道隔膜

29. 关于侵蚀性葡萄胎的叙述，正确的是（2016）
    A. 多继发于人工流产术后
    B. 最常见的转移灶部位是肺部
    C. 肺部转移灶表现为紫蓝色结节
    D. 最主要的症状是停经后阴道出血
    E. 侵蚀性葡萄胎是一种良性滋养细胞疾病

30. 绒癌或侵蚀性葡萄胎化疗最常见的不良反应是（2017）
    A. 出血性膀胱炎   B. 口腔溃疡
    C. 骨髓抑制   D. 恶心、呕吐
    E. 脱发

【答案与解析】

1. D　**解析**：葡萄胎是妊娠滋养细胞良性病变，局限在子宫腔内。葡萄胎患者为高危人群，应定期随访，可早期发现滋养细胞肿瘤，及时处理。

2. C　**解析**：停经后阴道流血是葡萄胎最常见的症状。

3. C　**解析**：葡萄胎增长迅速和子宫过度快速扩张可引起阵发性下腹疼痛，一般不剧烈，常发生于阴道流血之前。

4. A　**解析**：葡萄胎水肿绒毛引起的特征性超声图像改变使 B 超检查成为诊断葡萄胎的一项最重要的辅助检查。

5. A　**解析**：对有下列高危因素和随访困难的完全性葡萄胎患者需行预防性化疗：①年龄＞40 岁；②葡萄胎清宫前血 β－hCG 值异常升高；清宫后 hCG 下降缓慢或始终处于高值；③子宫体明显大于相应孕周或子宫短期内迅速增大；④卵巢黄素化囊肿直径＞6 cm；⑤滋养细胞高度增生或伴有不典型增生；⑥出现可疑的转移病灶。

6. C　**解析**：葡萄胎随访的主要目的是早期发现滋养细胞肿瘤，及时处理。

7. B　**解析**：葡萄胎患者随访时必须测定 hCG。

8. D　**解析**：葡萄胎患者最佳的避孕方法是采用避孕套避孕。

9. B　**解析**：葡萄胎患者应至少随访 1 年。

10. E　**解析**：葡萄胎患者清宫术后健康教育的内容包括：hCG 定量测定；健康史询问，注意有无不规则阴道流血、咳嗽、咯血及其他转移灶症状；妇科检查，注意阴道壁是否有紫蓝色转移结节、子宫大小、黄素化囊肿是否缩小或消失；必要时作 B 型超声、X 线胸片或 CT 检查；指导患者可靠避孕。安全期避孕法是最不可靠的避孕方法。

11. E　**解析**：侵蚀性葡萄胎和绒毛膜癌最主要的区别是镜下是否有完整的绒毛结构。

12. D　**解析**：妊娠滋养细胞肿瘤主要的致死原因是发生脑转移。

13. C　**解析**：侵蚀性葡萄胎的治疗原则是化疗为主，手术和放疗为辅。

14. D　**解析**：妊娠滋养细胞肿瘤阴道转移发生破溃大出血时，长纱布条填塞阴道压迫止血，取出纱布的时间为 24～48 小时。

15. E　**解析**：化疗药物外渗或漏出时应重新穿刺，局部刺激较强的药物，需立即停止滴入并予局部冷敷。

16. B　**解析**：患者有葡萄胎病史，刮宫术后 5 个月，血 hCG 明显升高，X 线显示双肺片状阴影，考虑葡萄胎恶变转移，葡萄胎术后半年内恶变的多考虑侵蚀性葡萄胎。

17. C　**解析**：患者有 5 个月前行人工流产术的病史，以阴道流血为主要症状，辅助检查尿妊娠试验阳性，胸部 X 线检查示双肺有散在粟粒状阴影，子宫刮出物镜检未见绒毛结构，符合绒毛膜癌的诊断标准。

18. B　**解析**：患者有侵蚀性葡萄胎病史，近来出现咳嗽，痰中带血，伴胸痛等肺部症状，考虑为最常见的肺转移。

19. B　**解析**：患者子宫肌壁内有水泡样组织，镜下可见增生的滋养细胞，有绒毛结构，考虑为侵蚀性葡萄胎。

20. E　**解析**：葡萄胎患者不宜用宫内节育器避孕，以免混淆子宫出血的原因。

21. C　**解析**：患者的主要临床表现为停经后阴道不规则出血，查血 hCG 高于正常妊娠月份，B 超提示子宫异常增大，双侧卵巢有黄素化囊肿，符合葡萄胎的临床特点。

22. C **解析：**葡萄胎患者一经确诊应立即行清宫术，清宫前应建立有效的静脉通路，以防子宫穿孔和大出血，术后所有患者均需定期随访。一般情况下黄素化囊肿不需要处理。预防性化疗非常规治疗，有高危因素的患者才需预防性化疗。

23. E **解析：**停经后阴道流血，血中发现有小水泡组织，即可初步诊断为葡萄胎。

24. D **解析：**无绒毛结构为绒癌的病理特征。

25. B **解析：**滋养细胞肿瘤以化疗为主，化疗应根据体重来正确计算和调整药量。

26. E **解析：**葡萄胎患者清宫术后需可靠避孕1年，而安全期避孕最不可靠。

27. B **解析：**超声检查是诊断葡萄胎的重要辅助检查方法，采用阴道彩色多普勒超声效果更好。

28. E **解析：**葡萄胎患者的避孕方法可选用避孕套或口服避孕药，首选避孕套，一般不选用宫内节育器，以免子宫穿孔或混淆子宫出血的原因。

29. B **解析：**侵蚀性葡萄胎全部继发于葡萄胎妊娠，恶性程度低，预后较好，最常见的转移部位是肺，其次是阴道、盆腔、肝、脑等。阴道转移时，转移灶常位于阴道前壁，局部表现紫蓝色结节。阴道出血是侵蚀性葡萄胎最常见的症状，多发生在葡萄胎后，阴道不规则出血。侵蚀性葡萄胎虽然恶性程度低，但不属于良性滋养细胞疾病。

30. C **解析：**绒癌或侵蚀性葡萄胎化疗患者的不良反应包括骨髓抑制、消化系统损害、神经系统损害、药物中毒性肝病、泌尿系统损害、皮疹和脱发，其中，最常见的不良反应为骨髓抑制。

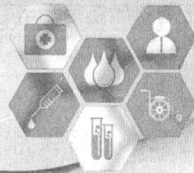

第十六章　月经失调患者的护理

第一节　功能失调性子宫出血

一、疾病概要

要点	内容		
概念	功能失调性子宫出血简称"功血"，是由于调节生殖的神经内分泌机制失常引起的异常子宫出血，无全身及生殖器官的器质性病变		
分类	无排卵性功血	排卵性功血	
		黄体功能不足	子宫内膜不规则脱落
好发年龄	多发生于青春期与绝经过渡期妇女	多发生于生育年龄妇女	
临床表现	月经周期紊乱，经期长短不一，出血量时多时少	月经周期缩短，月经频发。经期正常或稍长。可有不孕或孕早期流产	月经周期正常，经期延长，可达1~2周，经量多少不一。多见于流产后或哺乳期的妇女
辅助检查	妇科检查	生殖器官无器质性病变	
	基础体温测定	呈单相型，提示无排卵	呈双相型，但排卵后体温上升缓慢，上升幅度偏低，升高时间仅维持9~10日即下降	呈双相型，但下降缓慢，历时较长
	诊断性刮宫	在经前期1~2天或月经来潮6小时内刮宫，不规则出血可随时进行刮宫，子宫内膜病理检查可见增生期变化或增生过长。无分泌期出现	在经前期1~2天或月经来潮6小时内刮宫，病理检查子宫内膜显示分泌不良	在月经期5~6日进行刮宫，病理检查子宫内膜显示分泌和增生期内膜并存
	宫颈黏液结晶检查	经前出现羊齿状结晶者提示无排卵	经前出现椭圆体结晶者提示有排卵	
	阴道脱落细胞检查	经前细胞涂片表现为中、高度雌激素影响，提示无排卵	经前细胞涂片雌激素轻度低落，提示有排卵	
	激素测定	经前几天测得血清孕酮值处于卵泡期水平，考虑无排卵		

213

二、治疗要点

要点	内 容
治疗原则	①青春期及生育期无排卵性功血以止血、调整周期、促排卵为主 ②绝经过渡期以止血、调整周期、减少经量、防止子宫内膜病变为主 ③排卵性功血应以恢复黄体功能为治愈目标
止血方法	根据出血量选择合适的制剂和方法。对少量出血者，使用最低有效量激素，减少药物副反应。对大量出血者，要求性激素治疗 **8 小时内见效，24～48 小时内出血基本停止。96 小时以上仍不止血**，应考虑更改功血诊断

	性激素治疗	①雌、孕激素联合用药止血效果优于单一药物。常用口服避孕药治疗青春期和育龄患者的无排卵性功血 ②单纯雌激素：也称"子宫内膜修复法" ③单纯孕激素：又称"子宫内膜脱落法"或"药物刮宫"。停药后短期即有撤退性出血，内膜脱落较彻底，起到药物性刮宫作用。适用于体内已有一定水平雌激素，血红蛋白水平＞80 mg/L，生命体征稳定的患者
	刮宫术	**绝经过渡期及病程长的育龄患者首选**。可迅速止血并可了解内膜病理，除外其他病变
	辅助治疗	应用氨甲环酸、维生素 K 等止血药物或丙酸睾酮对抗雌激素，减少子宫出血量；出血严重时可补充纤维蛋白原、血小板等凝血因子；中、重度贫血者给予铁剂和叶酸治疗，必要时输血；必要时给予抗生素治疗

要点	内 容
调整周期	①**雌、孕激素序贯疗法：即人工周期。模拟自然月经周期中卵巢的内分泌变化，序贯应用雌、孕激素，使子宫内膜发生相应变化，引起周期性脱落**。适用于青春期及育龄期功血内源性雌激素水平较低者 ②雌、孕激素联合法：适用于育龄期功血患者 ③孕激素疗法：适用于青春期或病理检查结果为增生期内膜的功血患者
促排卵	经上述调整周期药物治疗几个疗程后，通过雌、孕激素对中枢的反馈调节作用，部分患者可恢复自发排卵。青春期功血不提倡使用促排卵药物；有生育要求的无排卵不孕患者，可针对病因采取促排卵措施
恢复黄体功能	(1) 黄体功能不足针对发生原因，采取相应治疗 ①使用低剂量雌激素或氯米芬，促进卵泡发育和排卵 ②给予 hCG 加强月经中期 LH 排卵峰 ③在基础体温上升后，隔日应用 hCG，延长黄体期 ④排卵后，每日肌内注射黄体酮，补充黄体酮分泌不足。一般选用天然黄体酮制剂 ⑤口服避孕药适用于有避孕需求的患者，一般周期性使用口服避孕药 3 个周期，病情反复者酌情延至 6 个周期 (2) 子宫内膜不规则脱落治疗目标是使黄体及时萎缩，内膜按时完整脱落。常用药物有孕激素、hCG 和复方口服避孕药等，无生育要求者也可口服单相口服避孕药

三、常见护理诊断/问题

要点	内 容
疲乏	与子宫异常出血导致的贫血有关
有感染的危险	与不规则子宫出血、出血量多导致贫血，机体抵抗力下降有关

四、护理措施

要点	内容
一般护理	给予心理支持。指导卧床休息，保持充足的睡眠，减少体力消耗。鼓励多食高蛋白、高维生素及含铁量高的食物
预防感染	勤换会阴垫和内裤；禁止用未经严格消毒的器械或手套行阴道检查或治疗操作；禁止盆浴，可淋浴或擦浴，告诫病人出血停止前禁止性生活；按医嘱准确用药，在口服抗菌药物与激素类药物出现不良反应时，应及时与医师联系
性激素治疗护理	①遵医嘱按时、按量给药，保持稳定的血药浓度，嘱患者不得随意停药和漏服，以免导致撤药性出血及治疗失败 ②药物减量必须按医嘱规定在血止后才能开始，每3日减量1次，每次减量不得超过原用量的1/3，直至维持量。通常激素止血治疗48小时内出血基本停止，72小时未达到止血者，应及时报告医生，并注意除外器质性病变或未遵医嘱用药 ③维持量服用时间：通常按停药后发生撤退性出血的时间与患者上一次行经时间相应考虑 ④促排卵治疗护理：观察使用促排卵药的患者有无卵巢过度刺激综合征的症状和体征 ⑤指导患者在治疗期间发现不规则阴道流血应及时就诊

第二节　闭　经

一、疾病概要

要点			内容
概念			是妇科疾病的常见症状，表现为无月经或者月经停止
分类	根据既往有无月经来潮分类	原发性闭经	年龄超过13岁，第二性征尚未发育者；或年龄超过15岁，第二性征已发育，月经没有来潮者
		继发性闭经	指正常月经建立后，月经停止6个月，或按自身原有月经周期计算停经3个周期以上者
	按生殖轴病变和功能失调的部位分类	下丘脑性闭经	**最常见**。常见原因有精神、神经因素引起神经内分泌障碍导致闭经；严重营养不良或长期消耗性疾病；剧烈运动后GnRH释放受到抑制可引起闭经。长期应用某些药物，如吩噻嗪及其衍生物（奋乃静、氯丙嗪）以及甾体类避孕药，抑制下丘脑分泌GnRH或使垂体分泌催乳素增加，可出现闭经和异常乳汁分泌，一般在停药后3～6个月，月经自然恢复
		垂体性闭经	由于垂体促性腺激素分泌失调或垂体器质性病变，影响了卵巢功能而导致闭经。常见原因有垂体肿瘤、席汉综合征、原发性垂体促性腺功能低下等
		卵巢性闭经	由于卵巢分泌激素水平低下，不能引起子宫内膜的周期性变化而致。常见原因有先天性卵巢发育不全或缺如、卵巢功能早衰、卵巢功能性肿瘤
		子宫性闭经	子宫内膜对卵巢激素不能产生正常反应，从而引起闭经。常见原因有子宫发育不全或缺如、因过度刮宫造成子宫内膜损伤或粘连、子宫内膜炎、宫腔放射性治疗等
		其他	如甲状腺、肾上腺、胰腺等功能紊乱也可引起闭经，常见的疾病有甲状腺功能减退或亢进、肾上腺皮质功能亢进、肾上腺皮质肿瘤等

第三节　痛　经

要点		内　容
概念		是妇科疾病的常见症状之一，指行经前后或月经期出现下腹疼痛、坠胀、腰酸，或合并头痛、乏力、头晕、恶心等其他不适，严重者可影响生活和工作质量
分类	原发性痛经	指生殖器官无器质性病变的痛经，占痛经 90% 以上，青春期多见，常在初潮后 1~2 年内发病。本节只叙述原发性痛经
	继发性痛经	指由于盆腔器质性疾病导致的痛经
病因		①原发性痛经主要与月经时分泌期子宫内膜合成和释放前列腺素增加有关。无排卵性子宫内膜因无孕酮刺激，前列腺素浓度很低，一般不发生痛经 ②精神紧张、恐惧、焦虑、过度敏感、寒冷刺激、经期剧烈运动以及生化代谢产物均可通过中枢神经系统刺激盆腔疼痛纤维引起痛经
临床表现	症状	**下腹疼痛是痛经的主要症状**。疼痛**最早出现于经前 12 小时，月经第 1 天最剧烈，多于第 2~3 天后缓解**。原发性痛经多在月经初潮后 6~12 个月发病，这时排卵周期多已建立
	体征	**妇科检查时无异常发现**
治疗原则		避免精神刺激和过度疲劳，以对症治疗为主
护理诊断	疼痛	与月经期子宫收缩，子宫肌组织缺血、缺氧有关
	焦虑	与反复痛经有关
护理措施	精神心理	心理护理是痛经患者护理的重要环节。告知患者月经期轻度不适是生理反应，消除其紧张和顾虑
	预防保健	经期避免劳累和剧烈运动；避免冰冷、辛辣刺激性食物；禁止性生活。注意休息、适度运动、正常进食、戒烟、保持外阴清洁卫生
	缓解症状	腹部热敷和进食热的饮料有助于缓解疼痛
	治疗配合	①口服**避孕药**抑制子宫内膜生长，减少月经量及抑制排卵，减少月经血中前列腺素含量，缓解疼痛 ②使用**前列腺素合成酶抑制剂**以减少前列腺素的释放，减轻疼痛。如布洛芬、萘普生等 ③习惯每一次经期服用止痛药的患者，应防止药物成瘾；无医嘱禁用麻醉药

第四节　绝经综合征

一、疾病概要

要点		内　容
概念	绝经	指卵巢功能停止所致永久性无月经状态。绝经的判断是回顾性的，停经后 12 个月随诊方可判定绝经
	绝经综合征（MPS）	指妇女绝经前后出现性激素波动或减少所致的一系列躯体及精神心理症状

要点			内　容
分类	自然绝经		指卵巢内卵泡生理性耗竭，或残余卵泡对促性腺激素失去反应，卵泡不再发育和分泌雌激素，导致绝经
	人工绝经		指手术切除双侧卵巢或放疗、化疗等损伤卵巢功能。人工绝经者更容易发生绝经综合征。绝经年龄与遗传、营养、地区、环境、吸烟等因素有关
临床表现	近期症状	月经紊乱	**是围绝经期常见症状。**可表现为月经频发、月经稀发、不规则子宫出血和闭经
		血管舒缩	**主要表现为潮热，为血管舒缩功能不稳定所致，是雌激素降低的特征性症状。**其特点是反复出现短暂的面部、颈部及胸部皮肤阵阵发红，伴轰热，继之出汗，汗后畏寒，一般持续1～3分钟。症状轻者每日发作数次，严重者每日发作十余次或更多。症状可历时1～2年，有时长达5年或以上。潮热严重时，影响工作、生活和睡眠，是绝经后期妇女需要性激素治疗的主要原因
		自主神经失调	常出现心悸、眩晕、头痛、失眠、耳鸣等症状
		精神神经症状	常表现为注意力不易集中，情绪波动大，激动易怒、焦虑不安或情绪低落、抑郁、不能自我控制等情绪症状，记忆力减退
	远期症状	泌尿生殖道症状	主要表现为泌尿生殖道萎缩症状，出现阴道干涩、性交困难及反复阴道感染，排尿困难、尿痛、尿急等反复发生的尿路感染
		骨质疏松	绝经后妇女雌激素水平下降，使骨质吸收速度大于骨质生成，导致骨质丢失而出现骨质疏松。50岁以上妇女半数以上会发生绝经后骨质疏松，通常发生在绝经后5～10年内，最常发生在椎体
		阿尔茨海默病	绝经后期妇女比老年男性患病风险高，可能与绝经后内源性雌激素水平降低有关
		心血管病变	绝经后妇女糖脂代谢异常增加，动脉硬化、冠心病的发病风险较绝经前明显增加，可能与雌激素水平低下有关
	体征		妇科检查有内、外生殖器萎缩的表现
辅助检查	血清FSH值及E_2值测定		绝经过渡期血清 FSH＞10 U/L，提示卵巢储备功能下降；FSH＞40 U/L 且 E_2＜10～20 pg/ml，提示卵巢功能衰竭
	氯米芬兴奋试验		月经第5日开始口服氯米芬，50 mg/d，连用5日，停药第1日测血清 FSH＞12 U/L，提示卵巢储备功能下降
	超声检查		基础状态卵巢的窦状卵泡数减少、卵巢容积缩小、子宫内膜变薄

二、治疗要点

要点		内　容
治疗原则		为缓解近期症状，早期发现或有效预防骨质疏松、动脉硬化等老年性疾病
激素补充治疗（HRT）	适应证	适用于预防和控制围绝经期各种症状及相关泌尿生殖道和骨质疏松等问题

要点		内　容
激素补充治疗（HRT）	禁忌证	已知或可疑妊娠、原因不明的阴道出血、已知或可疑患有乳腺癌、已知或可疑患有性激素依赖性恶性肿瘤、最近 6 个月内患有活动性静脉或动脉血栓栓塞性疾病、严重的肝肾功能障碍、血卟啉症、耳硬化症、脑膜瘤（禁用孕激素）等
	给药途径	口服是最常规应用的给药途径，主要优点是血药浓度稳定；经阴道给药主要用于治疗下泌尿道生殖道局部低雌激素症状
	药物及方法	主要药物为雌激素，可辅以孕激素。个体化用药，在综合考虑具体症状、治疗目的和危险性的前提下，选择能达到治疗目的的**最低有效剂量**。原则上选用**天然性激素制剂**。常用药物包括：①雌激素制剂，如戊酸雌二醇。②组织选择性雌激素活性调节剂，如替勃龙。③孕激素制剂，如黄体酮胶囊
	副反应	雌激素剂量过大引起乳房胀痛、白带量多、头痛、水肿、色素沉着等；孕激素的副作用包括抑郁、易怒、乳房痛和水肿。长期 HRT 可增加子宫内膜癌、卵巢癌、乳腺癌、心血管疾病及血栓性疾病、糖尿病的发病风险
非激素类药物	选择性 5-羟色胺再摄取抑制剂	盐酸帕罗西汀，可有效改善血管舒缩症状及精神神经症状
	维生素 D 与钙剂合用	①钙剂可减缓骨质丢失 ②维生素 D 适用于围绝经期妇女缺少户外活动者，与钙剂合用有利于钙的吸收
	镇静剂	艾司唑仑，有助于睡眠
	谷维素	调节自主神经功能

三、护理措施

要点		内　容
护理诊断	焦虑	与绝经过渡期内分泌改变，或个性特点、精神因素有关
	知识缺乏	缺乏绝经期生理、心理变化知识及应对技巧
护理措施	生活指导	合理饮食、坚持锻炼、注意劳逸结合，保证充足睡眠，调整性生活适应目前身心状况，建立健康的生活方式
	随访指导	告知患者用药期间定期随访，用药后出现副反应时，及早就诊
	围绝经期妇女社区健康宣教	①提供相关知识，做好心理准备 ②介绍缓解和预防绝经综合征症状的方法和措施，如适当活动、补充钙质和维生素 D 等 ③绝经前后定期防癌检查，主要是女性生殖道和乳腺肿瘤 ④积极防治围绝经期妇女常见病、多发病，如糖尿病、高血压、冠心病、肿瘤、骨质疏松症、阴道炎症、子宫脱垂、尿失禁等 ⑤宣传 HRT 的有关知识

考前必刷题

【A1 型题】

1. 关于无排卵性功血的特点，叙述错误的是
   A. 阴道流血伴下腹痛
   B. 绝经过渡期和青春期妇女多见
   C. 生殖器官无器质性病变
   D. 阴道涂片示中、高度雌激素影响
   E. 最常见症状是不规则子宫出血

2. 关于有排卵性功血，叙述正确的是
   A. 多见于青春期和更年期
   B. 基础体温单相型
   C. 月经周期短，规律，经量多少不定
   D. 月经中期 LH 峰缺失
   E. 月经前刮宫内膜无内分泌反应

3. 引起功血的原因是
   A. 精神紧张、恐惧
   B. 环境、气候骤变
   C. 过度劳累
   D. 严重贫血、营养不良
   E. 以上都对

4. 关于原发性痛经的叙述，错误的是
   A. 多见于未婚或未孕妇女
   B. 月经来潮前数小时可出现
   C. 常伴面色苍白、恶心、呕吐
   D. 妇科检查可见器质性病变
   E. 口服前列腺素合成酶抑制剂有效

5. 关于原发性痛经的叙述，正确的是
   A. 呈进行性加剧
   B. 有生殖器官器质性病变
   C. 无排卵
   D. 多在初潮后 6~12 个月出现
   E. 口服避孕药治疗无效

6. 不属于绝经综合征临床表现的是
   A. 生殖器官逐渐萎缩
   B. 阴道分泌物增多
   C. 尿频、尿失禁
   D. 潮红、潮热、出汗

   E. 阵发性心动过速

7. 关于基础体温的临床应用，叙述错误的是
   A. 双相型提示有排卵
   B. 单相型提示无排卵
   C. 高温相持续 3 周以上，提示有可能妊娠
   D. 高温相持续时间短于 11 日，提示子宫内膜不规则脱落
   E. 可以精确确定排卵日

8. 属于垂体性闭经的是
   A. 口服避孕药　　　　B. 过度减肥
   C. 精神紧张　　　　　D. 剧烈运动
   E. 希恩综合征

9. 围绝经期妇女尿中促性腺激素排出量倾向于
   A. 不变　　　　　　　B. 增多
   C. 减少　　　　　　　D. 变化无常
   E. 以上都不是

10. 关于子宫内膜不规则脱落所致功血，叙述错误的是
    A. 多见于生育年龄妇女
    B. 月经周期正常而经期延长
    C. 宫颈黏液只见羊齿植物叶状结晶
    D. 基础体温呈双相型
    E. 子宫内膜具有分泌反应的腺体

11. 关于黄体功能不全的护理评估，叙述错误的是
    A. 月经周期短
    B. 黄体期延长
    C. 易致不孕及流产
    D. 基础体温呈双相型，高温相小于 11 天
    E. 子宫内膜有分泌现象

12. 无排卵型功血常见于
    A. 产后　　　　　　　B. 流产后
    C. 不孕患者　　　　　D. 育龄期
    E. 青春期与围绝经期

13. 不属于原发性痛经临床表现的是
    A. 可伴腹痛、腹泻
    B. 严重时面色苍白，出冷汗

C. 月经量异常

D. 恶心呕吐

E. 下腹阵发性痉挛性疼痛

14. 关于继发性闭经的概念，叙述正确的是

    A. 16 岁未初潮

    B. 18 岁未初潮

    C. 以前有正常月经，停经 2 个月及以上

    D. 以前有正常月经，停经 3 个月及以上

    E. 以前有正常月经，停经 6 个月及以上

15. 关于绝经期综合征，叙述错误的是

    A. 与遗传因素无关

    B. 绝经前后出现

    C. 生殖系统无器质性病变

    D. 雌激素治疗有效

    E. 以植物神经系统功能紊乱为主症

【A2 型题】

16. 患者疑为子宫内膜不规则脱落，取内膜活检的最佳时间是

    A. 月经第 1 日

    B. 月经第 5 日

    C. 月经干净后 3 日

    D. 月经来潮前 12 小时

    E. 排卵时

17. 患者女性，原发性痛经，护士建议她采用的最佳避孕方法应是

    A. 安全期避孕法   B. 口服避孕药

    C. 宫内节育器   D. 避孕套

    E. 阴道隔膜

18. 患者女性，30 岁。继发性闭经 3 年，孕激素试验呈阴性，雌孕激素序贯试验呈阴性，基础体温呈双相型，该患者的闭经属于

    A. 下丘脑性   B. 卵巢性

    C. 垂体性   D. 子宫性

    E. 大脑皮层功能失调

19. 患者女性，48 岁，G_3P_2。自诉 18 年前人流一次，现月经紊乱 1 年，近常感面色潮热。妇科检查：外阴、阴道正常，宫颈光滑，子宫正常大小，质中，无触痛，双附件正常。基

础体温单相型，最可能的诊断是

    A. 子宫内膜炎   B. 结核性内膜炎

    C. 老年性阴道炎   D. 子宫内膜癌

    E. 围绝经期功血

20. 患者女性，30 岁。继发不孕 2 年，月经周期规律，诊刮子宫内膜出现下列哪种组织学表现可以判断为有排卵

    A. 子宫内膜分泌期

    B. 子宫内膜萎缩期

    C. 子宫内膜增生过长

    D. 子宫内膜不典型增生

    E. 子宫内膜月经期

【A3/A4 型题】

(21～22 题共用题干)

    患者女性，12 岁。每次"痛经"都会影响上课。为此去多家医院进行检查和咨询。

21. 护士向患者解释原发性痛经是非器质性病变，原因是

    A. 年龄太小

    B. 痛经程度还够严重

    C. 病程短

    D. 妇科检查无异常

    E. 无明确病因

22. 护士向患者介绍的治疗痛经的方法中，不恰当的是

    A. 止痛药物   B. 腹部热敷和保暖

    C. 抗炎治疗   D. 中西医综合治疗

    E. 放松疗法

(23～25 共用题干)

    患者女性，49 岁，已婚。确诊无排卵性功血 2 年，未经系统治疗。此次经期超过 10 天，经量增多，近 2 天阴道突然大量出血，伴头晕、乏力，急诊入院。

23. 护士为该患者提供的护理措施中，不恰当的是

    A. 采取平卧位

    B. 给予吸氧、保暖

C. 立即建立静脉通路，做好输血前准备

D. 采取半卧位

E. 遵医嘱输液、输血维持组织灌注量

24. 该患者在性激素治疗前宜选用的止血方法是

A. 刮宫
B. 抗感染
C. B超检查
D. 腹腔镜检查
E. 基础体温测定

25. 该患者的治疗原则为

A. 止血、调整周期、促排卵

B. 调整周期

C. 减少出血量

D. 防止子宫内膜病变

E. 止血、调整月经周期，减少经血量及防止子宫内膜病变

（26～28 共用题干）

患者女性，47 岁，月经周期不规律 2 年，伴有情绪低落，记忆力减退，睡眠欠佳半年，严重影响工作和学习，临床诊断为"绝经综合征"。

26. 绝经综合征的主要症状为

A. 月经紊乱
B. 血管舒缩症状
C. 精神神经症状
D. 心血管症状
E. 骨质疏松

27. 护士指导围绝经期妇女为预防骨质疏松应适当补充

A. 维生素 E
B. 钙剂和维生素 D
C. 维生素 B
D. 维生素 C
E. 维生素 A

28. 应建议该妇女定期进行的检查是

A. 腹腔镜检查
B. 血常规检查
C. B超检查
D. 防癌筛查
E. 尿常规检查

（29～30 共用题干）

患者女性，44 岁，因围绝经期异常阴道出血

就诊。医生建议行分段诊断性刮宫术，本人不太愿意。

29. 护士向患者解释，实施该手术的目的及好处是

A. 既能止血又能排除癌变

B. 主要为了解性激素水平

C. 可使其尽快进入绝经期

D. 可满足其收入院的要求

E. 是既经济又简便的治疗

30. 出血停止后，患者的血管舒缩症状未见好转。医生建议使用激素替代治疗。护士做完用药指导后，患者进行复述，错误的是

A. 用药目的是控制症状

B. 用药前接受内膜活检

C. 采用最小有效剂量法

D. 症状缓解后自减药量

E. 长期用药者定期随访

31. 护士对患者详细介绍激素替代治疗（HRT），并请她复述。患者的复述中，错误的是

A. HRT 不适用于原因不明子宫出血患者

B. HRT 不适用于血栓性疾病患者

C. HRT 不适用于肝脏疾病患者

D. 有子宫者可单用雌激素

E. 乳房胀痛是不良反应之一

【护考传真】

32. 患者女性，18 岁。经期持续 10 天，量较多，诊断为功能失调性子宫出血，给予口服大剂量乙烯雌酚治疗。患者询问用药目的，护士正确的解释是（2017）

A. 促进女性生殖器官全面发育而止血

B. 促进子宫内膜迅速转化而止血

C. 促进子宫内膜呈分泌期而止血

D. 增强子宫平滑肌张力而减少出血

E. 短期内修复子宫内膜创面而止血

【答案与解析】

1. A　解析：无排卵性功血没有排卵、无分泌期内膜、无生殖器官器质性病变，故一般不会出现痛经。无排卵性功血以绝经过渡期和青春期妇女多见。以月经周期紊乱为主要表现。

2. C **解析**：有排卵性功血以育龄期妇女多见。月经周期短，规律，经量多少不定，提示有排卵黄体功能不全。基础体温单相型、月经中期不出现 LH 峰，月经前刮宫内膜无内分泌反应提示无排卵。

3. E **解析**：功能失调性子宫出血简称功血，当机体受内部和外界各种因素，如精神紧张、营养不良、代谢紊乱、慢性疾病、环境及气候骤变、饮食紊乱、过度运动、酗酒以及其他药物等影响时，调节生殖的神经内分泌机制失常引起异常子宫出血，无全身及生殖器官的器质性病变。

4. D **解析**：原发性痛经常见于未婚或未孕妇女，妇科检查无器质性病变。疼痛最早出现于经前 12 小时，常见原因为子宫内膜前列腺素分泌增多入血后引起的子宫平滑肌痉挛而引起痛经，同时增多的前列腺素进入血液循环，还可引起心血管和消化道等症状。口服前列腺素合成酶抑制剂可减少子宫内膜前列腺素的分泌，减轻疼痛。

5. D **解析**：原发性痛经多发生在月经初潮后 6~12 个月，此时排卵周期多已建立。妇科检查时无异常发现。疼痛最早出现于经前 12 小时。口服避孕药使子宫内膜分泌不良，减少前列腺素的分泌，可减轻痛经。原发性痛经的程度随年龄增大，结婚生子，可逐渐缓解，不会出现进行加重。

6. B **解析**：绝经综合征指妇女绝经前、后出现性激素波动或下降，引起一系列躯体及精神心理症状。潮红、潮热、出汗为血管舒缩功能不稳定所致，是雌激素降低的特征性症状。阵发性心动过速为自主神经失调症状。泌尿生殖道萎缩症状，如阴道干涩、性交困难及尿频、尿失禁、反复发生的尿路感染是雌激素水平下降引发的远期症状。

7. D **解析**：子宫内膜不规则脱落即黄体萎缩不全，基础体温呈双相，但下降缓慢，历时较长。基础体温升高前 1 日提示排卵。卵子受精后，月经黄体转变为妊娠黄体，继续分泌孕激素维持妊娠并保持高温相。

8. E **解析**：希恩综合征是由于产后大出血休克引起腺垂体缺血、坏死而引发的闭经、无泌乳、生殖器官萎缩等一系列症状。口服避孕药、过度减肥、精神紧张、剧烈运动导致闭经属于下丘脑性闭经。

9. B **解析**：雌激素对下丘脑释放的促性腺激素释放激素（FSH、LH）产生负反馈调节作用。当围绝经期妇女卵巢功能减退，雌激素水平下降，促使下丘脑释放促性腺激素释放激素增多，进而作用于垂体，释放更多的促性腺激素（FSH）。

10. C **解析**：子宫内膜不规则脱落又称黄体萎缩不全，属于有排卵性功血。排卵后黄体分泌孕激素，可使宫颈黏液出现椭圆体结晶。

11. B **解析**：黄体功能不全属于有排卵性功血，基础体温呈双相。因为黄体功能不全，黄体过早萎缩退化，高温相小于 11 天（正常12~16 天），月经周期缩短。由于孕激素分泌不足，子宫内膜出现分泌不良反应，易致不孕及流产。

12. E **解析**：无排卵性功血多发生于青春期与绝经过渡期妇女，表现为月经周期紊乱，经期长短不一，出血量时多时少。排卵性功血多发生于生育年龄妇女。

13. C **解析**：原发性痛经没有生殖器官器质性病变，没有排卵障碍。除了因前列腺素分泌过多引起的局部、胃肠道和一些全身反应外，无其他异常表现。

14. E **解析**：以往曾建立正常月经周期，但以后因某种病理性原因而月经停止 6 个月以上者，或按自身原来月经周期计算，停经 3 个周期以上者称为继发性闭经。

15. A **解析**：绝经期综合征与卵巢功能衰退，雌激素水平下降有关。其发生的时间和轻重程度与遗传、个体体质、健康状态、社会环境以及精神神经因素密切相关。雌激素替代治疗有效。

16. B　**解析：** 子宫内膜不规则脱落又称黄体萎缩不全，属于有排卵性功血，表现为经期延长。正常情况月经周期第 5 日分泌期子宫内膜全部剥脱，开始出现增生期内膜。而黄体萎缩不全时，尚有一部分分泌期内膜没有脱落，出现分泌期和增生期两种内膜并存的现象。

17. B　**解析：** 口服避孕药可以使子宫内膜出现分泌不良的现象，进而减少前列腺素的分泌，缓解痛经。

18. D　**解析：** 闭经患者孕激素试验停药后无撤药出血（阴性反应），说明患者体内雌激素水平低下，应进一步作雌、孕激素序贯试验。雌孕激素序贯试验无撤药出血为阴性，提示子宫内膜有缺陷或被破坏，可诊断为子宫性闭经。

19. E　**解析：** 患者 48 岁，月经紊乱一年，常感面色潮热；妇检未发现器质性疾病，基础体温单相型提示卵巢无排卵，符合围绝经期无排卵型功血特点。

20. A　**解析：** 有排卵时，黄体分泌的孕激素使子宫内膜发生分泌期变化。

21. D　**解析：** 原发性痛经常见于青少年，多在月经初潮的 1～2 年内发生。妇科检查时无异常发现。

22. C　**解析：** 原发性痛经妇科检查无异常发现，不需要抗炎治疗。

23. D　**解析：** 无排卵性功血大出血，出现血液组织灌注不足的症状，为保证重要脏器供血，不能取半卧位。

24. A　**解析：** 围绝经期功血止血的首选方法是刮宫。

25. E　**解析：** 围绝经期功血与子宫内膜癌的早期症状相似、发病年龄相近，所以在止血、调整周期的同时要注意子宫内膜的变化。

26. A　**解析：** 围绝经期妇女卵巢功能衰退，出现排卵障碍，最主要的症状为月经紊乱。

27. B　**解析：** 维生素 D 适用于围绝经期妇女缺少户外活动者，与钙剂合用有利于钙的吸收。

28. D　**解析：** 围绝经期和绝经后妇女妇科肿瘤发病率明显增加，所以要定期进行防癌筛查。

29. A　**解析：** 刮宫是更年期或已婚功血患者立即有效的止血措施，而且刮出物送检可明确诊断，以排除器质性疾病，尤其是妇科肿瘤。

30. D　**解析：** 激素替代治疗期间不可擅自减药，否则可能引起药物撤退性出血。

31. D　**解析：** 单纯雌激素治疗只适于子宫已切除者。单用雌激素可增加子宫内膜癌发生的危险，对有子宫者应同时使用雌激素和孕激素。

32. E　**解析：** 功能失调性子宫出血可使用性激素治疗止血，大剂量雌激素促使子宫内膜生长，短期内修复创面而止血，适用于青春期功血。

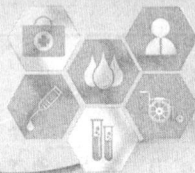

第十七章　妇科其他疾病患者的护理

第一节　子宫内膜异位症及子宫腺肌病的护理

【子宫内膜异位症】

一、疾病概要

要点		内　容
概述		子宫内膜异位症（简称内异症）是指具有生长功能的子宫内膜组织（腺体和间质）出现在子宫腔被覆黏膜以外的其他部位。好发于生育年龄妇女，以 25～45 岁居多
常见部位		子宫内膜具有类似恶性肿瘤远处转移和种植生长的能力，可出现在身体不同部位，但属于良性病变。**最常见的种植部位为盆腔脏器和腹膜，其中以侵犯卵巢者最常见（约占内异症的 80%）**，其次是宫骶韧带、直肠子宫陷凹，也可出现在脐、膀胱、肾、肺、乳腺等部位，但罕见
病理		异位子宫内膜受卵巢激素影响而发生周期性出血，刺激周围纤维组织增生、粘连，在病变区内形成紫褐色斑点或小泡，进一步发展为大小不等的蓝紫色实质性结节或包块
		发生于卵巢的子宫内膜异位症约 80% 累及一侧，50% 累及双侧。由于异位在卵巢内的子宫内膜周期性反复出血而形成单个或多个囊肿，称为**卵巢子宫内膜异位囊肿**。因为囊肿内含暗褐色糊状陈旧血液，状似巧克力液体，故又称**卵巢巧克力样囊肿**。囊肿的直径一般为 5～6 cm，大者可达 25 cm 左右
临床表现	症状	子宫内膜异位症临床表现多样，与病变部位相关，呈周期性发作。约 25% 的患者无自觉症状 ①主要症状：痛经和下腹痛、不孕、月经失调及性交不适等 ②**典型症状：继发性、进行性加重的痛经。疼痛严重程度与病灶的部位及浸润深度有关，与病灶大小不一定成正比**
	体征	①**子宫后倾固定** ②子宫直肠陷凹、宫骶韧带触及痛性结节 ③卵巢子宫内膜异位囊肿发生时，在一侧或双侧附件可扪及与子宫相连的活动度差的**囊性包块**
辅助检查	超声检查	可确定卵巢子宫内膜异位囊肿的位置、大小和形状
	血清 CA125 测定	内异症患者血清 CA125 水平升高，因为诊断的特异性不高，故血清 CA125 测定可用于监测内异症的治疗效果和复发情况

要点		内　容
辅助检查	**腹腔镜检查**	**是内异症诊断的最佳方法**。腹腔镜下对可疑病变进行活检可确定诊断,特别是有不孕或腹痛而盆腔检查和 B 超检查无阳性发现者可明确诊断
治疗原则		以"**去除病灶、减轻疼痛、促进生育、减少复发**"为主要治疗目的。治疗方法应根据年龄、症状、病变部位以及对生育要求等不同情况全面考虑
	期待治疗	①对轻度子宫内膜异位症患者,**每 3~6 个月随诊一次**,并对症处理病变引起的轻微经期腹痛,可给予前列腺合成酶抑制剂(吲哚美辛、奈普生、布洛芬)等非甾体类抗炎药物 ②对希望生育者,应鼓励尽早妊娠,一旦妊娠,异位内膜病灶坏死萎缩,分娩后症状缓解并有望治愈
	药物治疗	适用于慢性盆腔疼痛、经期痛经症状明显、有生育要求及无卵巢囊肿形成患者。**临床常采用假孕或假绝经性激素疗法,疗程一般为 6~9 个月**。作为手术前后的辅助治疗,疗程可缩短为 3~6 个月
	手术治疗	对于不孕症患者或者药物治疗后症状不缓解者,或局部病变加剧、**卵巢子宫内膜异位囊肿直径>5 cm** 者,应选择手术治疗。可采用腹腔镜或剖腹手术。**腹腔镜是目前手术治疗内异症的主要手段**。常用手术方式包括保守性手术、半根治手术以及根治手术

二、常见护理诊断/问题

要点	内　容
疼痛	与异位内膜经期出血和炎性刺激周围组织中的神经有关
焦虑	与长期不孕、周期性痛经、担心治疗效果有关
性生活形态的改变	与性交痛和不孕有关
营养失调（低于机体需要量）	长期痛经影响食物摄入、月经过多失血等有关

三、用药护理

要点		内　容	
激素抑制疗法		目的是抑制卵巢功能,阻止异位内膜的生长,减少内异症病灶的活性以及减少粘连的形成	
	口服避孕药	是最早用于治疗内异症的激素类药物,适用于轻度内异症患者。每日 1 片,连用 6~9 个月。药物副作用较少,主要有恶心、呕吐,并警惕血栓的形成。	这两种药物治疗是由雌、孕激素联合或大剂量孕激素连续使用诱导的一种高激素状态的闭经以及其他一些类似正常妊娠的状况,故又称为假孕疗法
	孕激素	临床上常用醋酸甲羟孕酮、甲地孕酮或炔诺酮等,一般连用 6 个月。为控制突破性出血,常需配合应用少量雌激素。副作用有恶心、轻度抑郁、水钠潴留、体重增加及阴道不规则点滴出血等。患者在停药数月后痛经缓解,月经恢复。	

续表

要点		内　容
激素抑制疗法	达那唑（danazol）	是雄激素类衍生物，一般连用 6 个月。达那唑治疗又称为**假绝经疗法**，适用于轻度及中度内异症以及痛经明显或不孕者。常见副作用包括：闭经、男性化、痤疮、多毛、萎缩性阴道炎、潮热和声音变粗。已有肝功能损害、高血压、心力衰竭、肾功能不全及妊娠者不宜服用
	孕三烯酮（gestrinone）	于月经第 1 日开始服药，连续 6 个月。作用机制是抗孕激素、抗雌激素作用，升高血液中游离睾酮水平。孕三烯酮与达那唑疗效相近，但副作用较轻，对肝功能影响小且可逆，很少因转氨酶过高而中途停药，且用药量少、方便
	促性腺激素释放激素类似物（GnRH-a）	长期应用可抑制垂体功能，导致卵巢分泌的激素显著下降，可出现暂时性闭经，即"**药物性卵巢切除**"或"**假绝经**"，达到治疗子宫内膜异位症的作用。目前可用的药物为醋酸亮丙瑞林缓释剂，肌注 3.75 mg，每月 1 次，共 6 个月；奈法瑞林鼻喷剂，每天 2 次，每次 200 μg，持续 6 个月；戈舍瑞林缓释剂，皮下埋置 3.6 mg，每 28 天 1 次，共 6 个月。不良反应主要表现为与低雌激素水平相关的潮热、阴道干涩、性欲减退、骨质丢失等绝经期症状。在应用 GnRH-a 3～6 个月时可以酌情给予反向添加方案，如妊马雌酮加甲羟孕酮或替勃龙，提高雌激素水平，预防低雌激素状态相关的血管症状和骨质丢失的发生，增加患者药物依从性
	孕激素拮抗剂	米非司酮与子宫内膜孕酮受体的亲和力是孕酮的 5 倍，且有较强的抗孕激素作用，每日口服 25～100 mg，造成闭经使病灶萎缩。副作用轻，无雌激素样影响，亦无骨质丢失危险，长期疗效有待证实
对症治疗		遵医嘱给予前列腺素合成酶抑制剂（吲哚美辛、萘普生、布洛芬）等非甾体类抗炎药物缓解疼痛
注意事项		①**激素治疗时间一般需要 6 个月以上**，治疗过程中常出现一些不良反应，应嘱患者坚持用药，不良反应会在停药后消失 ②由于药物大部分在肝脏代谢，部分患者会出现不同程度的肝细胞损害，嘱患者定期复查肝功能，如有异常应停药 ③特别强调治疗中途不能停药，否则可能出现子宫出血、月经紊乱等问题

四、健康教育

要点	内　容
防止经血逆流	①月经期避免剧烈运动、避免性交 ②先天性生殖道畸形如阴道横膈、残角子宫、无孔处女膜、宫颈闭锁或后天性炎症阴道狭窄、宫颈管粘连等所引起的经血潴留，应及时手术治疗，以避免经血逆流入腹腔
避免医源性异位内膜种植	①月经期避免盆腔检查，若有必要应避免重力挤压子宫内膜；月经来潮前禁做输卵管通畅检查和宫颈及阴道手术等 ②人工流产吸宫术时，宫腔内压力不宜过高，避免突然将吸管拔出使宫腔血液和内膜碎片随负压吸入腹腔；动作轻柔，避免造成宫颈损伤导致宫颈粘连 ③切开子宫的手术注意保护好腹壁切口
适龄婚育和药物避孕	①妊娠可延缓子宫内膜异位症的发生发展 ②已有子女者可口服避孕药抑制排卵，促使内膜萎缩和经量减少，使子宫内膜异位症发生机会相应减少

【子宫腺肌病】

要点		内　　容
概述		当子宫内膜腺体和间质侵入子宫肌层时，称为子宫腺肌病。子宫腺肌病多发生于 30～50 岁经产妇，约有半数合并子宫肌瘤，约 15%患者合并盆腔子宫内膜异位症
病因		一般认为多次妊娠和分娩时子宫壁的创伤和慢性子宫内膜炎可能是导致此病的主要原因。此外，有人认为基底层子宫内膜侵入肌层可能与高雌激素的刺激有关
病理		分为弥漫型和局限型两种，**弥漫型常见**
临床表现	症状	经量过多、经期延长和进行性加重的痛经
	体征	妇科检查子宫呈均匀增大或局限性结节隆起，质硬且有压痛，经期更甚
辅助检查		在腹腔镜下对可疑子宫肌层病变进行活检，可进行确诊
治疗原则		治疗视患者症状、年龄和生育要求而定。目前无根治性的有效药物。对症状严重、无生育要求或药物治疗无效者可以进行子宫切除

第二节　子宫脱垂患者的护理

一、疾病概要

要点	内　容		
概念	子宫脱垂是指子宫从正常位置沿阴道下降，宫颈外口达到坐骨棘水平以下，甚至子宫部分或全部脱出阴道口外。子宫脱垂常伴有阴道前、后壁膨出		
病因	**分娩损伤**	**是子宫脱垂最主要的原因。**在分娩过程中，特别是阴道助产或第二产程延长者，盆底肌、筋膜以及子宫韧带均过度延伸而削弱其支撑力量。若产后过早参加体力劳动，尤其是重体力劳动，将影响盆底组织张力的恢复，导致未复旧的子宫有不同程度的下移。多次分娩也是子宫脱垂的原因	
	长期腹压增加	长期慢性咳嗽、便秘、久站、重体力劳动及巨大盆腔肿瘤等，均可使腹压增高，迫使子宫下移而导致脱垂（尤其在产褥期内）	
	盆底组织发育不良或退行性变	子宫脱垂偶见于未产妇，往往是因先天性盆底组织发育不良。部分老年妇女因雌激素水平下降，盆底组织萎缩松弛，导致子宫脱垂	
临床分度	Ⅰ度	轻型	子宫颈外口距离处女膜缘<4 cm，未达处女膜缘
		重型	子宫颈外口已达处女膜缘，妇科检查时在阴道口可见子宫颈
	Ⅱ度	轻型	子宫颈已脱出阴道口外，但子宫体仍在阴道内
		重型	宫颈及部分宫体脱出阴道口
	Ⅲ度		子宫颈及宫体全部脱出至阴道口外
临床表现	Ⅰ度	**患者多无自觉症状**	
	Ⅱ度、Ⅲ度	**腰骶部酸痛及下坠感**	下垂子宫对韧带的牵拉，盆腔充血所致。常在久站、走路与重体力劳动时加重，卧床休息后减轻
		肿物自阴道脱出	长时间蹲位或排便等腹压增加时，阴道口有一肿物脱出。开始时肿物在平卧休息时可变小或消失，严重者休息后不能回缩，需用手还纳至阴道内。暴露在外的子宫及阴道壁黏膜由于反复摩擦而发生感染，可致溃疡及出血，若继发感染则有脓性分泌物
		排便异常	伴膀胱、尿道膨出者易出现排尿困难、尿潴留或尿失禁等症状。若继发泌尿道感染可出现尿频、尿急、尿痛等。若合并有直肠膨出的病人，可有便秘和排便困难等
辅助检查	血常规检查	合并感染者，可见白细胞数量增加	
	张力性尿失禁的检查	适用于合并膀胱、尿道膨出患者	
治疗原则	保守治疗	**适用于Ⅰ度轻型或不能耐受手术或需生育者。**子宫托是一种古老有效的保守治疗方法，但宫颈或阴道壁有炎症或有溃疡者，以及重度子宫脱垂伴盆底肌明显萎缩者不宜使用，**经期和妊娠期停用**	
	手术治疗	**保守治疗无效及子宫脱垂Ⅱ度、Ⅲ度，合并直肠、阴道膨出的患者，应采**取手术治疗	

二、常见护理诊断/问题

要点	内　容
焦虑	与长期的子宫脱出影响正常生活有关
慢性疼痛	与子宫下垂牵拉韧带、宫颈，阴道壁溃疡有关

三、护理措施

要点		内　容
一般护理		①告知患者及早就医，**及时回纳**脱出物，病情重不能回纳者，应**卧床休息**，减少下地活动的次数和时间 ②指导患者**保持外阴清洁、干燥**，每日用流动清水冲洗外阴，禁止使用酸性或碱性等刺激性药液，冲洗后更换棉质紧身内裤，配合医生选择大小适宜子宫托，避免或减少摩擦 ③改善患者全身状况，**加强营养**，进食高蛋白、高维生素饮食，增强体质。开展**盆底肌肉的锻炼**，如提肛运动，增加盆底组织及肛门括约肌张力。有效**控制增加腹压的因素**，如久站、久蹲及咳嗽等
病情观察		观察患者有无下坠感及腰骶部疼痛、阴道肿物脱出、排尿及排便异常，卧床休息后症状能否缓解
治疗配合	**子宫托放置的方法**	选择大小适宜的子宫托，以放置后无脱出又无不适感为宜。每日晨起后放入，每晚睡前取出，消毒备用。久置不取可压迫生殖道，导致生殖道糜烂、溃疡甚至生殖道瘘。**月经期及妊娠期停止使用。上托后 3 个月复查**
	手术前、后护理	①**术前护理**：术前 5 日开始进行阴道准备，Ⅰ度子宫脱垂患者应每日坐浴 2 次，一般采取 1:5000 的高锰酸钾或 0.02%的碘伏液，温度 41 ℃～43 ℃为宜；对Ⅱ、Ⅲ度子宫脱垂患者，每日行阴道冲洗 2 次，有溃疡者，冲洗后局部涂抗生素的软膏，然后带上无菌手套将脱出的子宫还纳于阴道内，平卧半小时
		②**术后护理**：除按一般外阴、阴道术后护理外，应**卧床休息 7～10 日；留置尿管 10～14 日；**避免咳嗽、下蹲等增加腹压的动作；每日行外阴擦洗 2 次；**坚持肛提肌锻炼**，每日做收缩肛门的运动，用力收缩放松盆底肌 2～3 次，每次 10～15 分钟；**必要时用缓泻剂，预防便秘**
心理护理		由于病程长，患者因长期影响正常生活而造成情绪低落、焦虑、烦躁，护士应理解并鼓励患者说出自己的疾苦，表达其内心的情感，讲解相关知识，促进病情恢复的信心
健康教育		①**手术后休息 3 个月，禁止盆浴和性生活，半年内避免重体力劳动。**出院后 1 个月复查伤口愈合情况，3 个月再次进行复查，医生确认完全恢复后方可有性生活 ②注意饮食，避免食用辛辣、刺激性食物，保证营养素和粗纤维素的摄入，积极防治便秘和咳嗽等慢性疾病 ③宣传先进生育理念，避免多孕多产。提倡进行产后体操锻炼和盆底肌锻炼 ④更年期、绝经期妇女在医生指导下用激素替代疗法，定期复查

考前必刷题

【A1 型题】

1. 关于子宫脱垂的病因，叙述错误的是

A. 与长期咳嗽、便秘有关

B. 老年妇女盆底组织萎缩可发生子宫脱垂

C. 产后过早从事重体力劳动可引起子宫脱垂

D. 产妇分娩损伤未能及时修补可致子宫脱垂

E. 不可能发生于未产妇

2. 预防子宫脱垂的主要措施是

　　A. 晚婚晚育

　　B. 科学接生和产褥保健

　　C. 防治老年性慢性支气管炎

　　D. 积极治疗便秘

　　E. 雌激素替代治疗

3. 关于预防子宫脱垂的措施，叙述错误的是

　　A. 积极开展计划生育

　　B. 提高接生技术

　　C. 产褥期增加腹压活动

　　D. 加强营养，增强体质

　　E. 执行妇女劳保条例

4. 子宫脱垂患者手术后应采取的体位是

　　A. 头高脚底位　　　　B. 平卧位

　　C. 半卧位　　　　　　D. 侧卧位

　　E. 自由卧位

5. 子宫内膜异位病灶最常发生在

　　A. 腹腔腹膜　　　　　B. 子宫浆膜

　　C. 卵巢　　　　　　　D. 直肠子宫陷凹

　　E. 宫骶韧带

6. 关于盆腔子宫内膜异位症的叙述，错误的是

　　A. 痛经呈渐进性加剧

　　B. 痛经程度与病灶大小成正比

　　C. 40%的患者不孕

　　D. 周期性痛不一定与月经同步

　　E. 病变累及直肠陷凹及骶骨韧带时可有性交痛

7. 子宫内膜异位症最典型的症状是

　　A. 不孕

　　B. 经期肛门坠胀感

　　C. 经量增多

　　D. 继发性痛经，进行性加重

　　E. 性交不适

8. 确诊子宫内膜异位症的方法是

　　A. 病史及妇科检查

　　B. B型超声检查

　　C. CA125测定

　　D. 抗子宫内膜抗体检测

E. 腹腔镜检查

9. 关于预防子宫内膜异位症的发生，叙述错误的是

　　A. 经期可做妇科检查

　　B. 人流吸宫时，防止负压突然降低

　　C. 剖宫产时注意保护腹壁切口

　　D. 及时处理宫颈粘连

　　E. 口服避孕药避孕

10. 随访监测子宫内膜异位症病变活动及治疗效果的有效方法是

　　A. B型超声　　　　　B. CA125测定

　　C. 腹腔镜检查　　　　D. 盆腔检查

　　E. 抗子宫内膜抗体检测

11. 关于子宫腺肌病的叙述，正确的是

　　A. 多数合并外在性子宫内膜异位症

　　B. 多发生在初产妇

　　C. 病灶中子宫内膜对卵巢激素敏感

　　D. 假孕疗法有效

　　E. 月经量增多，经期延长，继发痛经，子宫均匀增大和病灶较硬

12. 下列哪项不是子宫脱垂患者的特点

　　A. 自觉有块状肿物脱出

　　B. 不会伴有压力性尿失禁

　　C. 可出现排尿困难、尿潴留或尿失禁

　　D. 腰骶部疼痛和下坠感

　　E. 可伴有便秘和排便困难等

13. 子宫脱垂的主要原因是

　　A. 先天性发育异常　　B. 长期便秘

　　C. 多产　　　　　　　D. 反复性咳嗽

　　E. 分娩损伤未修复和产后过早参加重体力劳动

【A2型题】

14. 李某，49岁，G_3P_3。自诉腰骶部酸痛，有下坠感。妇科检查：病人平卧向下屏气用力，发现宫颈外口在处女膜缘，可回纳。诊断其子宫脱垂为

　　A. Ⅰ度轻型　　　　　B. Ⅰ度重型

　　C. Ⅱ度轻型　　　　　D. Ⅱ度重型

E. Ⅲ度

15. 王某，65岁，3-0-1-3。多年前在家分娩，产后未很好休息，自感外阴有物脱出多年，近有加重。妇科检查：宫颈糜烂，子宫与宫颈均脱出阴道外口。应诊断为

A. 子宫脱垂Ⅰ度

B. 子宫脱垂Ⅱ度

C. 子宫脱垂Ⅲ度

D. 子宫脱垂Ⅰ度轻型

E. 子宫脱垂Ⅱ轻型

16. 患者女性，40岁，经产妇。继发性痛经1年余，逐渐加重。妇科检查：子宫后倾，球形增大，质硬，附件未见异常，最可能的诊断是

A. 妊娠子宫　　　　B. 子宫肌炎

C. 子宫腺肌病　　　D. 畸形子宫

E. 子宫肌瘤

17. 患者女性，28岁，G_0P_0。痛经2年，进行性加重。妇科检查：子宫颈中度糜烂，子宫大小正常，后倾，活动欠佳，峡部后壁可触及米粒大小的结节，触痛明显。最可能的诊断是

A. 子宫颈癌

B. 慢性盆腔炎

C. 子宫内膜异位症

D. 盆腔结核

E. 痛经

18. 患者女性，28岁。结婚4年不孕，月经规律，量中等，痛经2年，进行性加重。末次月经近干净时突然发生剧烈下腹痛就诊。腹部检查：压痛、反跳痛明显，腹肌紧张。妇科检查：子宫后位稍大活动欠佳，右侧附件可触及一大小约6 cm×5 cm×5 cm囊性包块，有触痛。应首先考虑诊断为

A. 肿物蒂扭转

B. 巧克力囊肿破裂

C. 并发急性盆腔炎

D. 异位妊娠

E. 痛经

【A3/A4型题】

（19～20题共用题干）

患者女性，28岁。痛经3年且逐渐加重。妇科检查：子宫后壁有2个触痛性硬韧结节，右侧附件区扪及鸭卵大小、活动不良之囊性肿物，压痛不明显。

19. 其右侧附件区囊性肿物最可能是

A. 卵巢滤泡囊肿

B. 卵巢黄体囊肿

C. 卵巢内膜异位囊肿

D. 输卵管卵巢囊肿

E. 多囊卵巢综合征

20. 为进一步确诊，最有价值的辅助检查方法是

A. 腹部X线摄片

B. 盆腔B型超声检查

C. 诊断性刮宫活组织检查

D. 子宫输卵管碘油造影

E. 腹腔镜检查

（21～23题共用题干）

患者女性，40岁，1-0-1-1。继发性痛经，进行性加重2年入院。既往月经正常。妇科检查：子宫后位，活动度差，直肠子宫陷凹触痛明显，左侧附件增厚、有压痛。

21. 最可能的诊断是

A. 功能失调性子宫出血

B. 慢性盆腔炎

C. 子宫内膜异位症

D. 慢性宫颈炎

E. 不孕症

22. 确诊的首选辅助检查方法是

A. 阴道分泌物检查　　B. 宫颈刮片检查

C. B超检查　　　　　D. 腹腔镜检查

E. CA125测定

23. 监测该患者治疗效果的常用指标为

A. 阴道分泌物检查　　B. 宫颈刮片检查

C. B超检查　　　　　D. 腹腔镜检查

E. CA125测定

【护考传真】

24. 患者女性，45 岁。因"继发性痛经逐渐加重 10 年"就诊。双侧卵巢囊性增大，考虑为子宫内膜异位症。既能诊断又能治疗该疾病的最佳方法是（2015）

A. 双合诊　　　　　B. 三合诊

C. 腹腔镜　　　　　D. CA125

E. 盆腔 B 超

25. 患者女性，32 岁。痛经 2 年，呈进行性加重。查体：子宫后倾固定，子宫后壁触及 3 个痛性结节，给予达那唑治疗。目前最重要的护理措施是（2016）

A. 保持心情愉快　　B. 避免剧烈活动

C. 湿热敷下腹部　　D. 指导规范用药

E. 给予清淡饮食

26. 子宫内膜异位症患者卵巢病变最常见的类型是（2017）

A. 卵巢恶性肿瘤　　B. 卵巢黄体囊肿

C. 卵巢滤泡囊肿　　D. 卵巢炎性包块

E. 卵巢巧克力囊肿

27. 患者女性，50 岁，G_3P_1。自诉腰骶部酸痛，有下坠感。妇科检查：患者平卧向下用力时宫颈脱出阴道口，宫体仍在阴道内。其子宫脱垂程度为（2017）

A. Ⅱ度轻型　　　　B. Ⅱ度重型

C. Ⅲ度脱垂　　　　D. Ⅰ度重型

E. Ⅰ度轻型

28. 关于子宫内膜异位症的防治，叙述错误的是（2018）

A. 尽量避免多次的宫腔手术操作

B. 鼓励婚后痛经的妇女及时生育

C. 经期一般不做盆腔检查

D. 易引发经血外流受阻的生殖道畸形，应及时治疗

E. 宫颈部手术应在月经干净后 7～12 天内进行

【答案与解析】

1. E　解析：子宫脱垂偶见于未产妇，往往是因先天性盆底组织发育不良。

2. B　解析：预防子宫脱垂的主要方法是科学接生和产褥保健。

3. C　解析：产褥期过早参加体力活动是子宫脱垂的病因。

4. B　解析：子宫脱垂的患者术后应采用平卧位。

5. C　解析：子宫内膜异位症最常见的种植部位为盆腔脏器和腹膜，其中以侵犯卵巢者最常见。

6. B　解析：子宫内膜异位症疼痛严重程度与病灶的部位及浸润深度有关，与病灶大小不一定成正比。

7. D　解析：继发性、进行性加重的痛经为子宫内膜异位症的典型症状。

8. E　解析：腹腔镜检查是内异症诊断的最佳方法。

9. A　解析：经期进行妇科检查会造成经血逆流，造成子宫内膜异位症。

10. B　解析：血清 CA125 值可用于监测子宫内膜异位症的治疗效果和复发情况。

11. E　解析：子宫腺肌病的主要症状是经量过多、经期延长和进行性加重的痛经。子宫呈均匀增大或局限性结节隆起，质硬且有压痛，经期更甚。

12. B　解析：子宫脱垂的患者伴膀胱、尿道膨出易出现压力性尿失禁。

13. E　解析：分娩损伤和产后过早参加体力活动是子宫脱垂最主要的原因。

14. B　解析：Ⅰ度轻型为子宫颈外口距离处女膜缘<4 cm，未达处女膜缘；Ⅰ度重型为子宫颈外口已达处女膜缘，妇科检查时在阴道口可见子宫颈。

15. C　解析：子宫颈及子宫体全部脱出至阴道口外为子宫脱垂Ⅲ度。

16. C　解析：子宫腺肌病的体征表现为：妇科检查子宫呈均匀增大或局限性结节隆起，质硬且有压痛，经期更甚。

17. C 解析：继发性、进行性加重的痛经为子宫内膜异位症的典型症状。子宫后倾固定；子宫直肠陷凹、宫骶韧带触及痛性结节。

18. B 解析：生长于卵巢内的异位内膜可因反复出血而形成单个或多个囊肿，内含暗褐色糊状陈旧血液，状似巧克力液体，称卵巢子宫内膜异位囊肿，又称卵巢巧克力样囊肿。卵巢子宫内膜异位囊肿破裂时，囊内容物流入盆腹腔引起突发性剧烈腹痛，伴恶心、呕吐和肛门坠胀。

19. C 解析：卵巢子宫内膜异位囊肿发生时，在一侧或双侧附件可扪及与子宫相连的活动度差的囊性包块。

20. E 解析：腹腔镜检查是内异症诊断的最佳方法。

21. C 解析：子宫内膜异位症以侵犯卵巢者最常见，可因反复出血而形成单个或多个囊肿，卵巢子宫内膜异位囊肿发生时，在一侧或双侧附件可扪及与子宫相连的活动度差的囊性包块。根据该患者的症状和体征表现，可诊断患有子宫内膜异位症。

22. D 解析：腹腔镜检查是子宫内膜异位症诊断的金标准。

23. E 解析：CA125值测定可用于监测内异症的治疗效果和复发情况。

24. C 解析：继发性、进行性加重的痛经为子宫内膜异位症的典型症状。腹腔镜既能诊断又能治疗子宫内膜异位症。

25. D 解析：达那唑是雄激素类衍生物，治疗子宫内膜异位症一般连用6个月。使用过程中应注意规范用药，避免后遗症的发生。

26. E 解析：生长于卵巢内的异位内膜可因反复出血而形成单个或多个囊肿，内含暗褐色糊状陈旧血液，状似巧克力液体，称卵巢巧克力样囊肿。

27. A 解析：Ⅱ度轻型为子宫颈已脱出阴道口外，但子宫体仍在阴道内；Ⅱ度重型为宫颈及部分宫体脱出阴道口。

28. E 解析：宫颈部手术一般选择在月经干净后3～7天进行。

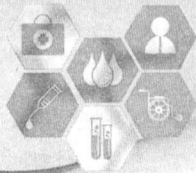

第十八章　妇产科常用手术及护理技术

第一节　产科手术及护理

一、会阴切开缝合术

会阴切开缝合术是产科最常用的手术，常用于初产妇阴道分娩。目的是保护母儿，避免母体产道严重撕裂伤，降低围生儿产伤发生率或减轻产伤的严重程度。有正中切开和侧切两种方式。

	分类		内　容
会阴正中切开缝合术	①优点：切开组织少，出血少，易缝合，愈合好，术后疼痛轻 ②缺点：如会阴切口下延，可造成会阴Ⅲ度裂伤。 因此，胎儿较大、手术助产等分娩不宜采用；接产技术不够熟练、经验不足的接生者不宜采用	适应证	①**阴道助产**：如胎头吸引术、产钳术或臀位助产术等，术前先行会阴切开 ②**避免产道严重撕裂伤**：会阴条件较差，分娩时可能引起会阴严重裂伤者，如会阴坚韧、瘢痕、高度水肿、会阴体过长以及巨大胎儿等 ③**缩短第二产程**：如出现第二产程过长，妊娠合并症或并发症，胎儿宫内窘迫等 ④**早产**
		禁忌证	①有剖宫产指征，不能或不宜经阴道分娩 ②会阴条件好或足月胎儿较小者 ③严重出血倾向者
会阴侧切开缝合术	①优点：可充分扩大产道，不易出现会阴及盆底严重裂伤。 ②缺点：切开组织较多，出血多，麻醉和缝合技术要求较高，术后疼痛较重。 因此，适用于会阴体长的患者，常于阴道助产术前、胎儿巨大等情况下切开	护理要点	（1）术前准备：术前进行会阴皮肤准备，抗生素、普鲁卡因皮试，器械物品消毒等 （2）术中护理：正确掌握会阴切开时机，可减少会阴伤口出血。会阴切开后可用纱布压迫或止血钳钳夹后结扎止血。正确把握会阴切开方式及切开长度，避免切口裂伤和延长；发生后，及时缝合修补 （3）术后护理：①评估切口情况，如有异常及时通知医生处理。**会阴侧切伤口于术后第5日拆线，正中切开伤口于术后第3日拆线。**②外阴伤口肿胀伴疼痛明显者，可遵医嘱24小时用95%乙醇湿敷或冷敷，24小时后可用50%硫酸镁纱布湿热敷或进行超短波或红外线照射，1次/日，15分钟/次③评估卧位情况，患者术后健侧卧位，保持会阴清洁，术后用0.05%碘伏擦洗外阴，2次/日，大、小便后及时做局部清洗

二、胎头吸引术

胎头吸引术是将胎头吸引器置于胎头上，抽吸形成负压，吸住胎头，按分娩机制，通过牵引，协助胎头娩出的一种助产手术。

结构	构造		使用要点
吸头器	按材质分类为金属类和硅胶类；按形状分为直立锥形、牛角锥形和扁圆形。但不论哪种，均为中空，顶部有牵引柄，由空心管与中空部分相通	适应证	①**缩短第二产程**：常用于产妇有妊娠期高血压疾病、心脏病、严重贫血等不宜分娩时屏气用力者；瘢痕子宫，有剖宫产史或子宫手术史，在第二产程子宫收缩力增强，易引起瘢痕裂开者；第二产程已经延长者 ②**持续性枕横位或枕后位**：徒手转胎头不成功，需借助器械旋转胎头助产者 ③**胎儿宫内窘迫**
		禁忌证	①骨盆狭窄或头盆不称 ②软产道畸形，子宫颈癌等 ③胎位异常（颜面位、额先露、横位、臀位或其他异常胎位） ④盆底损伤性疾病术后，如子宫脱垂手术后，尿瘘修补术后 ⑤严重胎儿窘迫，是相对禁忌证，谨慎使用
		手术条件	①胎儿存活 ②宫口开全，胎膜已破；胎膜未破者先行人工破膜术 ③**无明显头盆不称，胎头双顶径已达坐骨棘水平及以下，先露部已达+3及以下** ④子宫收缩好，估计胎儿很快娩出
橡皮导管	橡皮导管一端连接空心管，另一端连接抽气装置	护理要点	（1）术前准备：做好术前用物、产妇及抢救新生儿窒息的各项准备，积极协助医师完成操作过程 （2）术中护理：防止发生母儿并发症。放置胎头吸引器时，避免软产道吸入，发生软产道裂伤或血肿。无菌操作，降低感染发生率。避免负压形成过快或过大，一般压力**控制在280～350 mmHg。胎头吸引术操作限2次，牵引时间限定20分钟内**，防止新生儿头皮血肿、颅内出血、颅骨损伤等。胎儿娩出后及时清理呼吸道 （3）术后护理：①评估产妇宫缩情况、阴道流血情况，遵医嘱给予缩宫素等。②评估软产道损伤情况、如有裂伤应及时缝合。保持外阴清洁，行会阴冲洗，每日2次。③评估产妇生命体征变化，发现异常及时通知医生。④密切观察新生儿有无头皮血肿及头皮损伤的发生。注意观察新生儿面色、反应、肌张力，警惕发生新生儿颅内出血。常规给予维生素 K1 5～10 mg，肌内注射，每天1次，连用3天，24小时内避免搬动新生儿。如发生颅内出血，则按新生儿颅内出血处理
抽气装置	抽气装置为止血钳、50 ml空针或电动负压吸引器		

三、产钳术

产钳术是用产钳牵拉胎头，协助胎儿娩出的手术。产钳分为左叶和右叶，每叶由钳匙、钳颈、钳锁、钳柄4部分组成。根据手术时胎头所处的位置分为高位、中位、低位及出口产钳。目前我国助产绝大部分采用低位产钳及出口产钳，需旋转角度大的低位产钳和中位产钳对母体和围生儿造成的较多损伤，应谨慎使用，高位产钳已被剖宫产代替。

要点	内　　容
适应证	①同胎头吸引术 ②胎头吸引术失败者 ③臀位经产道分娩，后出胎头困难者 ④剖宫产术中手法娩头困难时
禁忌证	①头盆不称，胎头未衔接 ②宫口未开全 ③胎方位异常，如枕后位、额先露、高直位或前不均倾位等 ④严重胎儿宫内窘迫，估计短时间内不能结束分娩者 ⑤胎儿严重畸形或死胎。
手术条件	①胎儿存活 ②宫口开全，胎膜已破，胎膜未破者先行人工破膜术 ③无明显头盆不称，胎头双顶径已达到或超过坐骨棘水平 ④适用于枕先露、面先露额前位等，臀位分娩只用于后出头
护理要点	①牵引时需注意：**宫缩时牵拉，子宫收缩间歇期停止牵拉**；用力限于腕关节、肘关节及上臂肌；**牵引一般在 10 分钟之内结束**，宜慢、稳，禁止强行牵引。如牵引困难或滑脱，应查找原因，是否存在头盆不称、胎头旋转、子宫缩窄环、产钳不正或牵引方向不正确等 ②检查产妇是否发生并发症，如软产道损伤、骨折、产褥感染等。积极配合医生处理 ③检查新生儿有无头部血肿、面部挫伤、头部或面部神经损伤、颅内出血、颅骨骨折、眼球损伤和大脑镰小脑幕撕裂伤等，请儿科会诊，进行相应护理。余同胎头吸引术

四、臀位助产术

臀位分娩分为自然分娩、臀位助产术和臀位牵引术。臀位牵引术是指胎儿的全部分娩均由术者牵引完成。胎儿脐部以下的部分自行娩出，脐部以上部分由人工牵引娩出，为臀位助产术。

要点	内　　容
适应证	①胎儿宫内窘迫或脐带脱垂 ②产妇有严重合并症必须立即结束分娩 ③第二产程延长 ④宫口已开全，行内倒转胎位术后，牵引娩出胎儿者
禁忌证	①骨盆明显狭窄或畸形 ②胎儿体重超过 3500 g ③高龄初产，瘢痕子宫，产妇有严重妊娠合并症和妊娠并发症
手术条件	①宫口已经开全或近开全，胎膜已破 ②子宫收缩情况良好 ③胎儿存活，估计胎儿体重小于 3500 g
护理要点	①术前准备：做好器械、物品的准备工作 ②术中护理：严格按照臀位助产操作规程帮助胎儿娩出；积极抢救新生儿 ③术后护理：注意观察母儿并发症的发生，并配合医生处理。产妇可能发生子宫破裂、产道损伤、产后出血、产褥感染；新生儿可能发生颅内出血、脊柱损伤、臂丛神经损伤、膈神经损伤、骨折、窒息等 ④其他同胎头吸引术护理

五、剖宫产术

剖宫产术是指妊娠达到或超过 28 周，经腹切开子宫壁取出胎儿及其附属物的手术。妊娠 28 周前进行此手术称为剖宫取胎术；经腹取出已破裂子宫或腹腔妊娠胎儿的手术称剖腹产术。近年来，随着麻醉技术的改进和抗生素的应用，剖宫产术不断发展，使其在临床广泛应用。

要点		内　容
适应证		①母体方面：子宫、产道、产力异常；妊娠并发症；妊娠合并症，如妊娠合并严重心脏病、重症肝炎、慢性肾炎肾功能不全或糖尿病酮症酸中毒者 ②胎儿及其附属物方面：胎儿宫内窘迫，胎位异常，巨大儿，双胎，早产，胎儿生长受限，胎盘异常，脐带脱垂等，不能迅速经产道娩出者 ③其他方面：高龄初产妇
术前准备		①心理护理：向产妇进行解释并给予安慰，使其解除恐惧 ②按妇产科腹部手术前准备进行皮肤准备、药敏试验、完善辅助检查等 ③在腹部消毒前须常规复查胎心率并记录。**术前 6 小时禁用呼吸抑制剂，如吗啡，以防新生儿窒息。**做好新生儿保暖和抢救准备，如新生儿急救所需的器械、药品、氧气等
术中配合	器械护士	熟悉手术步骤，及时递送各种器械、敷料。术前、术中、术后清点器械、敷料，确保清楚无误
	巡回护士	术前核查手术室内术中所用物品的数量，是否处于完好、备用状态。协助麻醉医生穿刺麻醉管，摆好患者体位，完成静脉穿刺，听胎心，术中提供所需物品，协助助产士处理好接生及抢救新生儿的工作
	助产士	携带新生儿衣被、抢救器械、药品等到手术室候产。胎儿娩出后接生、脐带处理，如有新生儿窒息，应协助医生抢救新生儿
术后护理		①患者回病室后，全麻者应有专人护理，去枕平卧，头转向一侧，及时清除呕吐物及呼吸道分泌物，避免吸入性肺炎；硬膜外麻醉患者，平卧 6 小时，此后可取半卧位或坐位，以利恶露排出。协助患者翻身，鼓励其早下床活动，避免肠粘连 ②严密观察并定时测血压、脉搏、呼吸。检查输液管、尿管的通畅性及腹部切口等情况，并记录。**术后 24 小时拔除尿管** ③必要时按医嘱给予止痛药物以减轻切口疼痛，如盐酸哌替啶。指导患者在翻身、咳嗽时轻按腹部两侧，以减轻疼痛 ④做好乳房护理，指导母乳喂养 ⑤术后 6～12 小时进流质饮食，以后根据胃肠功能恢复情况，改半流质及普通饮食。不能进食或进食不足者，应给静脉补充液体及电解质 ⑥遵医嘱使用抗生素，按产褥期护理外阴，预防感染 ⑦剖宫产的新生儿易发生湿肺、窒息、羊水吸入、肺不张和肺透明膜病等，应注意观察
健康教育		①注意外阴卫生：指导产妇保持外阴清洁，每日擦洗 2 次 ②补充营养：术后每日应给予高热量、高蛋白、高纤维素的食物 ③体育锻炼：嘱产妇出院后坚持做产后保健操，积极参加适宜体育锻炼，利于体力恢复 ④产后复查：告知产妇于产后 42 天到门诊复查，了解各器官，特别是生殖器官的恢复情况及泌乳情况 ⑤指导产妇产后 6 周内禁止性生活，产后落实避孕措施，**术后至少避孕 2 年，以免再次妊娠发生子宫破裂**

第二节　妇科腹部手术患者的护理

一、腹部手术前护理

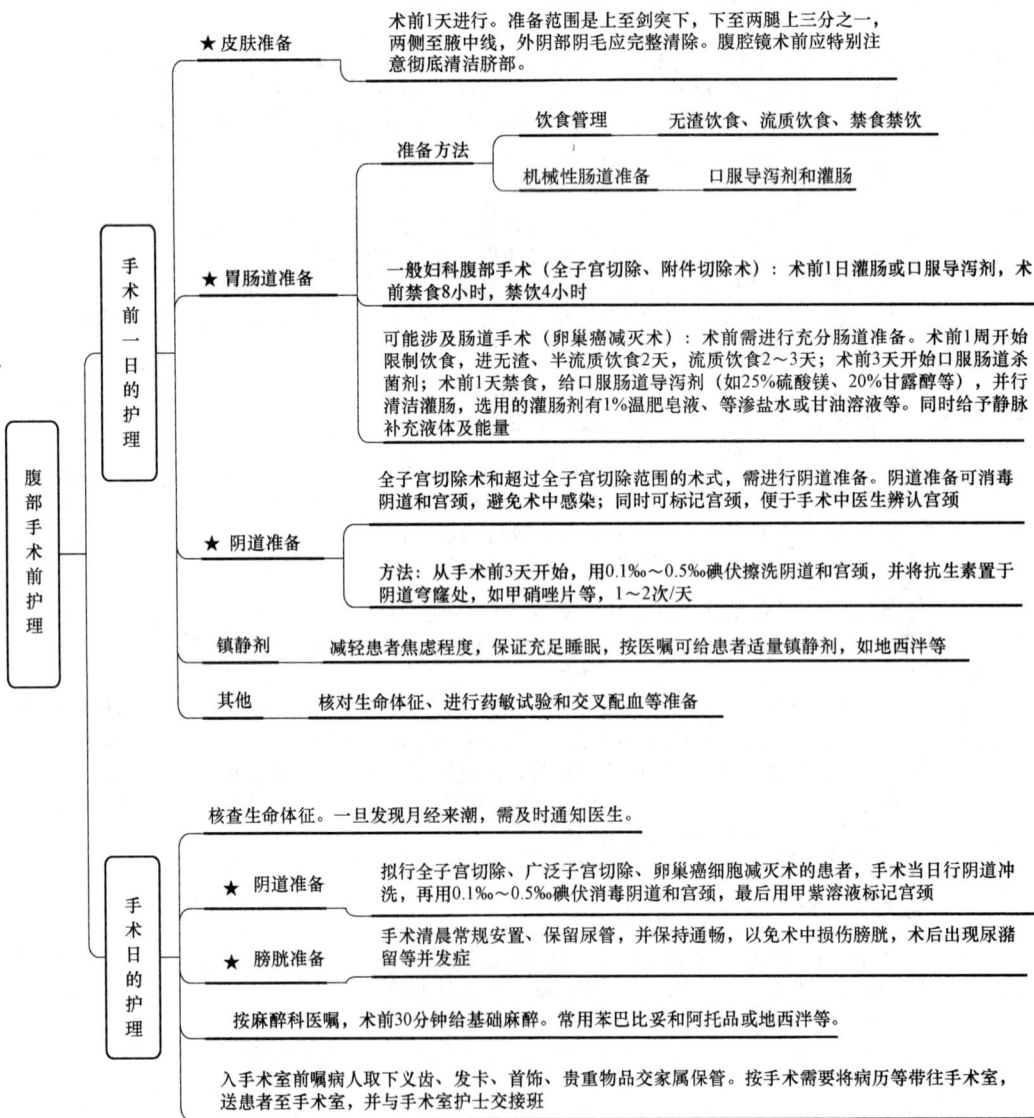

★皮肤准备　术前1天进行。准备范围是上至剑突下，下至两腿上三分之一，两侧至腋中线，外阴部阴毛应完整清除。腹腔镜术前应特别注意彻底清洁脐部。

★胃肠道准备

准备方法　饮食管理　无渣饮食、流质饮食、禁食禁饮

机械性肠道准备　口服导泻剂和灌肠

一般妇科腹部手术（全子宫切除、附件切除术）：术前1日灌肠或口服导泻剂，术前禁食8小时，禁饮4小时

可能涉及肠道手术（卵巢癌减灭术）：术前需进行充分肠道准备。术前1周开始限制饮食，进无渣、半流质饮食2天，流质饮食2～3天；术前3天开始口服肠道杀菌剂；术前1天禁食，给口服肠道导泻剂（如25%硫酸镁、20%甘露醇等），并行清洁灌肠，选用的灌肠剂有1%温肥皂液、等渗盐水或甘油溶液等。同时给予静脉补充液体及能量

★阴道准备　全子宫切除术和超过全子宫切除范围的术式，需进行阴道准备。阴道准备可消毒阴道和宫颈，避免术中感染；同时可标记宫颈，便于手术中医生辨认宫颈

方法：从手术前3天开始，用0.1‰～0.5‰碘伏擦洗阴道和宫颈，并将抗生素置于阴道穹窿处，如甲硝唑片等，1～2次/天

镇静剂　减轻患者焦虑程度，保证充足睡眠，按医嘱可给患者适量镇静剂，如地西泮等

其他　核对生命体征、进行药敏试验和交叉配血等准备

手术日的护理

核查生命体征。一旦发现月经来潮，需及时通知医生。

★阴道准备　拟行全子宫切除、广泛子宫切除、卵巢癌细胞减灭术的患者，手术当日行阴道冲洗，再用0.1‰～0.5‰碘伏消毒阴道和宫颈，最后用甲紫溶液标记宫颈

★膀胱准备　手术清晨常规安置、保留尿管，并保持通畅，以免术中损伤膀胱，术后出现尿潴留等并发症

按麻醉科医嘱，术前30分钟给基础麻醉。常用苯巴比妥和阿托品或地西泮等。

入手术室前嘱病人取下义齿、发卡、首饰、贵重物品交家属保管。按手术需要将病历等带往手术室，送患者至手术室，并与手术室护士交接班

常见护理诊断/护理问题：
1. 恐惧　与担心疾病预后有关。
2. 预感性悲哀　与切除子宫、卵巢有关。
3. 知识缺乏　缺乏疾病和手术的相关知识。

二、腹部手术后护理

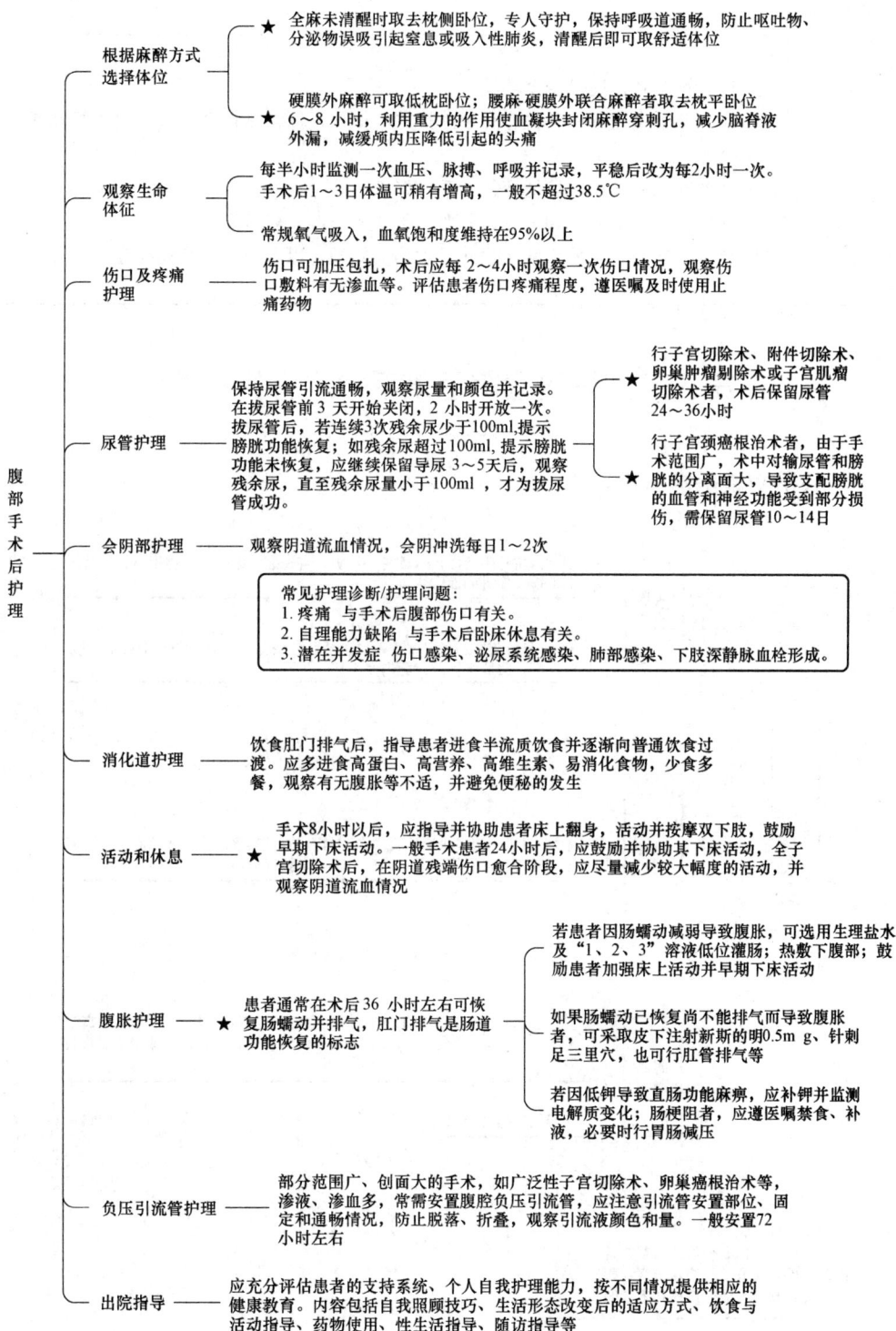

腹部手术后护理

根据麻醉方式选择体位
- ★ 全麻未清醒时取去枕侧卧位，专人守护，保持呼吸道通畅，防止呕吐物、分泌物误吸引起窒息或吸入性肺炎，清醒后即可取舒适体位
- ★ 硬膜外麻醉可取低枕卧位；腰麻-硬膜外联合麻醉者取去枕平卧位6~8小时，利用重力的作用使血凝块封闭麻醉穿刺孔，减少脑脊液外漏，减缓颅内压降低引起的头痛

观察生命体征
- 每半小时监测一次血压、脉搏、呼吸并记录，平稳后改为每2小时一次。手术后1~3日体温可稍有增高，一般不超过38.5℃
- 常规氧气吸入，血氧饱和度维持在95%以上

伤口及疼痛护理
- 伤口可加压包扎，术后应每2~4小时观察一次伤口情况，观察伤口敷料有无渗血等。评估患者伤口疼痛程度，遵医嘱及时使用止痛药物

尿管护理
- 保持尿管引流通畅，观察尿量和颜色并记录。在拔尿管前3天开始夹闭，2小时开放一次。拔尿管后，若连续3次残余尿少于100ml，提示膀胱功能恢复；如残余尿超过100ml，提示膀胱功能未恢复，应继续保留导尿3~5天后，观察残余尿，直至残余尿量小于100ml，才为拔尿管成功。
  - ★ 行子宫切除术、附件切除术、卵巢肿瘤剔除术或子宫肌瘤切除术者，术后保留尿管24~36小时
  - ★ 行子宫颈癌根治者，由于手术范围广，术中对输尿管和膀胱的分离面大，导致支配膀胱的血管和神经功能受到部分损伤，需保留尿管10~14日

会阴部护理
- 观察阴道流血情况，会阴冲洗每日1~2次

> 常见护理诊断/护理问题：
> 1. 疼痛　与手术后腹部伤口有关。
> 2. 自理能力缺陷　与手术后卧床休息有关。
> 3. 潜在并发症　伤口感染、泌尿系统感染、肺部感染、下肢深静脉血栓形成。

消化道护理
- 饮食肛门排气后，指导患者进食半流质饮食并逐渐向普通饮食过渡。应多进食高蛋白、高营养、高维生素、易消化食物，少食多餐，观察有无腹胀等不适，并避免便秘的发生

活动和休息
- ★ 手术8小时以后，应指导并协助患者床上翻身，活动并按摩双下肢，鼓励早期下床活动。一般手术患者24小时后，应鼓励并协助其下床活动，全子宫切除术后，在阴道残端伤口愈合阶段，应尽量减少较大幅度的活动，并观察阴道流血情况

腹胀护理
- ★ 患者通常在术后36小时左右可恢复肠蠕动并排气，肛门排气是肠道功能恢复的标志
  - 若患者因肠蠕动减弱导致腹胀，可选用生理盐水及"1、2、3"溶液低位灌肠；热敷下腹部；鼓励患者加强床上活动并早期下床活动
  - 如果肠蠕动已恢复尚不能排气而导致腹胀者，可采取皮下注射新斯的明0.5mg、针刺足三里穴，也可行肛管排气等
  - 若因低钾导致直肠功能麻痹，应补钾并监测电解质变化；肠梗阻者，应遵医嘱禁食、补液，必要时行胃肠减压

负压引流管护理
- 部分范围广、创面大的手术，如广泛性子宫切除术、卵巢癌根治术等，渗液、渗血多，常需安置腹腔负压引流管，应注意引流管安置部位、固定和通畅情况，防止脱落、折叠，观察引流液颜色和量。一般安置72小时左右

出院指导
- 应充分评估患者的支持系统、个人自我护理能力，按不同情况提供相应的健康教育。内容包括自我照顾技巧、生活形态改变后的适应方式、饮食与活动指导、药物使用、性生活指导、随访指导等

三、急诊腹部手术护理

要点	内 容
术前准备	①妥善安置患者，提供安全环境 ②密切配合医生完善相关检查和治疗措施，如血、尿常规检查，快速建立静脉通道，给氧等 ③密切观察生命体征和病情变化，并做好记录 ④迅速完善术前准备，如备皮、备血、更衣等，但一般不灌肠 ⑤配合医生向患者家属讲解疾病和手术相关知识，以取得其同意和配合

第三节　妇科会阴阴道手术患者的护理

一、会阴阴道手术前护理

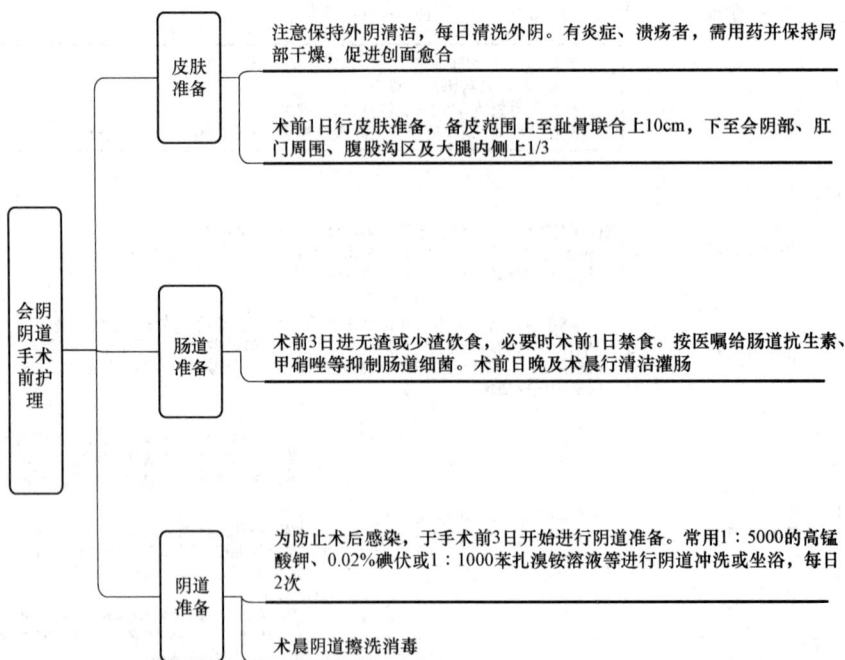

会阴阴道手术前护理

皮肤准备
注意保持外阴清洁，每日清洗外阴。有炎症、溃疡者，需用药并保持局部干燥，促进创面愈合

术前1日行皮肤准备，备皮范围上至耻骨联合上10cm，下至会阴部、肛门周围、腹股沟区及大腿内侧上1/3

肠道准备
术前3日进无渣或少渣饮食，必要时前1日禁食。按医嘱给肠道抗生素、甲硝唑等抑制肠道细菌。术前日晚及术晨行清洁灌肠

阴道准备
为防止术后感染，于手术前3日开始进行阴道准备。常用1：5000的高锰酸钾、0.02%碘伏或1：1000苯扎溴铵溶液等进行阴道冲洗或坐浴，每日2次

术晨阴道擦洗消毒

> 常见护理问题/诊断
> 1. 恐惧　与担心疾病预后有关。
> 2. 预感性悲哀　与切除子宫、卵巢有关。
> 3. 知识缺乏　缺乏疾病和手术的相关知识。

二、会阴阴道手术后护理

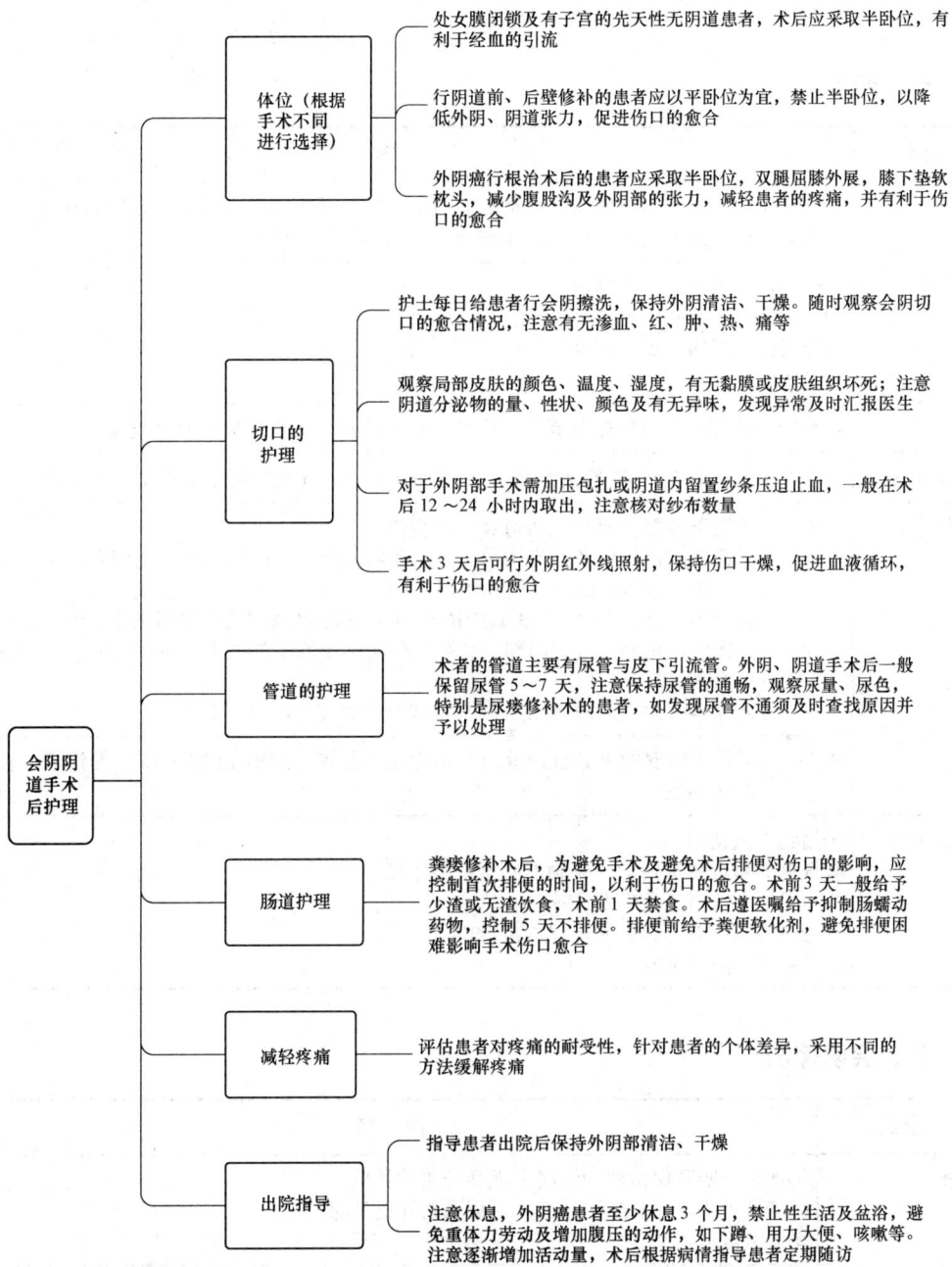

会阴阴道手术后护理

体位（根据手术不同进行选择）
- 处女膜闭锁及有子宫的先天性无阴道患者，术后应采取半卧位，有利于经血的引流
- 行阴道前、后壁修补的患者应以平卧位为宜，禁止半卧位，以降低外阴、阴道张力，促进伤口的愈合
- 外阴癌行根治术后的患者应采取半卧位，双腿屈膝外展，膝下垫软枕头，减少腹股沟及外阴部的张力，减轻患者的疼痛，并有利于伤口的愈合

切口的护理
- 护士每日给患者行会阴擦洗，保持外阴清洁、干燥。随时观察会阴切口的愈合情况，注意有无渗血、红、肿、热、痛等
- 观察局部皮肤的颜色、温度、湿度，有无黏膜或皮肤组织坏死；注意阴道分泌物的量、性状、颜色及有无异味，发现异常及时汇报医生
- 对于外阴部手术需加压包扎或阴道内留置纱条压迫止血，一般在术后 12～24 小时内取出，注意核对纱布数量
- 手术 3 天后可行外阴红外线照射，保持伤口干燥，促进血液循环，有利于伤口的愈合

管道的护理
- 术者的管道主要有尿管与皮下引流管。外阴、阴道手术后一般保留尿管 5～7 天，注意保持尿管的通畅，观察尿量、尿色，特别是尿瘘修补术的患者，如发现尿管不通须及时查找原因并予以处理

肠道护理
- 粪瘘修补术后，为避免手术及避免术后排便对伤口的影响，应控制首次排便的时间，以利于伤口的愈合。术后 3 天一般给予少渣或无渣饮食，术前 1 天禁食。术后遵医嘱给予抑制肠蠕动药物，控制 5 天不排便。排便前给予粪便软化剂，避免排便困难影响手术伤口愈合

减轻疼痛
- 评估患者对疼痛的耐受性，针对患者的个体差异，采用不同的方法缓解疼痛

出院指导
- 指导患者出院后保持外阴部清洁、干燥
- 注意休息，外阴癌患者至少休息 3 个月，禁止性生活及盆浴，避免重体力劳动及增加腹压的动作，如下蹲、用力大便、咳嗽等。注意逐渐增加活动量，术后根据病情指导患者定期随访

常见护理诊断/护理问题：
1. 恐惧　与担心疾病预后有关
2. 预感性悲哀　与切除子宫、卵巢有关
3. 知识缺乏　缺乏疾病和手术的相关知识

第四节　妇科常用护理技术

一、坐浴

要点		内　容
目的		①治疗作用：调节阴道酸碱度，抑制病原体生长，减少病原体数量，以提高疗效 ②清洁作用：经外阴阴道手术的术前准备；清洁局部，促进舒适
适应证		①外阴炎、阴道炎、宫颈炎 ②外阴阴道术前常规准备 ③会阴伤口或切口愈合不良 ④盆底肌松弛
禁忌证		**月经期、阴道流血、妊娠及流产、引产、正常产后 7 天内的妇女禁止坐浴**
物品准备		坐浴盆 1 个；**41 ℃～43 ℃**的温热溶液 1500 ml；30 cm 高的坐浴架 1 个；无菌纱布 1 块
操作方法	**热浴**	**适用于各型外阴炎、阴道炎、盆腔炎** ①评估：核对患者适当沟通，如：阿姨，您好！现在您分泌物较多，坐浴后再上药，能提高疗效。请先上卫生间 ②坐浴：配制 41 ℃～43 ℃坐浴液 1000 ml，坐浴盆置于坐浴架上。患者排空膀胱后，充分暴露会阴部，全臀和外阴部浸泡于溶液中，持续 20～30 分钟。注意保暖。 ③操作结束协助患者用无菌纱布拭干浸泡部位，整理衣物
	冷浴	**适用于盆底松弛、性冷淡及功能性无月经等。配制 14 ℃～15 ℃的溶液，持续 2～5 分钟**
注意事项		①用物专人使用 ②根据病情选择坐浴液，正确配制坐浴液浓度 ③水温适中，避免烫伤及受凉 ④坐浴时需将臀部及会阴部浸入溶液中 ⑤注意坐浴时间适宜。

二、会阴擦洗

要点	内　容
目的	①评估外阴及保留尿管情况，观察分泌物性状 ②清洁外阴，预防生殖系统、泌尿系统逆行感染 ③促进舒适
适应证	①妇产科手术后留置尿管者 ②产褥期妇女 ③陈旧性会阴裂伤修补术后的患者 ④长期卧床，生活不能自理者 ⑤急性外阴炎患者 ⑥会阴、阴道手术后的患者 ⑦长期阴道流血者

要点	内　容
物品准备	一次性会阴垫巾或橡胶单和中单 1 块，治疗巾 1 块，一次性手套 1 双。托盘 1 个，盘内放置消毒弯盘或消毒碗 2 只，无菌镊子或止血钳 2 把，浸有 1:5000 高锰酸钾溶液或 1:1000 的苯扎溴铵（新洁尔灭）溶液、0.2‰碘伏溶液的棉球若干个；也可为上述擦洗液 500 ml，无菌干棉球若干个
操作方法	①评估：核对患者适当沟通，如：婆婆，您好！现在您术后第 2 天，有尿管保留，需防止尿道和阴道残端感染，您准备好后行会阴擦洗 ②擦洗：患者排空膀胱后，取膀胱截石位，脱下一侧裤腿，充分暴露会阴部。嘱患者抬高臀部，置一次性垫巾或橡胶垫于臀下，放置完毕，嘱患者放下臀部。擦洗 3 遍：第 1 遍，擦除外阴的血迹、分泌物或其他污垢，顺序为自上而下，由外向内。第 2 遍，顺序为自内向外，或以伤口为中心向外擦洗。每遍均最后擦洗肛门，并将棉球置于污物盘。第 3 遍，顺序同第 2 遍。必要时增加擦洗次数直至干净。擦洗后，用干纱布擦干，更换会阴垫。如为外阴冲洗，应以无菌纱球堵住阴道口，防止污水进入生殖道 ③操作结束协助患者整理衣物
注意事项	①正确评估尿管及外阴情况 ②严格遵守无菌操作，镊子或止血钳不可混用 ③注意擦洗顺序 ④处理好医疗废弃物

三、阴道灌洗

要点	内　容
目的	①治疗作用：调节阴道酸碱度，抑制病原体生长；促进阴道血液循环；减少病原体数量，以提高疗效 ②清洁作用：会阴阴道手术的术前准备；清洁局部，促进舒适
适应证	①各种阴道、宫颈炎症的治疗 ②子宫切除术前的常规阴道准备 ③外阴阴道术前的常规阴道准备
禁忌证	**月经期、阴道流血、产后、人工流产、宫颈癌患者有活动性出血，不宜阴道灌洗，只做外阴擦洗或冲洗**
物品准备	消毒灌洗筒 1 个，带调节夹的橡皮管 1 根，灌洗头 1 个，弯盘 1 个，橡皮垫 1 张，一次性垫巾 1 张，便盆 1 个，一次性手套 1 双，阴道窥器 1 只，卵圆钳 1 把，消毒纱布 1～2 块；41 ℃～43 ℃的温热溶液 1000 ml
操作方法	①评估：核对患者适当沟通，如：阿姨，您好！为了术后恢复好，需做阴道灌洗，请您准备好后告诉我 ②灌洗：患者排空膀胱后，充分暴露会阴部，臀下垫橡皮垫和一次性垫巾，放好便盆；将灌洗筒挂在**高于床沿 60 cm** 处，装入温度为 **41 ℃～43 ℃的适宜溶液 500～1000 ml**，灌洗时按外–内–外的顺序，右手持灌洗头，排出管内空气。先用 100 ml 液体冲洗外阴，然后用左手分开小阴唇将灌洗头沿阴道侧壁轻缓插入阴道至穹窿部，边灌洗边将灌洗头绕宫颈上、下、左、右轻移；或用窥阴器辅助，直视下冲洗，待阴道四壁及穹窿干净后，将窥阴器取下，使阴道内溶液流尽，灌洗液剩下 100 ml 时，拔出灌洗头，再冲洗外阴部。扶患者坐于便盆上，使生殖道残留液体流出，干纱布拭干外阴 ③操作结束后协助患者整理衣物

续表

要点	内　容
注意事项	①严格无菌操作 ②根据病情选择灌洗液，正确配制灌洗液浓度 ③水温适中，避免烫伤及受凉 ④灌洗筒距床沿的高度不超过 70 cm ⑤注意灌洗时，动作应轻柔 ⑥特殊情况的阴道灌洗：产后 10 天内或妇产科术后 2 周内的患者，以及阴道宫颈感染或阴道伤口愈合不良者，可低位阴道灌洗，灌洗筒高不超过 30 cm，以免上行感染或刺激阴道伤口，在窥阴器直视下进行操作更好；未婚患者行阴道灌洗时，禁用阴道窥器，慎用灌洗头，可用导尿管代替

四、阴道或宫颈给药

要点	内　容
目的	治疗作用药物直接作用于病变部位以提高疗效
适应证	①阴道炎 ②宫颈炎 ③会阴阴道术前准备 ④妇科术后阴道残端感染
禁忌证	**月经期、阴道流血、产后、人工流产、宫颈癌患者有活动性出血者**
物品准备	阴道窥器 1 个，长镊 1 把，消毒棉球若干，所需药品，一次性手套 1 双，消毒长棉签若干，带尾消毒棉球或纱布等
操作方法	（1）阴道给药：适用于各型阴道炎及术前准备等 ①医务人员给药：坐浴或阴道灌洗后，置阴道窥器，于后穹窿处放置药片或转动窥阴器，将粉剂喷洒或药膏涂布阴道，再放带尾棉球或纱布，取出阴道窥器 ②患者自行放置：每晚临睡前，坐浴后，双手洗净或戴无菌手套，一手示指和中指夹持药片放到阴道，示指将药物沿阴道后壁向内、向后推进，直到阴道后穹窿处。每天 1 次，7～10 天为一个疗程 （2）宫颈棉球给药：适用于各型宫颈炎伴出血。用带尾棉球蘸抗生素和止血药粉后，塞在宫颈处，将线尾置于阴阜侧上方并用胶布固定，嘱患者 **24 小时后**自行取出 （3）宫颈给腐蚀性药物：适用于宫颈糜烂 ①评估：核对患者，适当沟通 ②给药：放置阴道窥器后，先在拟给药组织周围填纱布或棉球，保护正常组织，用长棉签蘸少许药液（以不滴落为度）遍涂宫颈糜烂面，并插入宫颈管内 **0.5 cm**，保留 1 分钟，用生理盐水棉球擦去表面多余的药液，最后用棉球吸干。**每周 1 次，2～4 次为一个疗程** ③操作结束协助患者整理衣物
注意事项	①严格遵守无菌操作，物品不可留于生殖道内 ②根据病情选择药品及给药方式 ③月经期妇女、阴道流血者，不宜阴道宫颈给药 ④应用腐蚀性药物时，注意保护阴道壁及宫颈正常组织 ⑤用药期间应避免性生活 ⑥阴道内带尾棉球 24 小时后取出 ⑦未婚妇女阴道给药，可用长棉签涂抹

第五节　会阴湿热敷

要点	内　容
目的	治疗作用：改善局部血液循环，有利于水肿吸收和炎症局限，促进局部组织恢复
适应证	①会阴水肿；②非新鲜的会阴小血肿；③会阴伤口硬结
禁忌证	新鲜的会阴血肿或血肿较大者
物品准备	橡皮垫 1 张，一次性垫巾 1 张，棉垫 1 张，干纱布 2 块，带盖不锈钢罐 1 个，热水袋，消毒凡士林纱布，浸泡在沸水或煮沸的 50%硫酸镁溶液中的纱布若干
操作方法	①评估：核对患者适当沟通 ②操作：患者排大、小便后，垫橡皮垫和一次性垫巾，先清洁外阴，在病变部位敷上消毒凡士林纱布，然后敷上 **41 ℃～48 ℃的湿纱布**，**热敷面积为病变范围的 2 倍**，再将棉布垫盖上保温。一般 **3～5 分钟**更换一次热的湿布，或置热水袋于棉布垫外保温，以减少更换次数。一次湿热敷需 **15～30 分钟** ③操作结束协助患者整理衣物
注意事项	①防止烫伤，湿热纱布及时更换或注意保温 ②热敷面积为病变范围的 2 倍 ③操作完毕，整理床铺，处理好医疗废弃物

考前必刷题

【A1 型题】

1. 关于剖宫产术后疼痛护理，叙述错误的是
   A. 腹部可系腹带
   B. 必要时给止痛剂
   C. 如为阵发性宫缩痛为正常现象
   D. 肛门排气前可给予牛奶
   E. 解释疼痛的原因

2. 会阴正中切开易发生下列哪种情况
   A. 保护不当易形成会阴Ⅲ度裂伤
   B. 容易造成胎头损伤
   C. 易造成阴道的断裂
   D. 此处血管丰富易大出血
   E. 术后疼痛水肿较后斜切开重

3. 关于胎头吸引术适应证，叙述错误的是
   A. 缩短第二产程　　B. 宫缩乏力
   C. 曾有剖宫产史　　D. 宫口未开全
   E. 子宫壁有瘢痕者

4. 某硬膜外麻醉患者术后采用去枕平卧位，头偏

向一侧，此种姿势需保持
   A. 1～2 小时　　　　B. 3～4 小时
   C. 6～8 小时　　　　D. 9～10 小时
   E. 11～12 小时

5. 外阴手术阴道内纱条的取出时间一般在术后
   A. 6～8 小时　　　　B. 8～12 小时
   C. 12～24 小时　　　D. 24～48 小时
   E. 48～72 小时

6. 关于妇科恶性肿瘤手术后下肢深静脉血栓并发症的防治，叙述错误的是
   A. 嘱患者早期下床活动
   B. 围手术期进行下肢深静脉血栓风险评估
   C. 术后指导高危患者穿着医用梯度弹力袜
   D. 遵医嘱手术 12 小时后皮下注射低分子肝素钙
   E. 出现下肢深静脉血栓的患者,嘱家属按摩患侧肢体

7. 不属于会阴擦洗适应证的是
   A. 产后会阴有伤口者

B. 会阴部手术术后患者

C. 子宫切除术前常规阴道准备

D. 长期卧床，生活不能自理的患者

E. 妇科或产科手术后，留置导尿管者

8. 外阴鳞状细胞癌术后，患者返回病房后，护士应为其摆放的体位是

    A. 半卧位

    B. 平卧位，双腿外展屈膝，膝下垫软枕

    C. 侧卧位并且上腿伸直

    D. 头高足低位

    E. 端坐卧位

9. 阴道灌洗时灌洗筒距床沿的距离一般不应超过

    A. 30 cm   B. 40 cm

    C. 50 cm   D. 60 cm

    E. 70 cm

10. 阴道灌洗溶液的适宜温度是

    A. 35 ℃～37 ℃   B. 38 ℃～40 ℃

    C. 41 ℃～43 ℃   D. 44 ℃～46 ℃

    E. 47 ℃～49 ℃

11. 禁止行阴道灌洗的是

    A. 滴虫阴道炎

    B. 子宫切除术前

    C. 妇产科手术 2 周后的患者

    D. 宫颈癌患者有活动性出血者

    E. 外阴阴道假丝酵母菌病患者

12. 一次会阴湿热敷的时间是

    A. 3 分钟以下   B. 3～6 分钟

    C. 7～14 分钟   D. 15～30 分钟

    E. 30 分钟以上

13. 会阴湿热敷的护理要点不包括

    A. 湿热敷的面积即病损范围

    B. 湿热敷的温度一般为 41 ℃～48 ℃

    C. 热敷中应定期检查热源袋的完好性，防止烫伤

    D. 热敷过程中，护士应为病人提供一切生活护理

    E. 会阴湿热敷应该在行会阴擦洗、外阴局部伤口的污垢清洁后进行

14. 阴道或宫颈给药的护理要点不包括

    A. 用药期间应禁止性生活

    B. 给未婚妇女上药时不用窥器

    C. 阴道栓剂最好于晨起时上药

    D. 上非腐蚀性药物时，应使阴道四壁炎性组织均能涂上药物

    E. 应用腐蚀性药物时，要注意保护好正常的阴道壁及宫颈组织

15. 禁止坐浴的是

    A. 外阴炎

    B. 阴道炎

    C. 子宫脱垂

    D. 外阴手术术前准备

    E. 产后 5 天的产妇

16. 低位阴道灌洗时，灌洗筒距床沿的距离一般不应超过

    A. 10 cm   B. 20 cm

    C. 30 cm   D. 40 cm

    E. 50 cm

17. 滴虫阴道炎患者行阴道灌洗，优先选择的灌洗溶液是

    A. 生理盐水

    B. 1%乳酸溶液

    C. 2%～4%碳酸氢钠溶液

    D. 0.02%聚维酮碘溶液（碘伏）

    E. 0.1%苯扎溴铵溶液（新洁而灭）

【A2 型题】

18. 患者女性，28 岁，G_1P_0。宫内妊娠 39 周，上午 9 点因临产收入院，于次日凌晨 4 时行会阴侧切术，在产钳助产下分娩一男婴，重 3850 g，产后保留尿管，72 小时后拔除尿管。患者一般情况良好，能自解小便但出现控制不住的溢尿，其产后情绪波动较大，住在母婴病房，但拒绝母乳喂养。根据上述情况，主要的护理诊断是

    A. 焦虑，活动无耐力

    B. 焦虑，排尿异常

    C. 尿失禁，有感染的危险

D. 排尿异常，母乳喂养无效

E. 产道受损，尿失禁

19. 患者女性，52 岁。子宫多发肌瘤，在全麻下行腹腔镜下全子宫切除术。下列术后护理措施中，不恰当的是

A. 术后严密观察并记录生命体征

B. 保持导尿管通畅，观察并记录尿量、颜色和性状

C. 术后次日晨取半卧位

D. 为防止伤口出血，嘱患者术后少翻身

E. 鼓励患者早期下床活动

20. 患者女性，30 岁。正常分娩产后 1 日，会阴部存在明显水肿。请问目前最适宜的护理措施是

A. 坐浴　　　　　 B. 阴道灌洗

C. 会阴擦洗　　　 D. 会阴湿热敷

E. 阴道后穹窿塞药

21. 患者女性，月经干净后 7 天行宫颈息肉摘除术，术后需局部使用止血粉。适宜的给药方式是

A. 坐浴　　　　　　　 B. 阴道药物灌洗

C. 宫颈棉球上药　　　 D. 会阴湿热敷给药

E. 阴道后穹窿塞药

22. 患者女性，45 岁，体型肥胖。近 3 个月来外阴瘙痒、灼痛、分泌物增多，呈白色豆渣样，镜检发现白色念珠菌。给其行阴道灌洗，应首选的灌洗溶液是

A. 碘伏　　　　　 B. 乳酸溶液

C. 醋酸溶液　　　 D. 碳酸氢钠溶液

E. 高锰酸钾溶液

23. 患者女性，29 岁，初产妇。妊娠足月，臀位，胎膜已破，宫口开大 3 cm，发现脐带脱垂，胎心 120 次/分。恰当的处理措施应是

A. 行剖宫产术　　　 B. 行内倒转术

C. 行外倒转术　　　 D. 静脉滴注缩宫素

E. 以上都不是

24. 患者女性，初产妇，剖宫产术后第 1 天，为利于恶露的排出，产妇宜取

A. 平卧位　　　　　 B. 半卧位

C. 床头抬高 30°　　 D. 中凹卧位

E. 床尾抬高 15°

【答案与解析】

1. D　解析：剖宫产术后，肛门排气前不能进食产气的食物，比如牛奶、豆浆等。

2. A　解析：会阴正中切开的缺点是会阴切口下延，可造成会阴Ⅲ度裂伤。

3. D　解析：胎头吸引术的适应证：缩短第二产程；宫缩乏力；瘢痕子宫，有剖宫产史或子宫手术史，在第二产程子宫收缩力增强，易引起瘢痕裂开者；第二产程已经延长者；持续性枕横位或枕后位徒手转胎头不成功，需借助器械旋转胎头助产者；胎儿宫内窘迫。

4. C　解析：硬膜外麻醉患者术后去枕平卧的时间是 6～8 小时。

5. C　解析：外阴手术阴道内纱条取出时间一般在术后 12～24 小时。

6. E　解析：出现下肢深静脉血栓的患者不能按摩患肢，按摩容易使血栓脱落。

7. C　解析：会阴擦洗的适应证：妇产科手术后留置尿管者；产褥期妇女；陈旧性会阴裂伤修补后者；长期卧床、生活不能自理者；急性外阴炎患者；会阴、阴道手术后患者；长期阴道流血患者。

8. B　解析：外阴鳞状细胞癌术后患者返回病房后，护士应为其摆放的体位是平卧位，双腿外展屈膝，膝下垫软枕可以防止对伤口的牵拉。

9. E　解析：阴道灌洗时灌洗筒距床沿的距离是 60～70 cm，以免压力过大，水流过速，使灌洗液或污物进入子宫腔，或灌洗液与局部作用的时间不足。

10. C　解析：阴道灌洗溶液的适宜温度是 41 ℃～43 ℃，温度不能过高或过低，温度过低，患者不舒适，

温度过高则可能烫伤患者的阴道黏膜。

11. D　**解析**：阴道灌洗的禁忌证有月经期、阴道流血、产后、人工流产、宫颈癌患者有活动性出血。

12. D　**解析**：一次会阴湿热敷的时间是15～30分钟。

13. A　**解析**：湿热敷的面积是病损范围的2倍。

14. C　**解析**：阴道或宫颈给药最好是在晚上休息时上药，避免起床后脱出，影响治疗效果。

15. E　**解析**：坐浴的禁忌证：月经期，阴道流血，妊娠及流产、引产、正常产后7天内。

16. C　**解析**：低位阴道灌洗时灌洗筒距床沿的距离一般为30 cm，以免上行感染或刺激阴道伤口。

17. B　**解析**：滴虫阴道炎的患者用酸性溶液灌洗，外阴阴道假丝酵母菌病患者，则用碱性溶液灌洗；非特异性阴道炎者，用一般消毒液或生理盐水灌洗；术前患者可选用聚维酮碘（碘伏）溶液、高锰酸钾溶液或苯扎溴铵溶液进行灌洗。

18. D　**解析**：患者能自解小便但出现控制不住的溢尿，其产后情绪波动较大，住在母婴病房，但拒绝母乳喂养。护理诊断应为排尿异常，母乳喂养无效。

19. D　**解析**：腹部手术术后应该每2小时翻身、咳嗽、做深呼吸一次，有助于改善循环和促进良好的呼吸功能。

20. D　**解析**：会阴部水肿可用硫酸镁湿热敷。

21. C　**解析**：宫颈息肉摘除术后局部使用止血粉，应采用宫颈棉球上药。具体方法为：用带尾的棉球蘸止血粉塞在宫颈处，将线尾置于阴阜侧上方并用胶布固定，嘱患者24小时后自行取出。

22. D　**解析**：外阴阴道假丝酵母菌病患者应选用碱性溶液灌洗。

23. A　**解析**：妊娠足月，胎膜已破，宫口未开全，脐带脱垂，应行剖宫产术。

24. B　**解析**：剖宫产术后为了恶露的排出，产妇采取半卧位。

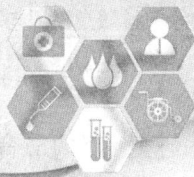

第十九章　计划生育妇女的护理

第一节　常用避孕方法及护理

考前划重点

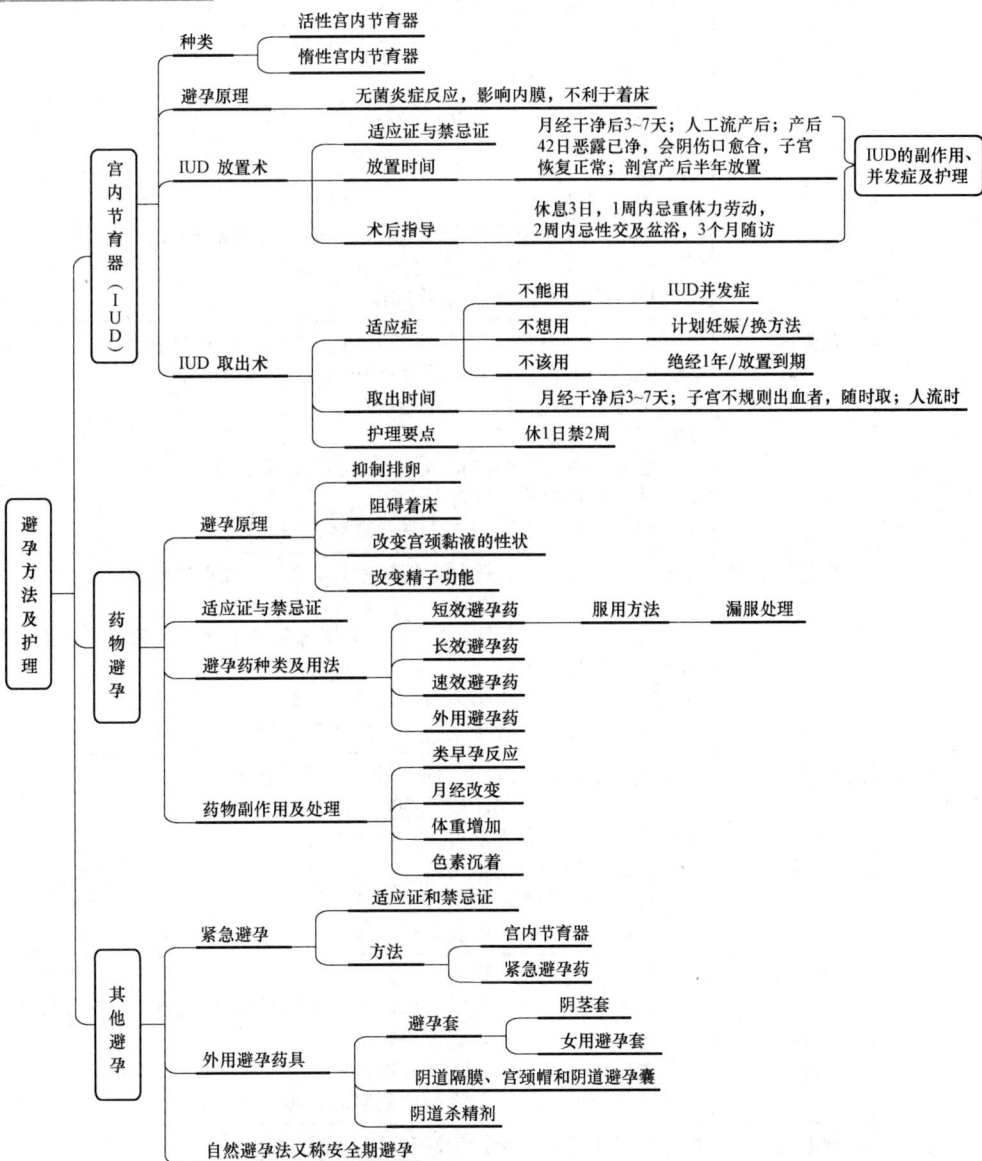

避孕方法及护理
├─ 宫内节育器（IUD）
│　├─ 种类
│　│　├─ 活性宫内节育器
│　│　└─ 惰性宫内节育器
│　├─ 避孕原理——无菌炎症反应，影响内膜，不利于着床
│　├─ IUD 放置术
│　│　├─ 适应证与禁忌证
│　│　├─ 放置时间——月经干净后3~7天；人工流产后；产后42日恶露已净，会阴伤口愈合，子宫恢复正常；剖宫产后半年放置——IUD的副作用、并发症及护理
│　│　└─ 术后指导——休息3日，1周内忌重体力劳动，2周内忌性交及盆浴，3个月随访
│　└─ IUD 取出术
│　　├─ 适应症
│　　│　├─ 不能用——IUD并发症
│　　│　├─ 不想用——计划妊娠/换方法
│　　│　└─ 不该用——绝经1年/放置到期
│　　├─ 取出时间——月经干净后3~7天；子宫不规则出血者，随时取；人流时
│　　└─ 护理要点——休1日禁2周
├─ 药物避孕
│　├─ 避孕原理
│　│　├─ 抑制排卵
│　│　├─ 阻碍着床
│　│　├─ 改变宫颈黏液的性状
│　│　└─ 改变精子功能
│　├─ 适应证与禁忌证
│　├─ 避孕药种类及用法
│　│　├─ 短效避孕药——服用方法——漏服处理
│　│　├─ 长效避孕药
│　│　├─ 速效避孕药
│　│　└─ 外用避孕药
│　└─ 药物副作用及处理
│　　├─ 类早孕反应
│　　├─ 月经改变
│　　├─ 体重增加
│　　└─ 色素沉着
└─ 其他避孕
　├─ 紧急避孕
　│　├─ 适应证和禁忌证
　│　└─ 方法
　│　　├─ 宫内节育器
　│　　└─ 紧急避孕药
　├─ 外用避孕药具
　│　├─ 避孕套
　│　│　├─ 阴茎套
　│　│　└─ 女用避孕套
　│　├─ 阴道隔膜、宫颈帽和阴道避孕囊
　│　└─ 阴道杀精剂
　└─ 自然避孕法又称安全期避孕

一、宫内节育器（IUD）

要点		内　　容
种类		分为惰性宫内节育器和活性宫内节育器两类
	惰性宫内节育器	为不含活性物质的第一代宫内节育器
	活性宫内节育器	是第二代宫内节育器。包括：①带铜宫内节育器：有带铜 T 形宫内节育器（TCu–IUD）和带铜 V 型宫内节育器（VCu–IUD）；②药物缓释宫内节育器：含孕激素 T 形宫内节育器
避孕原理		一般认为惰性宫内节育器的抗生育作用主要是异物刺激引起无菌性炎症反应，阻止受精卵着床。带铜宫内节育器与惰性宫内节育器的作用机制相同，而且所致异物反应更重。含孕激素宫内节育器释放的孕酮，引起子宫内膜腺体萎缩和间质蜕膜化，不利于受精卵着床
宫内节育器放置术	适应证	凡育龄妇女自愿要求放置且无禁忌证者
	禁忌证	①近 3 个月内月经失调、不规则阴道出血、月经量过多、月经过频 ②生殖器官急性炎症、肿瘤 ③宫颈内口过松、重度陈旧性宫颈裂伤、子宫脱垂 ④严重全身性疾患 ⑤子宫畸形，如纵隔子宫、双子宫 ⑥妊娠或可疑妊娠 ⑦人工流产、分娩或剖宫产后有妊娠组织物残留或感染 ⑧子宫腔深度＞9.0 cm 或＜5.5 cm ⑨有铜过敏史者，禁放含铜 IUD
	放置时间	①月经干净后 3～7 日，无性生活者；含孕激素 IUD 在月经第 3 日放置 ②人工流产手术后、宫腔深度＜10 cm 者，即刻放置 ③正常分娩后 6 周后，生殖系统恢复正常者 ④剖宫产术后 6 个月 ⑤自然流产者可于转经后放置，药物流产者在 2 次正常月经后放置 ⑥哺乳期放置前应先排除早孕可能 ⑦性交后 5 日内放置可作为紧急避孕方法之一
	术后健康指导	**①术后休息 3 日；1 周内避免重体力劳动；2 周内禁性生活及盆浴** ②3 个月内月经或大便时注意有无节育器脱落 **③术后 1 个月、3 个月、6 个月、1 年各复查 1 次，以后每年复查 1 次** ④注意保持外阴清洁 ⑤术后可有少量阴道出血及下腹不适，如出现腹痛、发热、出血大于月经量，持续时间大于 7 日者，应随时就诊
宫内节育器取出术	适应证	①计划再生育者，或已无性生活不再需要避孕者 ②改用其他避孕措施，或已绝育者 ③放置期限已满需更换者 ④绝经过渡期停经 1 年内者 ⑤副反应治疗无效，或有并发症者 ⑥带器妊娠，包括宫内及宫外妊娠
	取器时间	①月经干净后 3～7 日为宜 ②子宫不规则出血者随时可取，取节育器同时行诊断性刮宫，刮出物送病理检查，以排除子宫内膜病变 ③带器妊娠者在行人工流产时取器 ④带器异位妊娠者术前诊断性刮宫时，或在术后出院前取器
	护理要点	**术后休息 1 日，禁止性生活和盆浴 2 周**

续表

要点		内 容
IUD 不良反应及护理	出血	表现为月经过多、经期延长或月经周期中点滴出血。建议患者休息和补充铁剂，严密注意出血量和持续时间，劝告患者严格按医嘱用药，如经上述处理仍无效，应更换节育器或采用其他方法
	腰酸腹胀	节育器与宫腔大小或形态不符，可引起子宫过度收缩而致腰酸或下腹坠胀。轻症不需处理，重症可休息或按医嘱给予解痉药物。上述处理无效者，更换合适的节育器为宜
IUD 并发症及护理	感染	一旦发生感染，应用抗菌药物积极治疗，并取出节育器
	IUD 嵌顿或断裂	一经确诊需尽早取出
	IUD 异位	多由于术前没有查清子宫位置、大小，术中操作不当而造成子宫穿孔，将 IUD 放置于子宫外。一旦发生，应经腹或阴道将 IUD 取出
	IUD 脱落	IUD 脱落易发生在放置 IUD 后第 1 年，尤其是最初 3 个月。常发生在月经期，与经血一起排出，不易被察觉
	带器妊娠	多见于 IUD 嵌顿或异位者。一旦确诊，行人工流产终止妊娠

二、激素避孕

要点		内 容
概念		激素避孕（hormonal contraception）是女性应用甾体激素达到避孕效果。目前国内主要是人工合成的甾体激素避孕药，由雌激素和孕激素配伍组成
避孕原理	抑制排卵	避孕药中雌、孕激素负反馈作用，抑制下丘脑释放 GnRH，使垂体分泌 FSH 和 LH 减少，同时影响垂体对 GnRH 的反应，不出现排卵前 LH 峰，抑制排卵
	改变宫颈黏液性状	孕激素使宫颈黏液分泌减少，高度黏稠从而不利于精子穿透进入宫腔
	改变子宫内膜的功能和形态	孕激素使腺体提前发生类似分泌期变化，抑制子宫内膜增生，腺体停留在发育不完全的阶段，不适于受精卵着床
	改变输卵管的功能	在雌孕激素作用下，输卵管正常分泌和蠕动频率发生改变，影响受精卵的正常运动，干扰受精卵着床
适应证		育龄健康妇女
禁忌证		①严重心血管疾病、血液病或血栓性疾病，如静脉栓塞、高血压疾病、冠心病等 ②急、慢性肝炎或肾炎 ③内分泌疾病，如甲状腺功能亢进症、糖尿病 ④恶性肿瘤、癌前病变、乳房肿块、子宫肿瘤等 ⑤哺乳期妇女 ⑥年龄>35 岁的吸烟妇女不宜长期服用避孕药，以免增加心血管疾病的发病率 ⑦精神病患者 ⑧有严重偏头痛、反复发作者
药物的副作用及处理	类早孕反应	避孕药内含雌激素，可刺激胃黏膜，引起恶心、呕吐、食欲不振等类早孕反应。服药初期约 10%妇女会出现此类现象，一般服药 1~3 个月可自然消失，症状较重者可服维生素 B_6、甲氧氯普胺等对症处理

续表

要点		内　容
药物的副作用及处理	月经改变	阴道不规则流血在服药一段时间后逐渐改善，经期缩短、经血量减少、痛经症状减轻或消失。但可发生突破性出血或闭经 ①不规则阴道流血：服药期间发生不规则阴道流血，称突破性出血。多因漏服、迟服（不定时服药）、服药方法错误等原因所致；或由于个人体质不同，服药后体内激素水平不稳定导致。轻者点滴出血，无须处理；若流血偏多者，每晚在服用避孕药的同时加服雌激素，直至停药。流血量似月经或时间已接近月经期，停止服药，视为一次月经，于流血第 5 日开始服用下一周期的药 ②闭经：发生率 1%～2%，常见于月经不规则的妇女，若患者原有月经不规则，应慎用避孕药。停药后月经不来潮者，需先排除妊娠，停药 7 日后可继续用药，**若连续停经达 3 个月，应停止服用避孕药**
	皮肤及体重改变	早期研制的避孕药，部分妇女服药后，发生体重增加，皮肤色素沉着。近年来随着口服避孕药不断发展，用药量小，此类副反应明显降低
甾体激素避孕药种类	口服避孕药（OC）	主要包括复方短效口服避孕药和探亲避孕药 ①复方短效口服避孕药：**是由雌、孕激素组成的复合制剂。**根据整个周期雌、孕激素的剂量和比例变化分为单相片、双相片和三相片。单相片服药方法：于月经第 5 日开始服用，每日 1 片，连服 22 日，停药 7 日后开始服用第 2 周期药物。**若有漏服，12 小时内应及时补服。**复方短效口服避孕药主要通过抑制排卵达到避孕，只要正确使用，避孕率可达 99%以上 ②探亲避孕药：又称速效避孕药。用于短期探亲夫妇。探亲避孕药剂量大，现已很少使用
	长效避孕针	有雌、孕激素复合制剂和单孕激素制剂两种。有效率在 98%以上，尤其适用于对口服避孕药有明显消化道反应者。长效避孕针有不规则阴道流血或闭经等副反应。单孕激素制剂对乳汁的量和质影响小，可用于哺乳期妇女避孕
	缓释避孕药	是用具备缓慢释放性能的高分子化合物为载体，通过一次给药，在体内恒定、持续释放微量甾体激素，主要是孕激素，达到持久避孕目的，又称缓释避孕系统。目前常用的有阴道药环、避孕贴片、皮下埋植剂和含药的宫内节育器

三、其他避孕

项目		内　容	
紧急避孕	概念	又称事后避孕或应急避孕，是指无保护性生活或避孕失败（避孕套破裂或滑落、漏服避孕药等）后，在有效时间内采用的一种避孕补救措施，包括口服**紧急避孕药和放置宫内节育器**	
	适应证	①性生活未使用任何避孕措施，暂时不想妊娠者 ②避孕失败，包括阴茎套滑脱、破裂；体外排精不成功；漏服短效避孕药；宫内节育器脱落等 ③遭受性暴力	
	方法	宫内节育器	**在无保护性生活后 120 小时（5 日）内置入，有效避孕率达 95%**以上。尤其适合希望长期避孕、无节育器放置禁忌证者
		紧急避孕药	**限于性生活后 72 小时内使用，仅对一次无保护性生活有效。**紧急避孕药激素剂量大，副反应亦大，不能作为常规避孕药

续表

项目		内　容
自然避孕法		又称**安全期避孕法**。排卵前后 **4～5 日**内为易孕期，其他时间不易受孕，被视为安全期。使用安全期避孕必须月经周期规律，能准确判断排卵日期。此外，还可以用基础体温测定、宫颈黏液评估的方法判定排卵期。由于女性排卵会受健康状况、情绪、性活动以及外界环境等因素影响而提前或推后，也可发生额外排卵。因此，**安全期避孕不是十分可靠，不宜推广**
外用避孕	避孕套	包括阴茎套和阴道套。避孕套正确使用，避孕成功率达 95%以上。使用**避孕套还有预防性疾病传播和艾滋病的作用**，故应用广泛
	阴道杀精剂	通过阴道给药灭活精子而起到避孕作用。在性生活前 5～10 分钟将药剂置于阴道深处，待其溶解后即可性交

第二节　女性绝育方法及护理

分类	项目	内　容	
经腹输卵管绝育术	**适应证**	①自愿接受绝育术，且无禁忌证者 ②患有严重的全身性疾病不宜生育者，可行治疗性绝育术	
	禁忌证	①各种疾病的急性期 ②全身健康情况不良，不能承受手术者，如心力衰竭、产后出血、血液病等 ③腹部皮肤感染或内外生殖器炎症者 ④患严重的神经官能症 ⑤24 小时内 2 次体温达 37.5 ℃或以上者	
	手术时间选择	①非孕妇女最好选择在月经结束后 3～4 日 ②人工流产或取环术后 ③自然流产月经复潮后，分娩后 24 小时内，剖宫产、剖宫取胎术同时 ④哺乳期或闭经妇女排除早孕后，再行手术	
	结扎部位	**输卵管峡部**	
	术后并发症及防治措施	出血、血肿	血肿可见于腹壁、输卵管系膜，偶见于腹腔内。一旦发现出血或血肿，应及时处理
		感染	为腹壁切口、盆腔与腹腔不同程度感染。术前要严格掌握手术适应证和禁忌证，术中严格执行无菌操作
		脏器损伤	一旦发生应立即修补，并注意术后观察
		绝育后再孕或异位妊娠	
	注意事项	**术后休息 3～4 周，禁止性生活 1 个月**	
经腹腔镜输卵管绝育术	**禁忌证**	多次腹部手术史或腹腔粘连、心肺功能不全、多部位疝病史等，其余同开腹腔输卵管结扎术	
	术前准备	**术前晚做肥皂水灌肠，术前 6 小时禁食水**，进手术室前排空膀胱，**术时取头低仰卧位**	
	术后护理	术后需静卧数小时后下床活动；严密观察手术者体温、腹痛、腹腔内出血或脏器损伤的征象	

第三节　避孕失败补救措施及护理

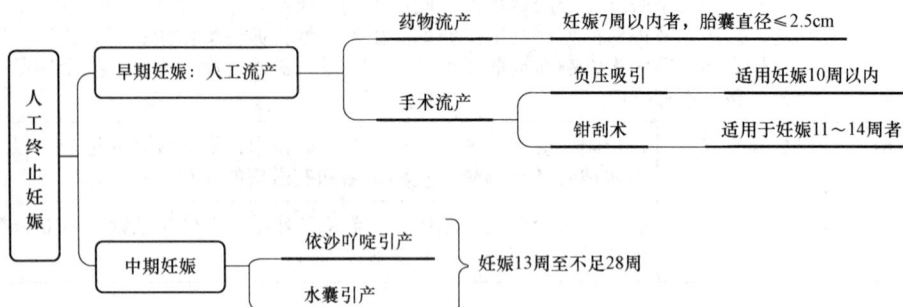

```
                                      药物流产        妊娠7周以内者，胎囊直径≤2.5cm
              早期妊娠：人工流产
                                                    负压吸引        适用妊娠10周以内
人                                   手术流产
工                                                   钳刮术         适用于妊娠11～14周者
终
止
妊
娠                                   依沙吖啶引产
              中期妊娠                              }  妊娠13周至不足28周
                                     水囊引产
```

　　人工终止妊娠是避孕失败所致意外妊娠的补救措施，根据具体情况可行药物流产、负压吸宫术、钳刮术和中期妊娠引产术。人工流产对妇女的生殖健康有影响，避免或减少意外妊娠是计划生育工作的重要内容。

分类		项目	内　容
早期妊娠	药物流产	适应证	年龄<40 岁、妊娠 7 周内无禁忌证者，要求药物流产者、B 超确诊排除宫外孕
		禁忌证	心、肝、肾疾病，肾上腺疾病，糖尿病，青光眼，过敏体质患者或带器妊娠孕妇
		常用药物	米非司酮与前列腺素配伍为最佳方案
		护理	药物流产有产后出血时间过长和出血量多等不良反应。用药后应遵医嘱定时来院复查，若流产失败，及时终止；不全流产者，出血量多时需急诊刮宫
	人工流产术	概念	人工流产术是指妊娠 14 周以内，因疾病、遗传病及优生、意外妊娠等原因而采用人工终止妊娠的方法，是避孕失败的补救措施。包括负压吸引术（妊娠 6～10 周）和钳刮术（妊娠 11～14 周）
		适应证	①妊娠 14 周内自愿要求终止妊娠而无禁忌证者 ②因避孕失败要求终止妊娠者 ③各种疾病不宜妊娠者
		禁忌证	①各种疾病的急性期，或严重的全身性疾病需经治疗好转后再行手术 ②生殖器官急性炎症者 ③妊娠剧吐，酸中毒尚未纠正者 ④术前相隔 4 小时测 2 次体温≥37.5 ℃者
		护理	①术后在观察室休息 1～2 小时，注意观察腹痛及阴道流血情况 ②嘱受术者保持外阴清洁，1 个月内禁止盆浴和性生活 ③吸宫术后休息 2 周；钳刮术后休息 2～4 周；有腹痛或出血多者，随时就诊

续表

分类	项目	内 容
中期妊娠 利凡诺引产	适应证	①要求终止中期妊娠而无禁忌证者 ②患各种疾病不宜继续妊娠者 ③各种原因不愿继续妊娠者 ④孕期接触导致胎儿致畸因素者 ⑤死胎
	禁忌证	①各种急性感染性疾病、慢性疾病急性发作期、生殖器官感染尚未治愈者 ②急、慢性肝、肾疾病，心脏病，高血压，血液病 ③术前当日体温两次超过 37.5 ℃者；局部皮肤感染者 ④对利凡诺过敏者 ⑤前置胎盘
	术前准备	术前 3 日禁止性生活，每日阴道冲洗 1 次或上药
	护理要点	术后 6 周内禁止性交及盆浴，为产妇提供避孕措施的指导；给药 5 日后仍无宫缩为引产失败，通报家属，协商再次给药或改用其他方法
水囊引产	适应证	①中期妊娠终止者 ②因患各种疾病不宜妊娠者
	禁忌证	同利凡诺引产，子宫疤痕、宫颈或子宫发育不良者
	注意事项	①放置时不得触碰阴道壁，放置后尽量卧床休息 ②水囊引产失败后，取出水囊，如无异常情况，休息 72 小时，改用其他方法 ③如有发热、寒战，及时取出水囊

考前必刷题

【A1 型题】

1. 使用短效口服避孕药，开始服第 1 片的时间一般为
   A. 月经来潮前第 5 天
   B. 月经来潮的第 5 天
   C. 月经来潮的第 10 天
   D. 月经干净后第 5 天
   E. 性交前 8 小时

2. 使用口服避孕药的妇女，出现以下哪种情况应该停药
   A. 闭经
   B. 类早孕反应
   C. 体重增加
   D. 突破性出血
   E. 月经量减少

3. 应用宫内节育器的适应证是
   A. 重度宫颈糜烂
   B. 不规则阴道出血
   C. 已婚健康妇女
   D. 重度贫血
   E. 子宫黏膜下肌瘤

4. 哺乳期妇女适宜的避孕措施是
   A. 服用探亲片一号
   B. 服用探亲避孕丸
   C. 放置宫内节育器
   D. 注射长效针剂
   E. 服用复方长效避孕药

5. 关于使用避孕药的注意事项，叙述错误的是
   A. 乳房有肿块者忌服
   B. 针剂应深部肌肉注射
   C. 肾炎患者忌服
   D. 防止避孕药片潮解，影响效果
   E. 哺乳期妇女适宜服避孕药

6. 不属于放置宫内节育器禁忌症的是

    A. 轻度贫血　　　　B. 急性盆腔炎

    C. 月经过频　　　　D. 生殖道肿瘤

    E. 宫颈口过松

7. 下列哪项不是宫内节育器的并发症

    A. 感染　　　　　　B. 节育器异位

    C. 脱环　　　　　　D. 带环妊娠

    E. 血肿

8. 下列避孕方法中，失败率最高的是

    A. 放置宫内节育器　B. 按期口服避孕药

    C. 使用避孕套　　　D. 避孕针

    E. 安全期避孕

9. 人工流产吸宫术适用于妊娠多少周内

    A. 妊娠 6 周内　　　B. 妊娠 8 周内

    C. 妊娠 10 周内　　 D. 妊娠 12 周内

    E. 妊娠 14 周内

10. 受术者发生人工流产综合反应的症状时，首选的护理措施为

    A. 帮助病人改变体位

    B. 肌内注射 0.5 ml 阿托品

    C. 安慰受术者

    D. 注意保暖

    E. 配合医生尽快结束手术

11. 下列避孕方法中，能够防止性疾病传播的是

    A. 放置宫内节育器　B. 按期口服避孕药

    C. 使用避孕套　　　D. 避孕针

    E. 安全期避孕

12. 输卵管结扎术选用的结扎部位是

    A. 输卵管壶腹部　　B. 输卵管峡部

    C. 输卵管间质部　　D. 输卵管伞部

    E. 子宫峡部

13. 关于宫内节育器的放置，叙述错误的是

    A. 生殖器官有肿瘤时不宜放置

    B. 产后 42 天子宫恢复正常者

    C. 常规为月经干净后 3～7 日放置

    D. 子宫畸形时无影响

    E. 月经过多过频不宜放置

14. 药物流产后主要的不良反应是

    A. 出血时间过长和出血量过多

    B. 恶心、呕吐

    C. 下腹痛

    D. 乏力

    E. 闭经

15. 我国育龄妇女采取的主要避孕措施是

    A. 药物避孕　　　　B. 宫内节育器

    C. 安全期避孕　　　D. 免疫避孕

    E. 长效避孕针

【A2 型题】

16. 患者女性，产后 3 个月，哺乳，月经未来潮。妇科检查：宫颈光滑，子宫正常大小，无压痛，两侧附件阴性。不宜选用的避孕方法是

    A. 宫内节育器　　　B. 口服避孕药

    C. 阴茎套　　　　　D. 安全期避孕

    E. 避孕药膏

17. 患者李某有习惯性痛经，护士建议她采用的最佳避孕方法应是

    A. 安全期避孕　　　B. 口服避孕药

    C. 输卵管结扎　　　D. 避孕套

    E. 阴道隔膜

18. 患者文某，妊娠 6 周，行吸宫术终止妊娠。为预防感染，患者何时才能恢复性生活

    A. 7 天后　　　　　B. 2 周后

    C. 3 周后　　　　　D. 1 个月后

    E. 2 个月后

19. 患者林某，行人工流产术。关于术后护理措施，叙述错误的是

    A. 术后 1 个月内禁止盆浴

    B. 保持外阴清洁

    C. 术后 6 个月内禁止性交

    D. 术后休息 1～2 天，无异常即可离院

    E. 若有明显腹痛持续 10 天以上，应随时到医院就诊

20. 患者女性，46 岁。近来月经紊乱，经量多。妇科检查无生殖器官肿瘤。咨询避孕措施，应指导其选用

    A. 口服避孕药　　　B. 免疫避孕

    C. 安全期避孕　　　D. 紧急避孕

E. 宫内节育器

C. 负压吸引术　　　　D. 利凡诺药物引产

E. 钳刮术

【A3/A4 型题】

（21～23 题共用题干）

患者女性，26 岁，育有一子，欲放置宫内节育器避孕

21. 放置宫内节育器的时间应是

    A. 月经干净后 3～7 天

    B. 月经期

    C. 月经干净后 3 天内

    D. 月经干净后 7 天以上

    E. 月经干净后 14 天以上

22. 关于宫内节育器放置的禁忌证，叙述错误的是

    A. 生殖器急性炎症　　B. 生殖器官肿瘤

    C. 心力衰竭　　　　　D. 月经过多，过频

    E. 育龄妇女，育有一子

23. 关于防止宫内节育器术后的护理措施，叙述错误的是

    A. 术后休息 3 天

    B. 2 周内禁止性交

    C. 1 周内避免重体力劳动

    D. 保持外阴清洁

    E. 术后 1 年以后来院复查

（24～25 题共用题干）

患者女性，30 岁。妊娠 50 日，欲终止妊娠。

24. 护士向其介绍避孕失败后最常用的补救措施，正确的是

    A. 口服避孕药　　　　B. 放置宫内节育器

25. 患者术后，护士嘱咐其注意的事项。下列各项注意事项中，错误的是

    A. 在观察室休息 1～2 小时

    B. 术后 1 个月内禁止盆浴

    C. 半个月内禁止性生活

    D. 保持外阴清洁

    E. 阴道流血 10 日以上复诊

【护考传真】

26. 口服避孕药的禁忌证不包括（2015）

    A. 患严重心血管疾病患者

    B. 糖尿病患者

    C. 甲状腺功能亢进者

    D. 精神病生活不能自理者

    E. 产后 8 个月妇女

27. 某患者正在服用口服避孕药进行避孕，服药期间出现哪种情况应该考虑停药（2017）

    A. 体重增加　　　　　B. 闭经

    C. 色素沉着　　　　　D. 头晕乏力

    E. 经量减少

28. 关于避孕药的叙述，错误的是（2018）

    A. 是人工合成的雌、孕激素复合制剂

    B. 控制下丘脑促性腺激素释放激素分泌，抑制排卵

    C. 使子宫颈黏液黏稠，阻碍精子通过

    D. 使子宫内膜萎缩，不利于孕卵着床

    E. 出现不良反应主要是雌激素的副作用

【答案与解析】

1. B　解析：短效口服避孕药自月经周期第 5 日起，每晚 1 片，连服 22 日不能间断，若漏服必须于次晨补服 1 片。停药后 2～3 日发生撤退性出血，犹如月经来潮。

2. A　解析：口服避孕药连续停经 3 个月应停止用药等待月经复潮。

3. C　解析：育龄期妇女无禁忌症，自愿要求可以放置宫内节育器，禁忌症包括：急、慢性生殖道炎症；生殖器官肿瘤；月经过多、过频或不规则出血；子宫畸形；宫颈口过松、重度陈旧性宫颈裂伤或子宫脱垂；严重全身性疾病。

4. C　解析：哺乳期妇女是药物避孕的禁忌证，应选用不影响哺乳的避孕方式。

5. E　解析：药物避孕禁用于哺乳期妇女。

6. A　解析：轻度贫血不是放置宫内节育器的禁忌证。

7. E　解析：宫内节育器的并发症包括感染、节育器异位、节育器下移或脱落、带器妊娠等，放置宫内节育器不会造成血肿。

8. E　解析：安全期避孕法失败率最高。

9. C　解析：人工流产负压吸引术适用妊娠10周以内。

10. B　解析：一旦发生人工流产综合征应停止操作，吸氧，静脉注射阿托品0.5～1 ml即可迅速缓解症状。

11. C　解析：避孕套能够防止性传播疾病。

12. B　解析：输卵管绝育术结扎部位是输卵管峡部。

13. D　解析：子宫畸形是放置宫内节育器的禁忌症。

14. A　解析：药物流产易出现不全流产，引起出血时间过长和出血量过多。

15. B　解析：放置宫内节育器是我国育龄妇女选用最多的避孕方式。

16. B　解析：案例中为哺乳期妇女，哺乳期是药物避孕的禁忌症。

17. B　解析：药物避孕能够缓解痛经。

18. D　解析：人工流产术后1个月禁止性生活。

19. C　解析：人工流产术后注意观察腹痛及阴道流血情况；嘱受术者保持外阴清洁，1个月内禁止盆浴和性生活；吸宫术后休息2周。

20. A　解析：避孕药物能够使月经规律，经量减少，经期缩短。

21. A　解析：宫内节育器放置时间为月经干净后3～7天。

22. E　解析：宫内节育器放置术的禁忌证包括急、慢性生殖道炎症；生殖器官肿瘤；月经过多过频或不规则出血；严重全身性疾病等。

23. E　解析：放置宫内节育器后第一年1、3、6、12月进行随访，以后每年随访1次直至停用，特殊情况及时就诊。

24. C　解析：人工流产负压吸引术适用妊娠10周以内需终止的妊娠。

25. C　解析：受术者保持外阴清洁，1个月内禁止盆浴和性生活。

26. E　解析：在2015年教科书上关于口服避孕药的禁忌证包括哺乳期妇女和产后未满6个月或月经未复潮者。因为选项没有说是哺乳期妇女，所有按照以上标准产后8个月不属于禁忌证。

27. B　解析：口服避孕药服用期间连续停经3个月应停止用药等待月经复潮。

28. D　解析：口服避孕药的机制是改变子宫内膜的功能和形态，孕激素使腺体提前发生类似分泌期变化，抑制子宫内膜增生，腺体停留在发育不完全的阶段，不适于受精卵着床。

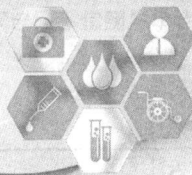

第二十章　妇女保健

第一节　概　述

一、妇女保健工作

要点	内　容		
意义	①妇女保健宗旨是维护和促进妇女身心健康 ②采取以"以保健为中心，以保障生殖健康为目的，保健与临床相结合，面向基层，面向团体和预防为主"的妇女保健工作方针 ③妇女保健工作为妇女提供更为便利、人性化的医疗保健服务，提高了人口综合素质，维护了家庭幸福和后代健康，是国富民强的基础工程		
目的	①妇女保健工作的目的在于通过积极的普查、预防、监护和保健措施，开展以维护生殖健康为核心的贯穿妇女青春期、围婚期、生育期、围生期、围绝经期及老年期的各项保健工作 ②降低孕产妇及围生儿死亡率，减少患病率和伤残率 ③控制某些疾病发生及性传播疾病的传播，提高妇女生活质量，促进身心健康		
方法	①妇女保健工作是个群众性和社会性的系统工程，必须坚持政府领导，多部门密切合作，社会参与的工作策略，充分发挥各级妇幼保健专业机构的作用，调动各方面的积极性、主动性和竞争性 ②加强基层保健人员配备，完善妇幼卫生信息网络建设，使妇幼信息上报途径畅通，数据采集准确及时 ③建立健全的规章制度，强调监督机制，重视过程管理，实行目标管理 ④广泛开展社会宣传，普及健康教育，提高妇女的自我保健意识和参与意识，做到基础保健与临床保健相结合，开展以生殖健康为核心的妇女保健		
妇女保健工作的组织机构	行政机构	国家级	卫生与计划生育委员会内设妇幼健康服务司，下设综合处、妇女卫生处、儿童卫生处、计划生育技术服务处、出生缺陷防治处，领导全国妇幼保健工作
		省级	省（直辖市、自治区）卫生与计划生育委员会内设妇幼健康服务处、计划生育基层指导处、计划生育家庭发展处
		市（地）级	一般与省（直辖市、自治区）卫生与计划生育委员会关于妇幼保健行政机构的设置保持一致，也有设立妇幼卫生处
		县（市）级	县（市）级卫生与计划生育委员会内设妇幼保健/妇幼卫生科
	专业机构	省、市级妇幼健康服务机构	省（直辖市、自治区）级妇幼健康服务机构承担全省（直辖市、自治区）妇幼保健技术中心任务，并协助卫生与计划生育行政部门开展区域业务规划、科研培训、信息分析利用、技术推广及对下级机构的指导、监督和评价等工作；地市级妇幼健康服务机构发挥着承上启下作用。省（直辖市、自治区）、市级妇幼健康服务

续表

要点			内　容
妇女保健工作的组织机构	专业机构	省、市级妇幼健康服务机构	机构主要设有 4 个部门： ①孕产保健部：设有孕产群体保健科、婚前保健科、孕前保健科、孕期保健科、医学遗传与产前筛查科、产科、产后保健科等 ②儿童保健部：设有儿童群体保健科、新生儿疾病筛查科、儿科、新生儿科等 13 个科室 ③妇女保健部：设有妇女群体保健科、青春期保健科、更老年期保健科、乳腺保健科、妇科、中医妇科等 ④计划生育技术服务部：设有计划生育服务指导科、计划生育咨询指导科、计划生育手术科、男性生殖健康科、避孕药具管理科
		县区级妇幼健康服务机构	是三级妇幼健康服务机构的基础。侧重辖区管理、人群服务和基层指导。业务部门设置主要有： ①孕产保健部：设孕产保健科、产科 ②儿童保健部：设儿童保健科、儿科 ③妇女保健部：设妇女保健科、妇科 ④计划生育技术服务部：设计划生育指导科、计划生育技术服务科、避孕药具管理科

第二节　保健内容

一、妇女各期保健

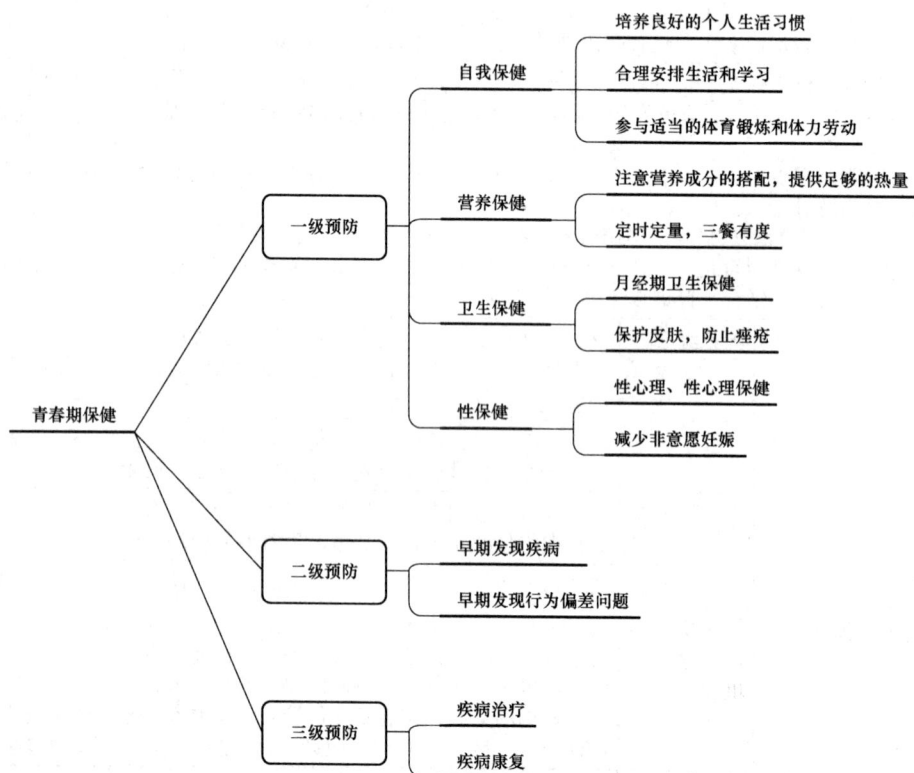

要点		内　容
围婚期保健		围婚期是指围绕结婚前后，为保障婚配双方及其后代健康所进行的一系列保健服务措施，包括**婚前医学检查、围婚期卫生指导及婚前卫生咨询**
	婚前医学检查	是对准备结婚的男女双方，对可能患有的影响结婚和生育的疾病进行的医学检查，给予及时治疗，并提出有利于健康和出生子代素质的医学意见
	围婚期卫生指导	是指对准备结婚的男女双方和已婚未育的夫妇进行的以生殖健康为核心的，与结婚及生育有关的保健知识的教育
	婚前卫生咨询	是指针对医学检查发现的异常情况以及服务对象提出的具体问题进行解答、提供信息交换意见，帮助受检对象在知情的基础上作出适宜的决定
生育期保健	一级预防	普及孕产期保健和计划生育技术指导
	二级预防	对妇女在生育期内因生育或节育引发各种疾病做到早发现、早防治，确保妇女身心健康，提高妇女生活质量
	三级预防	及时诊治高危孕产妇，降低孕产妇死亡率和围生儿死亡率
围生期保健	孕前期保健	是指为准备妊娠的夫妇提供以健康教育与咨询、孕前医学检查、健康状况评估和健康指导为主要内容的系列保健服务。**女性＜18 岁或＞35 岁是妊娠危险因素，易造成难产及其他产科并发症，以及胎儿染色体病；长时间使用药物避孕者应停药改为工具避孕半年后再妊娠**；积极治疗对妊娠有影响的疾病，如病毒性肝炎、心脏病等；妊娠前健康心理和社会环境也很重要，生活中发生不良事件与妊娠期高血压疾病、产后抑郁症等的发生有关。**戒烟酒，避免接触有毒物质和放射线；妊娠前 3 个月补充叶酸或含叶酸的多种维生素可明显降低胎儿神经管畸形等风险**；对有不良孕产史者，遗传病、传染病史者，此次受孕应向医师咨询，做好孕前准备；对有严重疾病有可能危及孕妇生命安全者，应给予必要的医学指导
	孕期保健	是指从确定妊娠之日开始至临产前，为孕妇及胎儿提供的系列保健服务。**妊娠早期是胚胎、胎儿分化发育阶段，易受外界因素及孕妇疾病的影响，注意保护胚胎免受各种有害的物理、化学、生物等因素的侵袭，防止畸形和流产的发生。**尽早确定基础血压和体重，进行高危妊娠初筛并及时治疗各种内科合并症；妊娠中期是胎儿生长发育较快的时期，胎盘已形成，不易发生流产，但此阶段应仔细检查妊娠早期各种影响因素对胎儿是否有损伤，妊娠晚期并发症的预防也需从妊娠中期开始。**此期保健要点是加强营养，及时补充铁剂和钙剂；监测孕妇健康状况、胎儿生长发育和胎儿宫内生长发育各项指标（如宫高、腹围、体重、胎儿双顶径等）；定期进行产前检查，预防妊娠并发症；掌握孕期自我监护方法，指导孕妇自数胎动，进行胎教，建立良好的亲子关系；及早发现并矫正胎位异常，特别注意监测胎盘功能及胎儿宫内安危，及时纠正胎儿宫内缺氧。妊娠≥41 周需住院**
	分娩期保健	对分娩期妇女的健康情况进行全面了解和动态评估，加强对产妇与胎儿的全产程监护，积极预防和处理分娩期并发症，及时诊治妊娠合并症，目的是确保分娩顺利，母儿安全。方法是持续性地给予母亲生理上、心理上和精神上的帮助和支持，缓解疼痛和焦虑，做到"五防""一加强"。**五防：防滞产、防感染、防产伤、防产后出血、防新生儿窒息。一加强是指加强对高危妊娠的产时监护和产程处理，保证母儿平安**

续表

要点		内　容
围生期保健	产褥期保健	指导产妇保持身体清洁，尤其是会阴部皮肤和乳房的清洁；居室应安静、舒适；营养合理，防止便秘；经阴道自然分娩的产妇，产后**6～12 小时可起床做轻微活动**，避免体位性低血压现象，动作宜缓慢，坐起后无眩晕感后方可站立行走；产后第 2 日可在室内随意活动；产后检查包括产后访视及产后健康检查。产后访视开始于产妇**出院后 3 日内、产后 14 日和 28 日，共 3 次**，如有必要可酌情增加访视次数。产褥期内禁止性交。产妇于**产后 42 日到医院接受全面的健康检查**，包括全身检查和妇科检查，同时给予计划生育指导，使夫妇双方知情选择适宜的避孕措施
	哺乳期保健	乳房护理的方法是哺乳前按摩乳房以刺激排乳反射；切忌用肥皂或乙醇之类物品擦洗乳房及乳头，宜用含有清洁水的揩乳布清洁乳头和乳晕；哺乳时应注意婴儿是否能将大部分乳晕吸吮住；哺乳结束时不要强行拉出乳头；应两侧乳房交替哺乳，每次哺乳应先让婴儿吸空一侧乳房，再吸另一侧，下一次先从未吸空一侧开始保证乳房的定时排空，有利于乳汁的分泌；戴上合适的棉质乳罩，以起支托乳房和改善血液循环的作用
围绝经期保健		围绝经期是指妇女从接近绝经时出现的与绝经有关的内分泌、生物学和临床特征至绝经后 1 年内的时期
		①通过多种途径健康宣教，使围绝经期妇女了解这一特殊时期的生理、心理特点，合理安排生活，加强营养，增加蛋白质、维生素及微量元素的摄入，注意锻炼身体并保持心情愉悦。指导其保持外阴部清洁，防止感染。**此期是妇科肿瘤的好发年龄，每 1～2 年定期进行 1 次妇科常见疾病及肿瘤的筛查** ②为预防子宫脱垂和张力性尿失禁发生，应鼓励并指导妇女进行缩肛训练，**每日 3 次，每次 15 分钟**。积极防治绝经前期月经失调；对绝经后阴道流血者，给予积极的诊治。 ③在医师的指导下，必要时应用激素替代疗法或补充钙剂等综合措施防治围绝经期综合征、骨质疏松、心血管疾病等，提高生活质量 ④围绝经期妇女经期紊乱时，宫内节育器即需取出，也可停经后取出，但时限不超过 1 年，同时指导其避孕至停经 1 年以上
老年期保健		由于生理上的变化，使老年人的心理和生活发生改变，产生各种心理障碍，易患各种疾病。因此应指导老年人定期体检，适度参加社会活动和从事力所能及的工作，保持生活规律，注意劳逸结合，防治老年期常见病和多发病，以利身心健康，提高生命质量

二、计划生育技术指导

要点	内　容
计划生育指导	积极开展计划生育知识的健康教育及技术咨询，使育龄妇女了解各种节育方法的安全性和有效性，指导夫妇双方选择适宜的节育方法。降低人工流产手术率及妊娠中期引产率，预防性传播疾病。严格掌握节育手术的适应证和禁忌证，减少和防止手术并发症的发生，提高节育手术质量，确保受术者的安全与健康

三、妇女病及恶性肿瘤的普查普治

要点	内　容
妇女常见病及良恶性肿瘤的普查普治	**35 岁以上妇女，每 1～2 年普查 1 次**，中老年妇女以防癌为重点，做到早期发现、早期诊断及早期治疗，提高妇女生命质量。针对普查结果，制订预防措施，降低发病率，提高治愈率，维护妇女健康

四、妇女劳动保护

要点	内 容
月经期	女职工在月经期不得从事装卸、搬运等重体力劳动及高处、低温、冷水、野外作业及用纯苯作溶剂而无防护措施的作业
孕期	①妇女怀孕后在劳动时间进行产前检查,可按劳动工时计算 ②女职工怀孕未满 4 个月流产的,享受 15 天产假 ③怀孕满 4 个月流产的,享受 42 天产假 ④孕期不得加班、加点,妊娠满 7 个月后不得安排夜班劳动;不得从事工作中频繁弯腰、攀高、下蹲的作业;不允许在女职工怀孕期、产期、哺乳期降低基本工资或解除劳动合同
产期	女职工产假为 98 天,其中产前休息 15 日,难产增加产假 15 日。多胎生育每多生一个婴儿增加产假 15 日,女职工执行计划生育可按本地区本部门规定延长产假
哺乳期	①哺乳时间为 1 年,每班工作应给予两次授乳时间,每次授乳时间单胎为 30 分钟 ②有未满 1 周岁婴儿的女职工,不得安排夜班及加班
围绝经期	围绝经期女职工应该得到社会广泛的体谅和关怀:经医疗保健机构诊断为围绝经期综合征者,经治疗效果不佳,已不适应现任工作时应暂时安排其他适宜的工作
女职工禁忌从事的劳动范围	①矿山井下作业 ②体力劳动强度分级标准中第四级体力劳动强度的作业 ③每小时负重 6 次以上,每次负重超过 20 公斤的作业,或者间断负重,每次负重超过 25 公斤的作业

五、女性各期心理特点及心理卫生

要点	内 容
月经期	①月经初潮来临,身心发生巨大的变化会造成少女困惑、焦虑和烦躁,这需要对少女进行适当的性教育和心理疏导 ②月经周期中激素水平变化可能引起相应的情绪变化,在经前期雌激素水平低时,情绪常消极;经期前后常见的心理行为症状有乏力、烦躁不安、嗜睡、少动等,需适当运动加以放松
妊娠期和分娩期	①妊娠期的心理状态分为 3 个时期:较难耐受期、适应期和过度负荷期。孕妇最常见心理问题为焦虑或抑郁状态:对妊娠、分娩、胎儿和产后等方面的关心或担心。这时的心理卫生保健重点是充分休息,进行心理咨询和心理疏导 ②分娩期常见的心理问题是不适应心理、焦虑紧张心理、恐惧心理、依赖心理。因此,在分娩过程中,医护人员要耐心安慰孕妇,提倡开展家庭式产室,有丈夫或家人陪伴,以消除产妇的焦虑和恐惧
产褥期	产妇在产后常见的心理问题是焦虑和产后抑郁症。家庭和社会的支持对于产褥期的心理卫生保健至关重要。鼓励产妇进行母乳喂养和产后锻炼,并进行心理疏导
绝经过渡期及老年期	绝经过渡期及老年期妇女体内雌激素水平显著降低,引起神经体液调节紊乱,导致绝经前后的心理障碍。主要是抑郁、焦虑及情绪不稳定、身心疲劳、孤独、个性行为改变,随着机体逐步适应,内分泌环境重新建立平衡,这些心理反应也会逐渐消失。必要时加强心理咨询、健康教育和激素替代治疗,并鼓励从事力所能及的工作,增加社会文体活动

考前必刷题

【A1 型题】

1. 关于妇女保健工作意义的叙述，正确的是
   A. 妇女保健以维护和促进妇女健康和民主为目的
   B. 妇女保健是以弱势妇女群体为服务对象
   C. 以中低收入人群为重点开展以生殖健康为核心的工作
   D. 关系到子孙后代的健康、家庭幸福、民族素质提高
   E. 妇女保健工作和计划生育工作关系不大

2. 关于妇女保健工作方法的叙述，正确的是
   A. 需要健全的法律和法规与全社会参与
   B. 围绕以围生期保健为核心的妇女保健
   C. 做到以人为中心以社会需求为评价标准
   D. 只要政府重视则全社会参与并不重要
   E. 要紧密地与儿童保健工作相结合

3. 青春期进行性教育的正确要点是
   A. 以性生理知识为特点、性心理指导为起点的性道德教育
   B. 提倡建立正常的异性交往氛围，充分认识婚前性行为的危害
   C. 性生理教育只讲青春期体格发育、第二性征、月经初潮
   D. 月经异常不必对青春期女性进行教育以免造成心理恐惧
   E. 性生理教育不讲男女生殖系统的解剖和功能

4. 关于围婚期保健的叙述，错误的是
   A. 是结婚前后为保障婚配双方及下一代健康所进行的一系列保健服务措施
   B. 婚前医学检查是对准备结婚双方可能患有的影响结婚和生育的疾病进行学检查
   C. 婚前卫生指导是对准备结婚双方进行以生殖健康为核心，与结婚和生育关的保健知识的宣传教育
   D. 保证健康的婚配，避免近亲间或遗传病患

者之间的不适当婚配或生育
   E. 婚前卫生咨询只是针对医学检查发现的异常情况进行解答

5. 不属于非孕期女性的育龄期保健内容的是
   A. 应用多种健康教育方式进行有关妇科常见病防治知识的教育
   B. 体检时常规询问病史：包括月经史、孕产史、既往史、家族史
   C. 定期妇科检查和宫颈刮片
   D. 定期检查乳房，视诊观察两侧乳房大小、乳头有无内缩等
   E. 每日注意皮肤颜色、有无凹陷及橘皮样变和腋窝淋巴结有无肿大

6. 关于围绝经期保健的叙述，正确的是
   A. 围绝经期是从接近绝经时出现与绝经有关的临床特征至绝经后的 2 年
   B. 由于年老体弱，支持组织及韧带松弛，易子宫脱垂和张力性尿失禁
   C. 采用激素代替补充钙剂等综合措施防治围绝经期综合征及骨质疏松
   D. 此期间生育能力下降，仍应避孕至月经停止半年以上
   E. 带宫内节育器者，应于绝经后取出

7. 关于职业妇女劳动保健中规定女职工禁忌从事的职业，叙述正确的是
   A. 个别女职工禁忌从事矿山井下与森林业伐木作业
   B. 女医务人员禁忌从事临时下矿井进行治疗和抢救工作
   C. 全体女职工禁忌从事森林业伐木、运送及流放木材的作业
   D. 个别女职工禁忌从事间断负重每次负重超过 25 kg 的作业
   E. 个别女职工禁忌从事每小时负重次数 6 次以上，每次负重超过 20 kg 的作业

8. 世界卫生组织给予生殖健康的定义是
   A. 在生命所有阶段的生殖功能和过程中的身

体、心理和社会适应的完好状态

B. 生殖健康的内涵强调人们能够随时进行满足自己意愿的、满意的性生活

C. 生殖健康的内涵强调人们能够生育，但并非有权决定是否于何时生育

D. 生殖健康的内涵强调人们能够选择生育间隔，但无权决定何时生育

E. 生殖健康的内涵强调妇女能够知情选择安全、有效和可接受的节育方法

9. 关于青春期一级预防的叙述，错误的是

A. 早期发现疾病和行为偏差问题

B. 开展性知识方面的健康教育

C. 开展心理卫生方面的健康教育

D. 纠正其不良的生活习惯和行为方式

E. 使女性知晓自我保健的重要性

10. 关于女性围绝经期保健内容，叙述错误的是

A. 加强生活起居、食品营养

B. 适度锻炼与休息

C. 防治骨质疏松

D. 停经超过 3 个月，可取出宫内节育器

E. 每 1~2 年进行 1 次妇科常见疾病及肿瘤的筛查

11. 关于妇女保健的叙述，错误的是

A. 以预防为主

B. 以保健为中心

C. 以保障生殖健康为目的

D. 以家庭为对象

E. 保健与临床相结合

12. 婚前医学检查的目的是

A. 为夫妻双方提供性保健知识

B. 为夫妻双方提供避孕知识

C. 发现影响结婚和生育的疾病

D. 为夫妻双方提供生育保健知识

E. 解释夫妻有关生育选择的问题

13. 不属于围生期保健的是

A. 哺乳期保健　　　　B. 分娩期保健

C. 孕期保健　　　　　D. 孕前期保健

E. 婚前保健

14. 长期服用避孕药的妇女准备妊娠，应

A. 停药改为工具避孕，1 年后再妊娠

B. 停药改为工具避孕，半年后再妊娠

C. 停药改为自然避孕，1 年后再妊娠

D. 停药改为自然避孕，半年后再妊娠

E. 停药后即可妊娠

15. 关于分娩期保健应做到"五防"的内容叙述，错误的是

A. 防滞产　　　　　　B. 防脱水

C. 防感染　　　　　　D. 防产伤

E. 防出血

【A2 型题】

16. 某女性，向护士了解关于妇女常见疾病及恶性肿瘤的普查。下列检查中，不属于普查项目的是

A. 妇科检查　　　　　B. CT 检查

C. 宫颈细胞学检查　　D. 阴道分泌物检查

E. 超声检查

17. 张女士，已婚，足月阴道自然分娩一男婴，她应休产假的时间是

A. 42 日　　　　　　B. 60 日

C. 90 日　　　　　　D. 98 日

E. 120 日

18. 下列哪项是对妇女保健工作的完整叙述

A. 妇女各期保健、计划生育指导、常见妇女病及恶性肿瘤的普查普治、妇女劳动保护

B. 保护妇女各期保健、计划生育指导、常见妇女病及恶性肿瘤的普查普治

C. 妇女各期保健、计划生育指导、常见妇女病的普查普治、妇女劳动保护

D. 妇女各期保健、计划生育指导、常见妇女病的普查普治

E. 妇女各期保健、计划生育指导、常见妇女恶性肿瘤的普查普治、妇女劳动保护

19. 某医院刘护士，因怀孕向护士长申请不值夜班，护士长告知国家规定其 1 个月后可不值夜班，推算刘护士 1 个月后妊娠应满

A. 3 个月　　　　　　B. 4 个月

C. 5 个月　　　　　　D. 6 个月

E. 7 个月

20. 李女士，G_1P_0，妊娠 20 周，孕期检查显示母胎健康，她想咨询接下来的 3～4 个月时间里，她应如何进行产前检查。按照我国《孕前和孕期保健指南（第 1 版）》，下列叙述中正确的是

A. 只需检查 1 次　　　　B. 每周查 1 次

C. 每 2 周查 1 次　　　　D. 每 3 周查 1 次

E. 每 4 周查 1 次

21. 陈女士，39 岁，G_1P_1，想了解妇女常见恶性肿瘤的普查时间。作为护士，你应该推荐其

A. 每个月查 1 次

B. 每 1～3 个月查 1 次

C. 每 3～6 个月查 1 次

D. 每半年查 1 次

E. 每 1～2 年查 1 次

【答案与解析】

1. D　解析：妇女保健采取以"以保健为中心，以保障生殖健康为目的，保健与临床相结合，面向基层，面向团体和预防为主"的妇女保健工作方针，为妇女提供更为便利、人性化的医疗保健服务，提高人口综合素质，维护家庭幸福和后代健康，是国富民强的基础工程。

2. A　解析：妇女保健工作是一个社会系统工程，应充分发挥各级妇幼保健专业机构及基层各级妇幼保健网的作用。

3. B　解析：青春期性教育使少女了解基本性生理和性心理卫生知识，正确对待和处理性发育过程中的各种问题，减少非意愿妊娠率和预防传播疾病。青春期心理卫生和性知识教育以及性道德培养。

4. E　解析：婚前医学检查是对准备结婚的男女双方，对可能患有的影响结婚和生育的疾病进行的医学检查，给予及时治疗，并提出有利于健康和出生子代素质的医学意见。围婚期卫生指导是指对准备结婚的男女双方和已婚未育的夫妇进行的以生殖健康为核心的，与结婚及生育有关的保健知识的教育。婚前卫生咨询是指针对医学检查发现的异常情况以及服务对象提出的具体问题进行解答、提供信息交换意见，帮助受检对象在知情的基础上作出适宜的决定。

5. E　解析：育龄期妇女生殖功能旺盛，妇女有生育的能力，但也有调节生育的权利。生殖是妇女健康的核心，应得到良好的有关避孕节育技术服务及与生殖有关的医疗保健服务。

6. C　解析：围绝经期是指妇女从接近绝经时出现的与绝经有关的内分泌、生物学和临床特征至绝经后 1 年内的时期；此期是妇科肿瘤的好发年龄，每 1～2 年定期进行 1 次妇科常见疾病及肿瘤的筛查；在医师的指导下，必要时应用激素替代疗法或补充钙剂等综合措施防治围绝经期综合征、骨质疏松、心血管疾病等，提高生活质量；围绝经期妇女经期紊乱时，宫内节育器即需取出，也可停经后取出，但时限不超过 1 年，同时指导其避孕至停经 1 年以上。

7. C　解析：女职工禁忌从事的劳动范围：矿山井下作业；体力劳动强度分级标准中第四级体力劳动强度的作业；每小时负重 6 次以上，每次负重超过 20 公斤的作业，或者间断负重，每次负重超过 25 公斤的作业。

8. A　解析：生殖健康是在生命所有阶段的生殖功能和过程中的身体、心理和社会适应的完好状态。

9. A　解析：一级预防的内容是加强健康教育，纠正其不良的生活习惯和行为方式，使女性知晓自我保健的重要性并掌握自我保健。根据青春期女性的生理、心理和社会行为特点，让她们懂得自爱，学会保护自己，培养良好的健康行为。包括培养良好的个人生活习惯，合理安排生活和学习，参与适当的体育锻炼和体力劳动。二级预防的内容是早期发现疾病和行为偏差问题。

10. D　**解析**：围绝经期妇女经期紊乱时，宫内节育器即需取出，也可停经后取出，但时限不超过 1 年，同时指导其避孕至停经 1 年以上。

11. D　**解析**：妇女保健的宗旨是维护和促进妇女身心健康。采取以"以保健为中心，以保障生殖健康为目的，保健与临床相结合，面向基层，面向团体和预防为主"的妇女保健工作方针，为妇女提供更为便利、人性化的医疗保健服务。

12. C　**解析**：婚前医学检查是对准备结婚的男女双方，对可能患有的影响结婚和生育的疾病进行的医学检查，给予及时治疗，并提出有利于健康和出生子代素质的医学意见。

13. E　**解析**：围生期保健是指一次妊娠从妊娠前开始历经妊娠期、分娩期、产褥期、哺乳期、新生儿期，持续为孕产妇和胎儿提供高质量、全方位的健康保健措施。

14. B　**解析**：长时间使用药物避孕者应停药改为工具避孕半年后再妊娠。

15. B　**解析**：五防：防滞产，防感染，防产伤，防产后出血，防新生儿窒息。

16. B　**解析**：妇科检查普查内容有宫颈细胞学检查、阴道分泌物检查、超声检查。若发现异常时做 CT 检查、MRI、分段诊刮术、宫颈活体组织检查、阴道镜检查。

17. D　**解析**：女职工产假为 98 天，其中产前休息 15 日，难产增加假 15 日。多胎生育每多生一个婴儿增加产假 15 日。

18. A　**解析**：妇女保健内容包括：妇女各期保健、计划生育指导、常见妇女病及恶性肿瘤的普查普治、妇女劳动保护。

19. E　**解析**：妇女劳动保护内容规定孕期不得加班、加点，妊娠满 7 个月后不得安排夜班劳动。

20. E　**解析**：我国《孕前和孕期保健指南（第 1 版）》推荐产前检查的时间和次数是：妊娠 $6\sim13^{+6}$ 周、$14\sim19^{+6}$ 周各查一次；$20\sim36$ 周，每 4 周查一次；$37\sim41$ 周，每周查 1 次。

21. E　**解析**：35 岁以上妇女，每 $1\sim2$ 年普查 1 次，中老年妇女以防癌为重点，做到早期发现、早期诊断及早期治疗，提高妇女生命质量。